第3版

編著
柴原浩章［兵庫医科大学産科婦人科学主任教授］
森本義晴［HORACグランフロント大阪クリニック院長］
京野廣一［京野アートクリニック理事長］

# 図説 よくわかる
# 臨床不妊症学

## 【生殖補助医療編】

中外医学社

## 執筆者(執筆順)

| | |
|---|---|
| 長谷川昭子 | 兵庫医科大学産科婦人科学講師 |
| 西原 卓志 | HORACグランフロント大阪クリニック培養環境部門副部長 |
| 森本 義晴 | HORACグランフロント大阪クリニック院長 |
| 柳田　 薫 | 国際医療福祉大学病院リプロダクションセンター長 |
| 湯本啓太郎 | ミオ・ファティリティ・クリニックリプロダクティブセンター |
| 見尾 保幸 | ミオ・ファティリティ・クリニック院長 |
| 阿部 宏之 | 山形大学大学院理工学研究科バイオ化学工学専攻教授 |
| 吉田　 淳 | 木場公園クリニック院長 |
| 安藤 寿夫 | 豊橋市民病院総合生殖医療センター長 |
| 伊藤 理廣 | JCHO群馬中央病院医務局長 |
| 峯岸　 敬 | 群馬大学副学長・理事 |
| 原　 鐵晃 | 県立広島病院生殖医療科主任部長 |
| 沖　 利通 | 鹿児島大学母性・小児看護学教授 |
| 堂地　 勉 | 鹿児島大学名誉教授 |
| 清水 康史 | 田園都市レディースクリニック不妊センター長 |
| 久保田俊郎 | 東京共済病院院長,東京医科歯科大学名誉教授 |
| 笠井　 剛 | 山梨大学大学院総合研究部医学域臨床医学系准教授 |
| 戸屋真由美 | 京野アートクリニック |
| 土信田雅一 | 京野アートクリニック |
| 京野 廣一 | 京野アートクリニック理事長 |
| 八尾 竜馬 | 扶桑薬品工業株式会社研究開発センター主任研究員 |
| 朝山 雄太 | 扶桑薬品工業株式会社研究開発センター研究員 |
| 黒田優佳子 | 黒田インターナショナルメディカルリプロダクション院長 |
| 近藤 宣幸 | 協立病院泌尿器科部長 |
| 角田 啓道 | 自治医科大学附属病院臨床検査部主任臨床検査技師 |
| 圓城寺真見 | 国際医療福祉大学病院リプロダクションセンター |
| 室井 美樹 | 国際医療福祉大学病院リプロダクションセンター |
| 矢野 浩史 | 矢野産婦人科院長 |
| 久保 敏子 | 矢野産婦人科IVFセンター |
| 大橋いく子 | 矢野産婦人科IVFセンター |
| 小林眞一郎 | Kobaレディースクリニック院長 |
| 向田 哲規 | 広島HARTクリニック院長・理事長 |
| 田中 勝洋 | 広島HARTクリニック |
| 木村 文則 | 滋賀医科大学産科婦人科学准教授 |
| 柴原 浩章 | 兵庫医科大学産科婦人科学主任教授 |
| 鈴木 達也 | 自治医科大学産科婦人科学准教授 |
| 川田ゆかり | IntroMed, Inc., International Fertility Center (IFC) 社長 |
| 竹下 直樹 | 東邦大学医療センター佐倉病院産科婦人科学准教授 |
| 古井 辰郎 | 岐阜大学医学部産科婦人科学臨床教授 |
| 寺澤 恵子 | 岐阜大学医学部産科婦人科学 |
| 森重健一郎 | 岐阜大学医学部産科婦人科学教授 |
| 森　 崇英 | NPO法人生殖発生医学アカデミア理事長,京都大学名誉教授 |

# 改訂第3版の序

　この度,「図説よくわかる臨床不妊症学　生殖補助医療編」の改訂第3版を発刊することになりました．これまで2007年の初版,2012年の第2版と多くの読者の皆様方から好評を博した賜物で,編集者一同心より感謝致しております．

　今回の改訂でも,不妊治療の最前線で活躍される各執筆者の先生方から,生殖補助医療（ART）に携わるスタッフのすべてが理解しておくべきポイントを,図説とともに解りやすく紹介するというコンセプトはそのままに,ここ数年の進歩を踏まえて更に充実した内容として加筆・修正していただきました．従来の［1］ARTの基本では「GnRH製剤の特徴」という項目を,また［2］ARTの実践では,「反復不成功症例への対策」という項目を,各々新たにご執筆いただきました．

　また［3］ARTの応用と将来展望という見出しを置き,最近の大きなトピックスである「着床前診断」,「がん・生殖医療の現在」,ならびに「生殖細胞再生の科学と医学」という項目を追加致しましたので,アップデートな内容のご理解のためご参考いただけるかと存じます．

　第2版よりも更に充実した厚いテキストになりましたが,この第3版を多くの皆様方に手に取っていただけますことを祈りつつ,今回の改定版の発刊にご協力下さいました執筆陣の先生方と,終始サポートしていただきました中外医学社の皆様方に心より感謝申し上げます．

　　2017年11月吉日

柴原　浩章
森本　義晴
京野　廣一

# 改訂2版の序

「図説 よくわかる臨床不妊症学 生殖補助医療編」は，生殖補助医療の診療現場で活躍されるさまざまな職種の方々に役立つテキストとして，出来る限り図説を盛り込み，初診者にも理解しやすい内容を目指し諸先生方にご執筆いただき，2007年9月に刊行致しました．引き続き同年10月には，姉妹編として，同「一般不妊治療編」も刊行し，いずれのテキストも御蔭様でこれまで好評を博してまいりました．

ところでこれら第1版の刊行後，約5年の歳月を経て顧みますと，この間の一般不妊治療ならびに生殖補助医療には，様々な点で目を見張る進歩があり，よって現状に照らしあわせ内容の改訂は必須と判断致しました．

そこで両テキストの改訂作業を進める運びとなり，各執筆者の先生方のご協力のもと，まず2012年6月に「図説 よくわかる臨床不妊症学 一般不妊治療編 第2版」を，続いてこのたび「生殖補助医療編 第2版」を上梓する運びとなりました．なお目次をご覧いただきますとおわかりのように，項目の新たな追加は行わず，改訂すべき内容，あるいは追加すべき内容を各先生方にご検討いただき，マイナーチェンジと致しました．

さらに先日，「図説 よくわかる臨床不妊症学」シリーズ第3冊目と致しまして，「不妊症治療 up to date」も刊行致しました．

本テキストをはじめ，「図説 よくわかる臨床不妊症学」シリーズ3作を日常の診療の場でお役立ていただき，この少子化時代に挙児を望まれるカップルの幸福のため少しでも貢献できますことを心より期待しています．

2012年7月吉日

柴原 浩章
森本 義晴
京野 廣一

# 序

　このたび「図説 よくわかる臨床不妊症学　生殖補助医療編」を上梓する運びとなりました．

　このテキストは図説により初心者にも理解しやすい内容を目指し，現在本邦において生殖補助医療（ART）のフロントラインでご活躍されている先生方から，斬新かつ質の高い原稿を頂戴し，発刊させていただきました．また引き続きまして，本編の姉妹編である「図説 よくわかる臨床不妊症学　一般不妊治療編」も完成間近でございますので，ご期待下さい．

　現在わが国におきましては，少子化問題が深刻です．様々な原因が想定されていますが，男性の精液所見が徐々に低下してきていることを懸念する報告もあります．一方で男女ともに晩婚化が進み，しかも女性の社会進出はごく自然な形態という現実とは裏腹に，仕事を持つ女性が安心して妊娠・出産に臨んだり，育児のかたわら元通り職場へ復帰することが決して容易ではないことも，大きく関わっているのではないでしょうか．

　かねてより挙児を希望するにもかかわらず，その願いがかなわぬ不妊症のカップルは多数存在しました．ところがこのような現代社会におきましては，前述のような社会的要因によりタイミングを逸して高年齢になり，さあ子づくりを，と思い立った時はすでに卵巣予備能の低下をきたし，本来ならしなくてもよかった苦労を背負うカップルも増えてきているように思います．

　ところでわれわれ生殖医療の臨床現場に身を置く者は，不妊治療を提供することにより，少子化問題の解決への一助となることが可能であります．実際のところ ART に限定しましても，現在国内で誕生する子供のうち，なんと 65 人に 1 人は ART 成功後の出産であることが発表されています．今後

ますます不妊治療，ならびに ART の果たす役割が重要になってくることは明らかです．

　わが国では 1980 年台前半に ART の臨床応用が開始されましたが，四半世紀を経た現在，すでに世界でも超一流の水準に達しているものと考えられています．しかしながら，この領域はまさに日進月歩の勢いで進化を続けています．挙児を望むクライアントに対し，より確実性と安全性が高い診療を提供することにより，明るい未来に繋がるものと確信しています．不妊治療の現場で活躍される皆様が様々な疑問点に遭遇されました際に，このテキストが少しでもブラッシュアップに貢献できましたら幸いでございます．

　本編の構成は，「ART の基本」と「ART の実践」の 2 本立てとしています．前者では ART に関わるサイエンスを中心に，一方後者では ART の実践業務，ならびに将来展望をテーマとして取り上げました．是非とも多くの皆様にご覧いただければ幸いに存じます．

　末筆になりましたが，たいへんご多忙のところご執筆を賜りました先生方に，編集者一同，心より感謝申し上げます．

　2007 年 7 月吉日

柴原　浩章
森本　義晴
京野　廣一

# 目次

## 【1】ART の基本

### 1 受精 【長谷川昭子】 2
- A. 精子側からみた"受精" 2
- B. 卵子側からみた"受精" 7

### 2 培養環境の管理とリスクマネジメント
【西原卓志・森本義晴】 13
- A. 培養室の設営と品質管理 13
- B. 培養室内の機器と点検 18
- C. 滅菌法 22
- D. リスクマネジメント 23

### 3 ICSI の基礎研究 【柳田 薫】 33
- A. 上原らの研究成果 33
- B. Thadani らの研究成果 34
- C. 精子への物理的化学的刺激に対する受精能の安定性 34
- D. 精子細胞の個体発生能 38

### 4 High-resolution time-lapse cinematography による ヒト胚発生の形態学的連続観察 【湯本啓太郎・見尾保幸】 46
- A. 対象と方法 46
- B. 初期胚発生過程の連続観察結果 48
- C. 初期胚発生の時間経過 49
- D. c-IVF 卵子と ICSI 卵子の胚発生速度の比較 49

E．胚発生速度と胚のクオリティー　　　　　　　　　　　　50
　　F．細胞内小器官の動態：cytoplasmic flare（Flare）　　　51
　　G．卵割様式　　　　　　　　　　　　　　　　　　　　52
　　H．新たな形態評価基準　　　　　　　　　　　　　　　53
　　I．胚盤胞期における評価
　　　（胚盤胞の発生から hatching 過程について）　　　　　54
　　J．考察　　　　　　　　　　　　　　　　　　　　　　55

## 5　胚の呼吸能の測定　　　　　　　　　　　　【阿部宏之】58
　　A．電気化学的計測法と受精卵呼吸測定装置　　　　　　58
　　B．胚の呼吸量測定　　　　　　　　　　　　　　　　60
　　C．胚発生過程における呼吸量変化　　　　　　　　　　62
　　D．呼吸活性を指標にした胚のクオリティー評価　　　　64
　　E．呼吸測定装置の臨床応用　　　　　　　　　　　　　65

## 6　卵巣予備能の評価　　　　　　　　　　　　【吉田　淳】68
　　A．年齢　　　　　　　　　　　　　　　　　　　　　　68
　　B．FSH　　　　　　　　　　　　　　　　　　　　　　69
　　C．$E_2$　　　　　　　　　　　　　　　　　　　　　　72
　　D．卵巣容積　　　　　　　　　　　　　　　　　　　　73
　　E．胞状卵胞数　　　　　　　　　　　　　　　　　　　74
　　F．喫煙　　　　　　　　　　　　　　　　　　　　　　74
　　G．AMH　　　　　　　　　　　　　　　　　　　　　75
　　H．卵巣予備能を評価した適切な卵巣刺激法　　　　　　76

## 7　Gn 製剤の特徴　　　　　　　　　　　　　【安藤寿夫】78
　　A．ゴナドトロピンの基礎　　　　　　　　　　　　　　79
　　B．Gn 製剤開発の歴史と品質・安全性　　　　　　　　83
　　C．生殖補助医療で使用される Gn 製剤と今後の展望　　87

**8　GnRH 製剤の特徴**　　　【伊藤理廣・峯岸　敬】　91
　A．GnRH とは　91
　B．体外受精の卵巣刺激　92
　C．GnRH アゴニスト　92
　D．GnRH アンタゴニスト　95

**9　子宮内膜と着床**　　　【原　鐵晃】　101
　A．いつ胚は着床するのか—implantation window—　102
　B．どこに胚は着床するのか—子宮内膜とは—　102
　C．どのように胚は着床するのか—着床過程とは—　105

**10　黄体機能と着床**　　　【沖　利通・堂地　勉】　114
　A．黄体機能不全の定義　114
　B．自然周期とその妊娠周期における
　　　黄体機能維持のメカニズム　116
　C．ART における黄体機能維持の特殊性　121
　D．不妊治療における黄体機能不全の治療理論　125

## 【2】ART の実践

**1　体外受精・ICSI の適応**　　　【清水康史・久保田俊郎】　128
　A．体外受精の適応　128
　B．ICSI の適応　131

**2　外来管理法**　　　【笠井　剛】　135
　A．卵巣刺激法　135
　B．正常群に対する卵巣刺激法　137
　C．低反応群に対する卵巣刺激法　138
　D．高反応群に対する卵巣刺激法　140

E．ゴナドトロピン製剤について　　　　　　　　141
　　F．卵胞発育のモニタリング　　　　　　　　　　142
　　G．黄体期管理　　　　　　　　　　　　　　　　142
　　H．妊娠判定　　　　　　　　　　　　　　　　　143

## 3　採卵法　　　　　　　　　【戸屋真由美・土信田雅一・京野廣一】　148
　　A．採卵時に使用する資材　　　　　　　　　　　148
　　B．採卵のタイミング　　　　　　　　　　　　　150
　　C．麻酔法　　　　　　　　　　　　　　　　　　150
　　D．採卵の実際　　　　　　　　　　　　　　　　151
　　E．採卵時・採卵後の合併症　　　　　　　　　　158

## 4　体外受精に用いる培養液　　　　　　【八尾竜馬・朝山雄太】　163
　　A．胚培養液の種類　　　　　　　　　　　　　　163
　　B．培養液中の成分　　　　　　　　　　　　　　169
　　C．培養成績に影響する因子　　　　　　　　　　173
　　D．IVF-ET に用いる各種培養液　　　　　　　　177
　　E．微小滴培養法とミネラルオイル　　　　　　　178

## 5　精子調製と精子機能評価　　　　　　　　【黒田優佳子】　185
　　A．精子調製と精子機能評価における基本知識　　185
　　B．精子調製　　　　　　　　　　　　　　　　　187
　　C．精子評価　　　　　　　　　　　　　　　　　191

## 6　手術的精子採取法　　　　　　　　　　　　【近藤宣幸】　198
　　A．精巣上体からの採取法　　　　　　　　　　　199
　　B．精巣からの採取法　　　　　　　　　　　　　203

## 7　標準体外受精の手技　　　　　　　　　　　【角田啓道】　209
　　A．採卵前日の準備（Day -1）　　　　　　　　　210
　　B．採卵当日の手技（Day 0）　　　　　　　　　216

C．受精確認（Day 1） 221
　　D．Day 2 における分割確認および Day 2 胚移植 224
　　E．Day 3 における分割確認および Day 3 胚移植 224
　　F．Day 4 における分割確認および Day 4 胚移植 227
　　G．Day 5 における分割確認および胚盤胞移植 227
　　H．胚評価基準 230
　　I．安全管理 230

## 8　ICSI の実際　【柳田　薫・圓城寺真見・室井美樹】 236
　　A．適応 236
　　B．ICSI 手技の実際 238
　　C．成績 244
　　D．安全性 245
　　E．ICSI 併用卵活性化処理の実際 245

## 9　卵の体外成熟（IVM）　【森本義晴】 252
　　A．適応 252
　　B．当院の IVM プロトコール 253
　　C．IVM における投薬 255
　　D．採卵方法 255
　　E．培養法 257
　　F．臨床成績と児の予後 258

## 10　孵化補助法　【矢野浩史・久保敏子・大橋いく子】 262
　　A．孵化補助法の種類 262
　　B．孵化補助法の適応 269
　　C．孵化補助法による発生リスク 270
　　D．まとめ 270

## 11　配偶子・胚の移植法　【小林眞一郎】 273
　　A．経頸管的移植 273

B．経子宮筋層移植　　277
　　C．卵管内移植　　278

## 12　配偶子・胚の凍結保存法
【向田哲規・田中勝洋・D項: 木村文則】283
　　A．凍結保存についての概略　　283
　　B．胚の低温保存の方法・手順　　288
　　C．胚の低温保存の臨床成績と安全性の検討　　293
　　D．卵巣の凍結保存法　　295
　　E．精子の凍結保存法　　296
　　F．未受精卵の低温保存法　　297
　　G．今後の胚・卵の低温保存法に関する考察　　300

## 13　多胎妊娠発生予防策がもたらした，より安全なART
【柴原浩章】303
　　A．「妊娠率向上」の努力がもたらした多胎妊娠の激増期　　304
　　B．多胎妊娠による周産期への影響　　305
　　C．多胎妊娠の発生予防戦略　　305

## 14　反復不成功症例への対策　　【鈴木達也】313
　　A．胚因子に対する対策　　313
　　B．子宮因子に対する対策　　318

## 15　米国における日本人患者の非配偶者間生殖医療の現状
【川田ゆかり】323
　　A．IFCプログラム概要　　323
　　B．配偶者間体外受精プログラム　　324
　　C．着床前遺伝子診断（PGD）および着床前全染色体診断（CCS）プログラム　　325
　　D．卵子提供プログラム　　327
　　E．代理出産プログラムおよびドナー卵子・代理出産プログラム　　329

F．非配偶者間生殖医療プログラムが米国加州で安全に行われて
いる理由　　　　　　　　　　　　　　　　　　　　　　　332
G．日本在住の患者が海外プログラムに参加することの負担　333
H．潜在的な患者層　　　　　　　　　　　　　　　　　　334
I．日本での容認と実施への願い　　　　　　　　　　　　　334

# 【3】ARTの応用と将来展望

## 1 着床前診断　　　　　　　　　　　　　　　　【竹下直樹】338
A．着床前診断法　　　　　　　　　　　　　　　　　　　339
B．遺伝子診断　　　　　　　　　　　　　　　　　　　　341
C．遺伝病のPGD　　　　　　　　　　　　　　　　　　343
D．習慣流産のPGS　　　　　　　　　　　　　　　　　347
E．日本の現状・将来　　　　　　　　　　　　　　　　　350

## 2 がん・生殖医療の現在　　【古井辰郎・寺澤恵子・森重健一郎】354
A．国内外のOncofertility（がん・生殖医療）の現状　　　355
B．妊孕性温存治療の実際　　　　　　　　　　　　　　　357

## 3 生殖細胞再生の科学と医学　　　　　　　　　【森　崇英】370
A．生殖系列のゲノム決定機構と発生様式　　　　　　　　370
B．生殖細胞のゲノム特性　　　　　　　　　　　　　　　371
C．生殖細胞のエピゲノム特性　　　　　　　　　　　　　373
D．遺伝子と遺伝子発現　　　　　　　　　　　　　　　　374
E．分子生物学の誕生　　　　　　　　　　　　　　　　　375
F．胚性幹細胞 embryonic stem cells（ES cells）　　　　　377
G．体細胞核移植-ES細胞 somatic cell nuclear transfer-ES
（SCNT-ES）　　　　　　　　　　　　　　　　　　　378
H．人工多能性幹細胞　induced pluripotent stem cells（iPSCs）379

- I．ミトコンドリア病の予防的治療─紡錘体置換法 **381**
- J．ミトコンドリア病の発症後治療─体細胞遺伝子治療 **384**
- K．幹細胞とニッチ **385**
- L．卵子幹細胞 oogonial stem cells **386**
- M．プロ精原細胞（精子幹細胞）から機能精子の *in vitro* 誘導 **388**
- N．ES細胞から生殖細胞の誘導
  ─reproductive cloning と therapeutic cloning **390**

索引 **399**

# 1
## ARTの基本

【1】ARTの基本

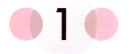

# 受精

　受精を担う精子と卵子は，1倍体の遺伝物質を提供する細胞である．多くの哺乳類では受精は卵管膨大部で成立し，2倍体の胚が形成される．卵子は卵巣から排卵されると卵管采に吸引されて卵管膨大部に移行する．一方精子は射出された後，子宮・卵管などの雌性生殖路を移動し卵管膨大部に到達する．卵子と精子の形成および受精までの細胞学的・生化学的プロセスは絶妙なバランスにより成り立っている．これが何らかの原因で破綻すると不妊症を発症する．よって受精に至るプロセスを理解することは，生殖補助医療の実践と新たな技術開発に重要である．この項では"受精"を生殖補助医療の立場から，精子と卵子それぞれの視点で解説する．

## A　精子側からみた"受精"

### 1　精子の形成

　精子形成は，性成熟個体の精巣において，脳下垂体から分泌される性腺刺激ホルモンの刺激を受けて開始される．減数分裂を開始する細胞である精原細胞は，ほぼ個体の一生を通じて細胞分裂により供給される（図1-1）．第1精母細胞は第1・第2減数分裂を経て1倍体の遺伝物質を持つ円形精子細胞になる．第1減数分裂の過程でその個体の父由来と母由来の染色体間で相同組換えが起こり，遺伝的多様性が形成される．これに加え，細胞分裂時の染色体分離に多数の組み合わせが生じるので，次世代に莫大な組み合わせの遺

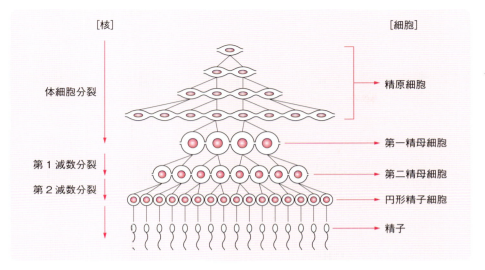

●図 1-1● 哺乳類の精子形成過程

精子を作るもとの細胞、精原細胞は性腺刺激ホルモンの影響を受けて、体細胞分裂により増殖し、次に減数分裂期に入る．第1減数分裂を開始する細胞を第一精母細胞、第2減数分裂に移行した細胞を第二精母細胞と呼ぶ．第2減数分裂を完了した細胞は円形精子細胞となり、続いて精子の形態が完成する．

伝子を伝搬することが可能となる．

　減数分裂を完了した円形精子細胞は受精に適した形態変化、すなわち核の凝縮、先体や鞭毛の形成などを経て精子となる．また、精子は単に1倍体の遺伝物質を運搬するのみならず、卵子へ進入後、卵子の発生を活性化する物質、ホスホリパーゼζを用意していることが明らかにされている．さらにウシやヒトでは、受精後の第1卵割期において染色体分離に必要な中心小体も精子から供給される．

　精巣精子は、ICSI（卵細胞質内精子注入法）により受精が可能であるが、本来は充分な運動能力や卵子への進入能力を持たない．すなわち精子は精巣で形成された後、精巣上体を移動する過程で、機能的成熟を果たす．精巣上体では管腔内上皮細胞により水分子や無機イオンの分泌・再吸収が行われ、また精子に対し新たな高分子成分の付加も行われる．精子膜抗原あるいは精子被覆抗原として知られる分子のほとんどは、精巣上体で付加される糖タンパ

ク分子である．精巣上体は単なる精子の通過路あるいは貯蔵組織ではなく組織特異的な分子を分泌し，精子の機能的成熟に重要な役割を果たしている．

## 2　受精能獲得[1,2]

射出された精子，あるいは精巣上体精子は，充分な運動性を持っていても直ちに卵子に進入することはできない．通常，精子は雌性生殖路を移動してはじめて卵子と出会うので，この過程で受精能を獲得する仕組みを備えている．この過程は受精能獲得（キャパシテーション）と呼ばれる．体外受精では適切な培養液で前培養することによって誘導することができる．しかし，長時間の前培養は精子DNAの損傷を引き起こすので体外受精における精子の前培養時間には注意が必要である．

キャパシテーションは精子にプログラムされた一連の細胞学的，生化学反応である．主には培養液や雌性生殖路に存在するアルブミン，またはそこに含まれる脂質担体により，精子膜のコレステロールが抽出され，それが引き金となって水素イオンの流出と炭酸イオンの流入が起こる．続いて細胞内カルシウムイオンとサイクリックAMPの上昇，リン酸化酵素の活性化と機能タンパクのリン酸化が誘導される．この後の精子細胞内での反応は詳しくはわかっていないが，キャパシテーションは形態変化ではとらえられない受精に向けての機能変化と考えられている．

## 3　ハイパーアクチベーション[1,2]

受精を促進する因子として，またキャパシテーション完了の指標として，精子の運動性の変化があげられる．ハイパーアクチベーションと呼ばれるこの運動は，精子鞭毛の大きな振幅と非対称性を特徴とする．この運動は，透明帯進入において物理的推進力となると考えられる．

## 4　先体反応[1,2]

精子の受精に向けての形態変化としてとらえられるのは，キャパシテーションに続く先体反応である．これは卵子への進入に必須の反応である（図1-2）．先体の大きいハムスターでは光学顕微鏡でも観察できる．ヒトでは電子顕微鏡でその形態変化が観察されるが，レクチンやトリプルステインに

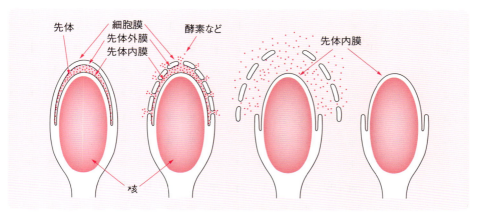

●図1-2● 精子先体反応

先体は精子細胞膜の直下に存在する先体外膜と先体内膜に囲まれた構造物である．内部にはタンパクや糖鎖を分解する酵素が含まれ，それらは受精において卵丘の細胞間マトリックスや透明帯を融解する作用を持つ．先体反応の開始により，細胞膜と先体外膜が融合して開孔し，先体の内容物が放出される．先体反応がさらに進むと細胞膜と先体外膜は小胞化して精子より離れ，精子表面には先体内膜が表出する．先体内膜には膜結合型のタンパク分解酵素（アクロシン）が局在し，この作用により精子は透明帯に進入することが可能になる．

よって検出することも可能である．先体反応は，精子細胞膜と先体外膜が複数の部位で膜融合を起こし先体に含まれる酵素などが放出される過程である（図1-2）．代表的な酵素としてヒアルロニダーゼとアクロシンがある．先体反応は，プロゲステロンやその他様々な化学物質によっても誘起できる．卵子の透明帯成分 ZP3 によって誘導されるという研究結果も発表されている[3]．先体反応を起こした精子は，先体に含まれるタンパク分解酵素群の融解作用によって，透明帯に自らが通過できる狭い通路を形成しながら前進し囲卵腔に達する（図1-3）．

## 5 卵子細胞膜との融合[2]

精子は囲卵腔に到達すると運動を停止し，卵子の微絨毛に捕捉され卵子細胞内に取り込まれる（図1-4B）．細胞膜の融合は精子の赤道部付近から起こる．分子レベルでは卵子側は CD9，精子側は Izumo 1 がこれに関与することが明らかにされている[2]．ごく最近，Izumo 1 と直接反応する分子として

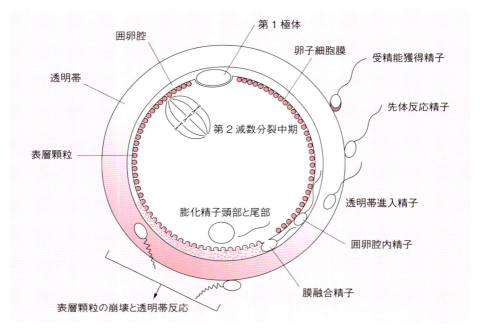

●図 1-3● 精子進入過程

受精能を獲得した精子（右上）が卵丘に到達すると，先体反応が誘起され透明帯に進入することが可能になる．透明帯に進入した精子は，透明帯と卵細胞の間（囲卵腔）に達すると運動性を失い，卵細胞膜と融合する．この過程で精子は尾部を含む全体が卵細胞に取り込まれ，頭部は膨化精子頭部となる．最初の精子が卵細胞と融合すると，卵細胞の内部に存在する表層顆粒が，卵細胞膜との膜融合により崩壊し，内部に含まれる酵素を遊離して透明帯に変化を与える．これによって余剰の精子は進入できなくなる．この反応は表層反応または透明帯反応と呼ばれる．

Juno が同定された[4]．通常卵管膨大部には複数の精子が到達するので，複数の精子が卵子の細胞膜と融合する可能性がある．体外受精では，受精を達成するためにさらに多数の精子を必要とするが，余剰の精子は表層反応（または透明帯反応）により透明帯で拒絶される．多精子進入阻止と呼ばれるこの現象は 1 個の精子による受精を達成するために必須の仕組みである．次に卵子細胞質内に取り込まれた精子は，頭部が膨潤して膨化精子頭部を形成する（図 1-3）．膨化精子頭部は雄性前核となり，卵子から発生した雌性前核と融合して最終的な受精の成立となる．

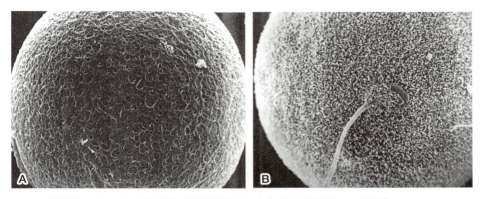

●図 1-4● マウス透明帯と卵子膜表面の走査電子顕微鏡による観察
(Philips DM, Shalgi R. J Ultrastructure Res. 1980; 72: 1-12)
A：透明帯の表面．多孔性の構造が層をなしている様子が観察される．
B：卵子細胞膜表面．起伏に富んだ微絨毛で構成され，その微絨毛に精子が捕捉されている．

## B 卵子側からみた"受精"

### 1 卵子の形成

　精子形成では，性成熟後に生殖細胞（精原細胞）の増殖と減数分裂が開始するのに対し，卵子形成では，生殖細胞（卵原細胞）の増殖は胎児期に終了する（図1-5）．その数は妊娠20週の頃に最も多くなり，約700万個に達する．また，減数分裂も胎児期に開始されるが，出生時には，染色体の相同組換えは終了した状態で休止している．細胞周期からみたこの時期は第1減数分裂前期に相当する．この細胞は第一卵母細胞と呼ばれ，出生時には約300万個存在するが，性成熟期には2万個に減少しているとされる．性成熟後も大部分はアポトーシスにより死滅し，成熟して排卵に至るものはごくわずか400個程度である．

　性成熟個体の卵巣には，扁平な1層の上皮細胞で覆われた第一卵母細胞を含む原始卵胞が多数存在する．特定の原始卵胞が発育を開始するきっかけについては充分解明されていないが，性腺刺激ホルモン（LHとFSH）に依存しないので幼児期にもある程度の発育卵胞は存在する．性腺刺激ホルモンの制御を受けるようになると，発育を開始した卵胞（一次卵胞）はさらに発育

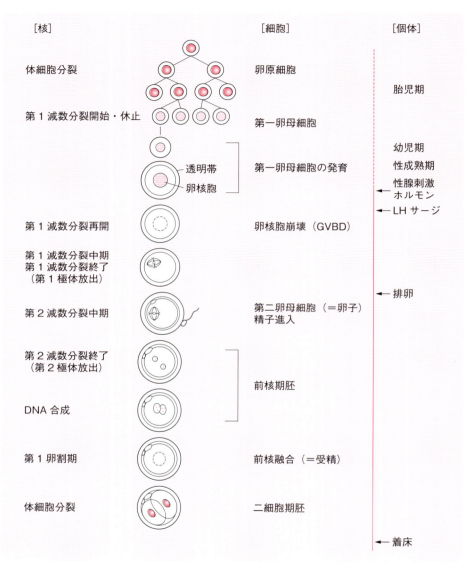

●図 1-5● 卵子形成と受精

卵原細胞は胎児期の卵巣で体細胞分裂により増殖した後，増殖を停止し第 1 減数分裂を開始する（第一卵母細胞）．その後，第 1 減数分裂はいったん休止し個体の出生となる．機能的な卵胞の発育・成熟は脳下垂体から分泌される性腺刺激ホルモンの作用により誘導される．LH サージは排卵を刺激するとともに，第一卵母細胞の第 1 減数分裂再開とそれに伴う卵核胞崩壊（GVBD）の引金となる．第 1 減数分裂終了後は DNA の複製なしに直ちに第 2 減数分裂中期に入り第二卵母細胞（卵子）となる．ここで減数分裂は再び休止する．精子進入によって第 2 減数分裂は再開し完了する．この後，雌雄両前核が形成され，融合して最終的な受精の成立となる．

し，顕著な顆粒膜細胞の増殖と第一卵母細胞の容積の増加が起こる（二次卵胞）．この時期の卵胞の発育には，顆粒膜細胞と卵母細胞が互いに増殖調節因子を分泌するパラクライン機構が存在する．さらに発育が進むと卵胞内に，卵胞液の貯留が起こる（胞状卵胞）．生理的には通常，最も発育の速い主席卵胞のみがグラーフ卵胞となり，脳下垂体からの一過性のホルモン刺激である LH サージに反応して，サージ開始から 36〜42 時間後に排卵が起こる．生殖補助医療では一般に，FSH 関連製剤により複数の卵胞を発育させ，自発的な LH サージの前に hCG 投与を行い，約 36 時間後に排卵直前の卵胞から卵子を吸引採取して体外受精に用いる．

## 2　減数分裂の再開

卵巣内の発育期の第一卵母細胞には，卵核胞と呼ばれる大型の核が存在する（図 1-5）．卵胞および卵母細胞の発育に伴って卵核胞もその容積を増す．卵胞発育の最終過程でグラーフ卵胞が，LH サージを受けると，胎児期から休止していた第 1 減数分裂が再開する．形態的には卵核胞が消失（germinal vesicle breakdown: GVBD）し，減数分裂は前期から中期に移行し後期，終期を経て完了する．このとき分離する染色体の組み合わせにより子孫に伝搬する遺伝子の多様性は増加する．第一卵母細胞は第 1 極体を放出し，第二卵母細胞となる．細胞内に残った染色体は直ちに第 2 減数分裂中期に入り，細胞は卵子となる．ここで第 2 減数分裂は再び休止し，精子の進入によって再開する．排卵および精子進入は第 2 減数分裂中期に起こるが，正常な発生に至るためには精子進入は排卵後 12 時間以内に起こる必要があるとされる．

ICSI によっても第 2 減数分裂の再開は起こるが，ICSI では精子との膜融合がバイパスされているので，卵子の活性化が不充分であるとの指摘もある．一方，卵子の活性化にはカルシウムオシレーションが必須であり，これは精子のホスホリパーゼζにより引き起こされることが証明されている．ICSI で注入された精子は，通常生理的に起こる先体反応を完了していないので，卵子を活性化して減数分裂を再開させ，前核形成を促進するために必要な因子が不足しているかもしれない．また逆に，通常の受精では先体反応により受精の前に失われる成分を，ICSI では卵子内に持ち込むことになる．ICSI が不成功の場合，原因はこれら精子関連物質の過不足にあるかもしれない．

## 3 透明帯の役割

　排卵された卵丘は，卵子，卵丘細胞，細胞間マトリックスから構成される．細胞間マトリックスは卵丘細胞により分泌されるヒアルロン酸の重合体で，精子から分泌されるヒアルロニダーゼにより融解する．また，卵子の周囲には透明帯と呼ばれる構造物が存在し，受精において重要な役割を担う．透明帯表面を走査電子顕微鏡で観察すると，多孔性の構造が層をなしている（図1-4A）．一方，卵子細胞膜表面は，起伏に富んだ微絨毛で構成されている（図1-4B）．マウスでは透明帯はZP1，ZP2，ZP3の3種の糖タンパクからなるが，ヒトを含む多くの哺乳類では4種の糖タンパクが透明帯を形成している．マウスではZP2とZP3が重合体を形成し，ZP1はこれを架橋する役割を持つ（図1-6A）．

　最近実験的に透明帯遺伝子を変異させることにより透明帯タンパクを発現しないマウスが作られ興味ある結果が報告された[5]．ZP1欠損マウスは，妊孕性は約半分に低下するが不妊ではない．透明帯は不完全に形成される（図1-6B）．ZP2欠損マウスは，透明帯がほとんど形成されず動物は不妊である（図1-6C）．ZP3欠損マウスは，透明帯は全く形成されず動物は不妊である（図1-6D）．ZP2欠損またはZP3欠損マウスでは，他の成分は正常に合成されているにもかかわらず透明帯は形成されない．またこれらのマウスの不妊の原因は受精障害ではなく，卵胞形成不全または排卵障害であることが報告されている．これらのことから透明帯は精子との相互作用において機能するのみならず，卵巣内で卵胞発育にも重要な役割を果たしていることが示唆される．

## 4 多精子進入阻止反応

　透明帯が多精子受精を防御する場であることは広く知られている．未受精卵子には細胞膜直下に表層顆粒と呼ばれる細胞内小器官が存在し（図1-3），精子進入により表層顆粒の膜と卵子細胞膜が融合して表層顆粒が崩壊し，内部に含まれる物質が卵細胞外に放出される．ここに含まれる糖分解酵素やタンパク分解酵素が透明帯に変化をもたらし（透明帯反応），余剰の精子の進入を阻止する．また部分的には卵子細胞膜にも多精子進入を阻止する機能が備わっている．

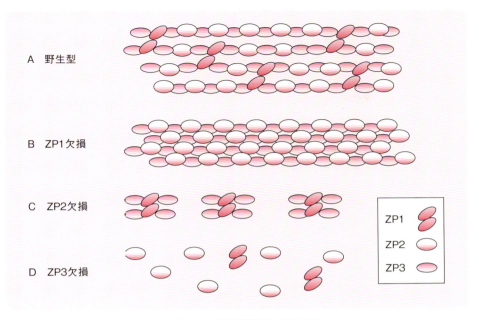

●図1-6●透明帯構造の模式図
A：ZP2とZP3が重合体を形成し，ZP1は2分子重合体となってこれを架橋する．
B：ZP1欠損マウスでは，透明帯は不完全であるが形成される．妊孕性は低下するが不妊ではない．
C：ZP2欠損マウスでは，透明帯はほとんど形成されず不妊である．
D：ZP3欠損マウスでは，透明帯は全く形成されず不妊である．

## 5 雌雄両前核の形成

　精子が卵子細胞膜と融合すると卵子の第2減数分裂が再開し，染色体は分離する（図1-5）．これによって，卵子から子孫に受け継がれる染色体の組み合わせが決定する．半数の染色体は第2極体として囲卵腔に放出され，卵子側に残った半数の染色体は雌性前核となる．前核形成は卵子内の細胞質因子により制御されるので，精子の前核形成と同期化して起こる．2前核期は約12時間継続する．雌雄両前核はDNAの複製に伴い容積を増しながら細胞の中心部に移行し，融合する．次に複製により4倍体となった染色体は分離し，第1卵割を経て2細胞期胚となる．

## むすび

　生殖補助医療の発展はめざましく，かつては治療が困難であった難治性不妊症も治療可能になった．また，科学技術の進歩や遺伝子情報の応用により，受精の仕組みの解明も進んだ．そして，生殖補助医療には，再生医学への応用やさらに高度な難治性不妊症に対する治療法の開発への期待がかかる．一方，生殖補助医療では，すでに確立した方法をチーム医療の中で正確に実践することが重要である．これに携わる医療従事者は，ヒトの生命の始まりにかかわる責任を自覚し，個々の症例を深く検討することに加え，基礎になる受精の仕組みを充分理解することが重要である．

### ■文献

1) Yanagimachi R. Mammalian fertilization. In: Knobil E, Neil JD, editors. The Physiology of Reproduction. 2nd ed. New York: Raven Press; 1994. p.189-317.
2) 岡部　勝. 精子の成熟と受精能獲得. In: 毛利秀雄, 星　元紀, 監修. 精子学. 新版. 東京: 東京大学出版会; 2006. p.153-68.
3) Wassarman PM. Contribution of mouse egg zona pellucida glycoproteins to gamete recognition during fertilization. J Cell Phisiol. 2005; 204: 388-91.
4) Bianchi E. Juno is the egg Izumo receptor and is essential for mammalian fertilization. Nature. 2014; 508: 483-7.
5) Dean J. Reassessing the molecular biology of sperm-egg recognition with mouse genetics. BioEssay. 2004; 2: 29-38.

【長谷川昭子】

【1】ART の基本

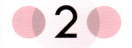

# 培養環境の管理とリスクマネジメント

## A 培養室の設営と品質管理

　培養室のクオリティが，ART の臨床成績を左右するといっても過言ではない．培養環境は配偶子や胚に直接影響を及ぼすため，運用における機能面での培養室の設計や配置には細やかな配慮が必要であり，運用後の品質管理も重要である．ここでは，培養室の設備および機器類の配置に関しての基本事項，品質管理に加え，IVF なんばクリニックの培養室において筆者らの工夫している点を解説する．

### 1　培養室の位置・環境

　培養室は，安全および業務をスムーズに遂行するために充分なスペースを確保し，行う業務の量と内容に適した仕様であることが重要である．未受精卵は温度変化に敏感であり，採卵した卵子を速やかに培養条件下に移す必要がある．このため培養室と採卵室とは隣接し，何らかの方法で連続性のあることが望ましい．JISART（日本生殖補助医療標準化機関）実施規定では，培養室は利便性のよい場所にあるべきではあるが必ずしも採卵室に隣接する必要はなく，あまりに距離がある場合は配偶子や胚の温度および pH を保つ適切な手段を講じる必要があるとされている．当院では，クリーンベンチ内に設置したパスボックスを介して採卵室と培養室をつなぎ，採取された卵胞液

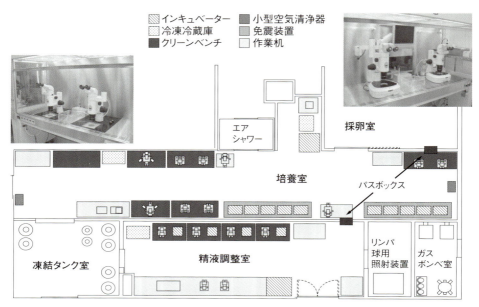

●図1-7● IVFなんばクリニック培養室の構成

をすぐに検卵できるよう工夫を行っている．また，精液調整室，凍結タンク室などの体外受精の一連の作業に関する部屋も隣接させている（図1-7）．可視光に曝すと活性酸素が蓄積し，胚の発育能が低下するというマウスのデータに基づき，また，本来，精子や卵子は光があたらないところに存在しているということから，培養室の照明は操作に支障のない程度の明るさに低減している．

## 2 器具の配置

インキュベーター，クリーンベンチ，顕微鏡などの機器類はすべて培養室の壁面に沿って配置している．機器類は日常の業務における胚培養士の動線を考慮し，卵子や胚が外気に触れる時間をできる限り短くなるように配置している．また胚培養士同士の接触などによる事故を予防できるように培養室はできる限り広いスペースをとりたい．

## 3 空調と各種フィルターの管理

　培養室内は陽圧とし，空調には空気清浄用除菌ヘパ（HEPA）フィルターを装着することが望ましい．空調設備の根本的な改善が困難な場合は，ヘパフィルター付きの小型空気清浄機を設置すれば空気の質は改善される．これらを併用することでさらに効果が上がると考えられる．インキュベーターやクリーンベンチ内のフィルターは，正しいメンテナンスが施されていて初めて本来の性能を発揮する．フィルターの寿命を正しく把握し，性能が劣化する前に新しいものに交換する必要がある．空気の清浄度についての検査は，落下細菌検査によって行う施設が多いが，落下細菌試験は落下しない菌は測定できないため，浮遊細菌測定に比して正確性に欠け感度が低いとされている．直径 $1\,\mu m$ の菌が落下する速度は $1\,cm/min$ であり，相当大きな粒子などに付着した細菌が検出されるだけである．当院では，シスメックス株式会社製「エアーイデアル 3P$^{TM}$（エアーサンプラー）」（図1-8）を用い，定期的に浮遊細菌試験を行っている．培養室に人が出入りする以上，菌の検出を0にするのは不可能であり，重要なのは菌が検出された，されなかったではなく，どういった菌が検出されているかを知ることである．検出されている菌の検出量のデータを取り，それに応じて原因を追求し，空調や清掃方法の改善などを試みるべきである．また，培養室における発埃のほとんどはそこで作業をする胚培養士によるものであり，培養室での操作，衣服の素材などには注意を払う必要がある．培養室の入り口にはエアシャワーを設置することが推奨されるが，設備の根本的な改善が困難な場合は，他の部屋とのやりとりをパスボックスで行うなど，培養室内への塵埃の持ち込みを最小限にする

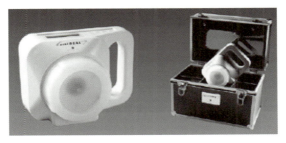

●図1-8●エアーイデアル 3P$^{TM}$

のも手段の1つである．

## 4　培養室内の温度

　室温は体温に近いほうが卵子や胚に与えるダメージは少ないと考えられるが，あまりに温度を高めると胚培養士の作業環境が悪化し事故などにつながる可能性も考えられる．また，胚凍結における耐凍剤の浸透速度は25℃前後で最適な速度になると考えられている．これらのことより培養室の温度は胚培養士が働くのに快適な温度設定（20〜25℃）がよいと考えられる．

## 5　清掃

　培養室の清掃は少なくとも1週間に1回行うべきである．当院では清掃チェックリストを作成し，1週間ですべての箇所の清掃を2度行えるようにしている．消毒が必要な時は70％エチルアルコールで行い，イソプロピルアルコールは毒性を考え培養室内での使用を避けるべきである．

## 6　培養液の品質管理

### a）培養液の品質管理

　当院では，市販品であっても培養に用いるすべての培養液に関し，浸透圧，pH，エンドトキシンを再測定している．市販の培養液には品質証明書が添付されているが，我々はその品質証明書は参考程度とし，実際に届いた培養液に関して，当院独自の基準を満たした合格品のみを使用している．エンドトキシンはグラム陰性菌の細胞壁の外膜を構成する物質で，細菌が死んだ時や機械的に破壊された時などに遊離される物質である．培養液中のエンドトキシン濃度は，内毒素の指標，細菌汚染の1つのマーカーであり生殖細胞の培養に影響を与え，培養液中のエンドトキシン濃度に比例して胚発育に悪影響を及ぼす報告もみられる．また，培養液への混入により妊娠率が低下し，流産率が上昇するという報告もある．エンドトキシンに関しては，リムルス試薬を用いたトキシノメーター（図1-9）により pg/m$l$ の単位までの測定が可能であり，またエンドトキシンだけではなく真菌由来の $\beta$-D-グルカンに対しても特異性を示すため同時に測定をすることが望ましい．$\beta$-D-グルカンはエンドトキシンとは異なり発熱のような急性の毒作用はないが，多彩な

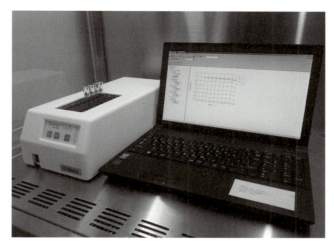

●図1-9●トキシノメーター® ET-6000
（和光純薬工業株式会社製）

生体活性を持つほか体内に入った$β$-D-グルカンがエンドトキシンの作用を増強する．ただし，代替血清などの血液製剤の製造過程でセルロース膜を使用したとき高値になることがあるため注意が必要である．

### b) 培養液の製造番号ごとの検証

当院では毎週，製造番号ごとの受精率・多精子受精率・胚グレード・胚盤胞到達率・良好胚盤胞率・妊娠率を集計し解析している．また，定期的に同一症例内における培養液の比較検討を行い，その時点で一番良好と判断される培養液を中心に使用している．数種類の培養液を在庫していれば，前回胚の質が不良であった場合などに別の培養液に変更することも可能である．

### c) 培養液の調製

JISART実施規定では，培養液を培養室内で作成する場合には，それ専用の試薬・ガラス器具を用い，調製，滅菌，保存を行うことが求められている．また調製には組織培養グレードの水を使用することとされている．その際には，正しく調整されたpH計と浸透圧計を用いて，培養液を決められた基準値に調製する必要がある．

## B 培養室内の機器と点検

### 1 インキュベーター

インキュベーターは体外で卵子あるいは胚を培養する機器であり，この管理は体外受精の成績を左右する要因の1つと考えられる．

#### a）機種の選択と設置

ウォータージャケット式，エアジャケット式あるいは容量が異なるものなど多様なインキュベーターが市場に出回っているが，開閉時のガスの回復という点で考えると小型がよいと考えられる．台数は最低2台以上設置し，培養の途中で1台に異常が発生しても胚を別のインキュベーターに移せる体制を整えるべきである．取り違えを防ぐためにも，できる限り1台1症例とすることが望ましい．また，近年各社より販売されるようになったタイムラプス式インキュベーターであれば，胚をインキュベーター外に出して観察することがないため，胚にかかる負荷を減らすことができる．

#### b）温度管理

インキュベーターの表示値は常に正しいとは限らない．表示は正しく補正されているときのみ正しい情報を提供していると考えるべきである．そこで，検定済みの温度計をインキュベーターの内側に温度計の目盛りが読み取れるように設置し，値と表示値に誤差があるようであれば表示値の補正を行う．

#### c）湿度管理

ウォータージャケット式では，培養液の蒸発による浸透圧の変化を避けるため，インキュベーター内の湿度はほぼ100％に保つ必要がある．このため，加湿水の量を毎日確認し，量が減っているようであれば補充する．また，カビが発生しやすいため，加湿水は週1回程度交換することが望ましい．

#### d）培養液 pH の管理

培養液 pH に関しては，購入時に添付される品質証明書の内容を確認したり，開封時に pH を測定することで確認ができるが，実際にインキュベーターで培養されている培養液の pH が正常に保たれているかを確認することが最も重要である．当院では，インキュベーター内の培養液 pH を測定するために，測定前日に 1.5 m$l$ のサンプルチューブに培養液数 m$l$ をインキュベー

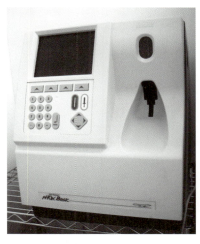
●図1-10●Stat Profile pHOx Basic（Nova Biomedical 社製）

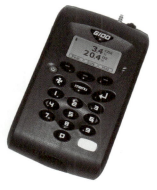
●図1-11●Gas analyzer（Origio 社製）

ターに準備しておき，翌日朝に血液ガス分析装置 Stat Profile pHOx Basic（Nova Biomedical 社）で培養液の pH を測定し記録を残している（図1-10）．

### e）$CO_2$ガスの調整と管理

$CO_2$ガスは毎朝使用前にガスアナライザーを用いて測定を行う．当院では Origio 社の Gas analyzer を使用している（図1-11）．簡易型測定器の Fyrite の溶液は毒性が強いため，我々はガスアナライザーの故障時のみの使用としている．温度と同様に値と表示値に誤差があるようであれば，表示値の補正を行う必要がある．年に1回総点検をメーカーに依頼するが，動作が不安定であったり校正の頻度があまりにも高かったりする場合は，センサーの故障やインキュベーター内のコンピューターの異常なども考えられるため，その都度点検を依頼する．また，インキュベーターへ供給されるガスは，適切な品質のものであり，絶え間なく供給されるように自動切換えバルブ，ガス切れを管理する警報装置（図1-12）などを備えていなければならない．JISART 実施規定では，供給されるガスの残量や異常について毎日モニタリングし記録を保存し，また供給されるガスがなくなった場合に，その判断方法と対応マニュアルが作成されていることが求められている．

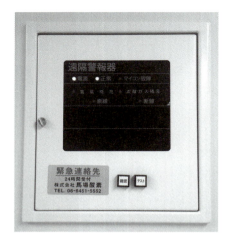

●図 1-12●ガス切れを管理する警報装置

#### f ) 洗浄

インキュベーター内は高温多湿であるためカビや細菌の繁殖しやすい環境でもある．このため，インキュベーター内でのコンタミネーションを防ぐためにも，定期的（最低月1回）にインキュベーターの洗浄が必要である．組織培養用洗剤を含ませたスポンジで内装部品を洗い，充分な滅菌水で洗い流し余分な水をふき取った後に乾熱滅菌を行う．乾熱滅菌ができない場合は，70％エチルアルコールを含んだ滅菌済ガーゼで消毒を行ってもよい．部品を外した後の庫内を70％エチルアルコールで消毒を行い，内装部品を元通りに取り付け軽く扉を開けた状態で1日放置する．

#### g ) 非常時の対策

インキュベーターの非常時対策については，後述のリスクマネジメントで解説する．

### 2　クリーンベンチ

クリーンベンチは配偶子や胚の無菌状態での操作，培養液の調製などに使用される．使用前後は70％エチルアルコールで消毒し，使用しないときは殺菌灯を点灯させる．また，クリーンベンチの機能を最大限に発揮させ空気の

循環の乱れや埃の蓄積を防ぐ目的で，クリーンベンチ内には必要以外のものを置かないようにする．さらに，クリーンベンチ内のみならず培養室全体が清潔に保たれるように，空気の噴き出す方向にも注意して機器の配置を決める必要がある．

## 3 顕微鏡

　実体顕微鏡は採卵から胚移植まですべての過程で使用される．倍率は使用する目的により異なるが，極体や前核の確認に使用するのであれば，約100倍にまでズーム可能な機種を選ぶとよい．また，実体顕微鏡下での胚の移動や凍結作業のため，ステージから対物レンズまでの距離が大きい機種が使いやすいと思われる．クリーンベンチ内に設置する場合には，特注加工でステージ内に埋め込むことで段差をなくし，胚の入ったディッシュをひっかけて落とすなどの事故が発生しないような対策を施すことが理想である（図1-13）．

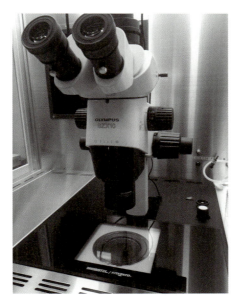

●図1-13●埋め込み式実体顕微鏡

## 4 pH 測定装置（pH メーター，血液ガス分析装置），浸透圧測定装置，トキシノメーター

　培養液の品質管理において pH・浸透圧・エンドトキシンの測定は必須であり，これらの機器については取扱説明書に準じて使用前に必ず校正を行うとともに，年 1 回の点検を行い校正証明書を保管する．

## 5 その他の機器

　設備機器一覧表を作成し，機器名，設置場所，管理者，点検頻度などを作成しておき，維持管理および作動状況は，点検完了および修正処置と共に記録を保管しておく必要がある．JISART 実施規定では，重要な機器以外に，必須の設備機器が故障した際にも治療結果に及ぼす影響を最小限にできるように，バックアップ用の設備機器を用意もしくはすぐに用意できるような準備がされていることとされている．

## C 滅菌法

### 1 高圧蒸気滅菌

　オートクレーブ滅菌とも呼ばれ，適切な温度および圧力の飽和水蒸気中で加熱することで滅菌する方法であり，現在最も広く用いられている滅菌方法である．ガラス・ゴム・耐熱性プラスチックなどの滅菌に用いられる．微生物は芽胞を含め完全に殺菌できるが，一部のウイルスは死滅しない．なお，オートクレーブ内に空気が残存していると目的の温度に達せず完全な滅菌が得られないことがある．媒精以降の操作で配偶子に直接触れる器材や培養液の滅菌は避けたほうがよい．

### 2 乾熱滅菌

　250℃の高温の乾燥空気中に 30 分から 1 時間程度放置すれば，芽胞を含めすべての微生物を殺滅することができる．一般細菌（栄養型），真菌，芽胞形成菌までが殺菌可能である．滅菌できる対象は乾燥高熱に耐えられるものに限定され，直接配偶子に触れる器具の滅菌にも用いることができる．

## 3 エチレンオキサイド滅菌

熱や湿度に対して弱い物質，たとえばプラスチック製品やカテーテルのように蒸気で滅菌すると傷害を受けるようなものに対して用いる．特に微細な構造を持つ小器具の滅菌などには有利である．しかし，細胞毒性を持っているエチレンオキサイドまたはその変性物であるエチレングリコール，エチレンクロロヒドリンなどが吸着，残留するため，取扱いや滅菌後のガス抜きは充分に行う必要がある．

## 4 濾過滅菌

細菌を通さない，ある一定の大きさの孔が無数に開いた濾過フィルターを用いることで，加熱により変性する溶液（調整済みの培養液など）の滅菌に用いられる．ポアサイズは何種類かあるが，培養液の濾過に関しては 0.22 $\mu$m 以下が望ましい．

## 5 紫外線滅菌

260〜280 nm 付近の波長を持つ紫外線を照射することによって微生物を殺滅する方法である．耐性菌の出現はなく，細菌，真菌およびウイルスに対して殺菌効果を示すが，人体に対して直接照射すると眼や皮膚に傷害を受けるので注意する．紫外線は浸透力が強くないため，その照射表面だけしか殺菌効果がなく，照射の死角となる影の部分まで殺菌作用が及ばない．また，殺菌する対象物への距離や，紫外線の照射時間により殺菌効果が異なってくるため，適切な条件設定が必要となる．殺菌灯として採卵室やクリーンベンチ内などで用いられる．

## D リスクマネジメント

生殖医療では，患者から預かった配偶子を取り扱うため，安全性については細心の注意を払う必要がある．しかし，ヒューマンエラーは起こりうるものであり，それが生殖医療では致命的なものとなりうる可能性が高い．エラーを防ぐためには，胚培養士同士での情報伝達，また他部門との連携も重要となる．これらの情報伝達はシンプルで，また流れを誰でも把握できるようにしておく必要がある．また，この情報の伝達は誰がいつ行ったかを後で

確認できるように（トレーサビリティーの確保）しておく必要がある．そして，誰がリスクに対する責任を持っているか，どのエリアでどういったリスクがあるかも把握しておく必要がある．そして，それを起こらないようにシステムで制御することが基本である．ここでは培養室に求められるリスクマネジメントについて解説したい．

## 1　培養室におけるリスクマネジメント

### a）患者の取り違えを起こさないために

採卵，胚移植時の患者の確認，媒精，顕微授精時の検体の確認など，培養室を取り巻く環境のいたるところで，患者，検体の確認が必要であり，これらを取り違えることは非常に大きな問題となるため，確実なチェックが必要である．患者には同姓同名や類似名の場合があるため，当院では，患者の入室前（看護師），入室後（胚培養士），精子の受け取り時には，必ずフルネーム＋生年月日で本人を確認している．また，極度の緊張で，他人の名前を言っても「はい」と答えてしまう可能性があるため，患者本人にフルネームおよび生年月日を言ってもらうことを徹底している．特に胚移植に関しては，患者を入室させる看護師との順番申し送り表（複写でラボとで1枚ずつ）に従い入室させ，さらに上記の本人確認を行っている．また，直前には「○○様〜個胚移植します」と声に出し，胚移植に関わる全員（患者，医師，看護師，超音波担当者，胚培養士）で最終確認を行い，移植を実施している．なお，当院では2013年度より照合システム，IVF管理，凍結管理の機能を備えた統合型IVF管理システムWish（㈱ティー・エム・アール・システムズ）を導入し，上記の確認に加えバーコード認証による照合も行っている（図1-14）．

### b）検体の取り違えを起こさないために

＜採卵時の卵胞液の受け渡し＞

当院では，患者ごとにラボで決められた識別の色をスピッツの上部に印を入れ，バーコードラベルを貼り準備を行っている（図1-15）．また，卵胞液スピッツを保温するためのドライバスは，上段に卵胞液が入ったスピッツ専用，現在採卵を行っている患者の空スピッツ用，下段に予備のスピッツ用の3台を設置している．看護師が，当日採卵患者一覧表，卵胞液スピッツ，培養室へのパスボックスに張られている付箋の患者名・色を確認後，卵胞液をパス

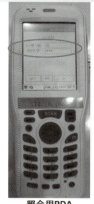
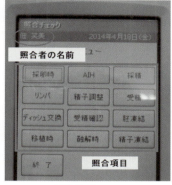

●図 1-14● 統合型 IVF 管理システム Wish による照合

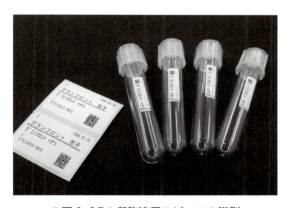

●図 1-15● 卵胞液用スピッツの識別

ウインドウへ入れる．採卵終了時には，最後の1本の卵胞液であることを告げ，パスウインドウを完全に閉める（閉める＝その患者の採卵は終了を意味する）．この時点で採卵が終了した患者の空スピッツはすべて廃棄し，上段のドライバスには何も残っていないことを必ず確認することで，次の患者の卵胞液と取り違える事故を防ぐことができる．胚培養士はパスウインドウの検体と付箋の氏名を確認し培養室クリーンベンチに卵胞液を引き上げて，培養室側の扉を閉める．採卵室スタッフは，再度必ず採卵室のドライバスに検体が残っていないことを確認して，次の採卵を開始してもらうようにしてい

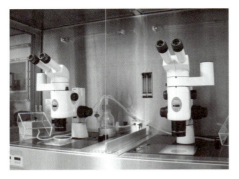
●図 1-16●大型クリーンベンチの
　　　　　透明な板での仕切り

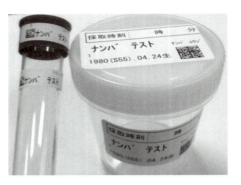
●図 1-17●採精カップ

る．この方法はすべての培養室での業務に共通して行えるものではないが，件数の多い少ないに関わらず，取り違えを防ぐために取れる予防処置はできる限り施すことが大切だと考えられる．

&lt;クリーンベンチでの作業&gt;

　クリーンベンチでの作業に関しては，一度にクリーンベンチ内に置く胚培養ディッシュなどは，1 名の患者だけのものに限る必要があり，原則 1 クリーンベンチ 1 検体にすることが望ましい．また，作業が終了した際は，作業に用いた胚，精子などが残っていないかを確認することが必要である．1 クリーンベンチ 1 検体制がとれない大型で 2 名での作業を基本とした設計のクリーンベンチには透明の板で区切り，他の検体と入れ違いの起こらないような工夫が必要である（図 1-16）．

&lt;精液の受け渡し，調整時&gt;

　当院では精液採取時の確認として，採精室に案内の際，奥様の名前・生年月日を言ってもらうことで行っている．また，検体の容器に関しては，妻と夫の名前が印字されたバーコードラベルを貼り，精子調整を実施する際は従来通りの声出し指差し確認とバーコードによる照合を行っている（図 1-17）．精液の調整に必要な遠心機，インキュベーターも各個々のクリーンベンチに設置し，1 クリーンベンチ 1 検体制を徹底している（図 1-18）．調整前に必要なスピッツ（フタにも）にすべて決められた色で名前を書き，バーコードラ

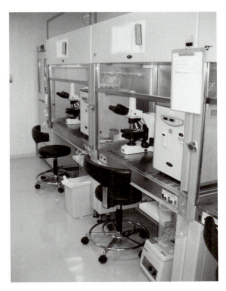

● 図 1-18 ● 1 クリーンベンチ 1 検体制

ベルを貼り，検体を含めそのクリーンベンチ内にあるものがその患者に使用するものであることをダブルチェックしてから作業を行うようにしている．

c) その他の工程でのダブルチェック

胚を別の容器に移す際（採卵，胚移植，胚凍結胚融解，精子処理など）や一般体外受精や顕微授精の際（精子スピッツも一緒に確認）のすべての工程でダブルチェックを行い，バーコードによる照合を行う．照合を行うといつ誰がどの照合を行ったか履歴が保管され，トレーサビリティーの確保にもつながる（図 1-19）．ただし，ダブルチェックを行うことによりインキュベーター外へ曝露する時間が増えたり，ディッシュなどの容器の転倒や落下など不慮の事故の発生率も高まることも考えた上で，各施設において最適なルールを決めるべきである．

なお，配偶子および受精卵の取り違え防止のためのガイドライン（社団法人日本臨床エンブリオロジスト学会，2009）では，以下の作業工程においてダブルチェックが行われ，履歴が残るシステム作りが実施されることを推奨している．

2．培養環境の管理とリスクマネジメント

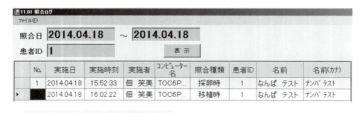

●図 1-19●照合ログ

①精液の入った容器の受け渡し
②媒精・顕微授精時の卵子と精子のチェック
③培地交換で新しいディッシュに胚を移動させる場合
④胚移植時の移植胚の入ったディッシュの確認
⑤配偶子および受精卵の凍結保存，融解時のストローなど容器の確認

### d）培養ディッシュの識別

　照合システムを導入していない施設では，マジックなどで色による識別を行い，同姓・類似名は色を必ず変えることを推奨する．当院では，胚培養ディッシュへは氏名〔フルネーム（カタカナ）〕と患者 ID の記載されたバーコードラベルを，フタだけではなく本体前面にも貼って識別を行っている．インキュベーターは基本的に 1 人 1 台使用し，同姓のディッシュは入れる場所をできるだけ離している．

### e）インキュベーター

　停電時は自家発電装置に接続できるようにしておく必要がある．24 時間程度発電可能なものがあれば望ましい．また，24 時間温度・$CO_2$濃度を監視し，夜間，休日も異常時には担当者の携帯電話へメールが届くなどのシステムがあると理想的である（図 1-20）．また，当院では胚培養インキュベーター専用のアステック社製水平方向 2 次元免震台を導入している（図 1-21）．この装置は地震発生時に地震の揺れを受けると，装置内部の車輪の回転により地震の揺れを吸収し，地面が揺れてもインキュベーターは揺れることがない

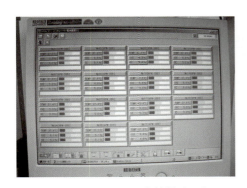
●図1-20●アステック社製インキュベーター監視システム

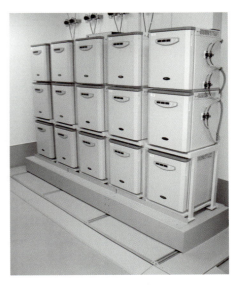
●図1-21●アステック社製水平方向2次元免震台

ため,たとえ震度6強の強い地震が発生しても大切な受精卵を地震による揺れから守ることができる.

**f）液体窒素タンク**

センサーによる液量監視を行い,胚培養士の不在時は施錠し鍵は胚培養士が管理する.液体窒素内での感染は考えにくいが,感染症患者の検体については,感染症ごとに凍結タンクを分けることが望ましい.

**g）培養液のリスクマネジメント**

前述の通り,当院では培養液の製造番号ごとの胚発育・胚グレード・妊娠率・胚盤胞到達率・良好胚盤胞率・受精率・多精子受精率を集計し週に1回報告している.成績が悪い製造番号の培養液は使用を止め,新しい製造番号の培養液を使用している.また,卵子が多数採取できた症例に関しては,2種類の培養液でスプリット培養を行っている.培養液と配偶子との相性については明確な根拠はないが,スプリット培養を行った際に胚盤胞到達率がA培養液で100％,B培養液で0％だった場合は,次回その患者はA培養液のみで培養をするようにしている.スプリット培養を行っていなくても,数種

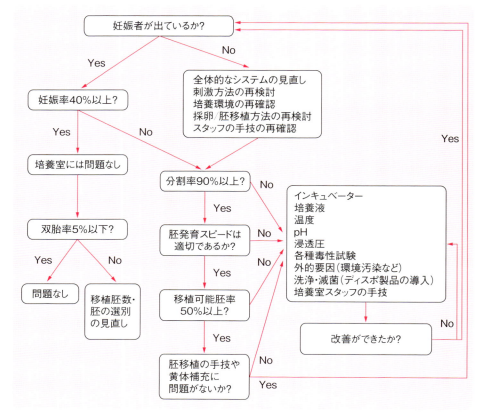

●図1-22● 妊娠率とトラブルシューティング

類の培養液を在庫していれば，前回胚の質が不良であった場合などに別の培養液に変更することも可能である．

### h）妊娠率とトラブルシューティング

急に妊娠率が低下した場合は，その原因を究明し妊娠率を回復させる必要がある．しかし，最終的に妊娠率の低下の原因が明らかになることは少ないため，分割率や移植可能胚率の設定を行い，自らの施設で今までの結果と照らし合わせて，マイナスの要素が増加していないかを検討することが大切である．図1-22に，当院における妊娠率とトラブルシューティングについて示す．

## 2 感染と針刺し事故対策

　感染と針刺し事故対策に関しては，院長，医師，看護師，薬剤師，臨床検査技師，胚培養士などから構成される院内感染委員会の設立が推奨される．感染委員会の主な活動内容は，院内感染，針刺し事故などが発生した場合の報告の関係者への配布と意見聴取，院内感染への関心の高揚と知識・技術の普及のための研修会の実施，正しい手洗いや滅菌消毒，器具の正しい使用方法などの基本的事項に関する教育，環境対策，不必要な物品の排除，清掃および廃棄物処理の管理，HBワクチン投与に関する管理と教育などがある．また，感染防止対策マニュアル，針刺し事故対策マニュアル，ノロウイルス対策マニュアルを作成し，これらの院内感染の予防に関して関連部門スタッフが熟知しておく必要がある．JISART実施規定では，すべての体液，その他組成成分，またはそれらを含む溶液を取り扱うにあたっては，HIVおよびその他の血液感染物質を念頭に置いた予防処置も施す必要があるとしている．

## 3 個人情報保護に対する取り組み

　電子カルテや体外受精のデータシートなどは，内部のみのネットワークで構築され外部に患者情報が漏れないようにする（インターネット回線には絶対につながない）．PCを離れるときはPCの電源を落とすか，必ずパスワード入力などを行わなければ立ち上がらないようにする．夫婦で来院時，妻が夫に秘密にしていることもあるため，カルテや体外受精データシートの開示には充分注意を払う．また，個人情報が含まれる外部記憶装置やPCは持ち帰らない，個人情報が含まれる記録の保管場所は必ず施錠する，立入業者ならびに職員全員に個人情報の守秘に関する誓約書を書いてもらうことは生殖医療にかかわらず医療の現場では必須であると考えられる．

## 4 再発防止対策と予防対策

　事故が発生した場合はISO9001のシステムに従い，アクシデント（事故），インシデント（ヒヤリハット）に対し是正処置（再発防止処置）を行う必要がある．また，アクシデント，インシデントを集計しデータ分析を行い，そこから得られる情報をもとに予防処置（事故未然防止処置）を行うことも必要である．

## むすび

　培養室における管理とリスクマネジメントにおけるポイントを解説した．生殖細胞を扱うこの生殖医療においては，品質管理とリスクマネジメントを怠ると，ミスが取り返しのつかない結果を招き，致命的な事故につながる．特に検体の取り違えがあればその責任は計り知れない．このことは，当該施設ばかりではなく，生殖医療全体に大きな影を落としかねない．このほとんどは ISO9001 の要求事項や JISART 実施規定を基にしたシステム作り・リスクマネジメントで防ぐことができると考えている．我々生殖医療に従事する胚培養士は，重大な責任を担っていることをしっかりと心して，日々の培養室業務を遂行していかなければならない．

### ■文献

1) 荒木康久, 本山光博. 器具の洗浄と滅菌. In: 青野敏博, 編. ART スタッフマニュアル―対外受精から顕微授精まで. 東京: 医学書院; 1998. p.26-9.
2) 福田愛作. ラボのクオリティ管理. In: 鈴木秋悦, 編. 体外受精 Update. 改訂 3 版. 東京: メジカルビュー社; 2003. p.94-100.
3) 柴原浩章. 培養室管理・設備・器具培養の実際, 培養液. In: 平成 15 年度日本哺乳動物卵子学会生殖補助医療胚培養士認定講習会テキスト. 藤沢: 日本哺乳動物卵子学会; 2003. p.31-45.
4) JISART (Japanese Institution for Standardizing Assisted Reproductive Technology, 日本生殖補助医療標準化機関) における生殖補助医療を行う施設のための実施規定. 大阪: JISART; 2016.
5) Dr. James Catt. JISART ラボラトリーディレクター講習会. 2004.
6) 水野里志, 森本義晴. 培養室（ラボ）および設備, 器具. In: 日本哺乳動物卵子学会, 編. 生殖補助医療（ART）胚培養の理論と実際. 東京: 近代出版; 2005. p.210-8.
7) 小田原靖, 武田信好. ART ラボの緊急事態対策. In: 森　崇英, 久保春海, 高橋克彦, 編. コメディカル ART マニュアル. 大阪: 永井書店; 2006. p.72-6.
8) 西原卓志. ART に必要なリスクマネジメント. Journal of Clinical Embryologist. 2009; 11: 24-32.

【西原卓志・森本義晴】

【1】ART の基本

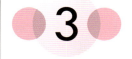

# ICSI の基礎研究

　卵細胞質内精子注入法（ICSI）は重要な不妊治療で，1992 年に Palermo らにより報告された．この項では ICSI を用いた研究について紹介する．精子を卵細胞に注入した研究は Hiramoto が行った 1962 年のウニでの研究に始まる．Hiramoto はウニ卵にウニの生存精子を注入したが，卵活性化が起こらなかった．そのような卵子に体外受精として媒精すると，卵子は活性化し多精子受精が成立したので，注入精子は卵が活性化する時にのみ受精に関与できると考えた[1]．そして，1974 年に Brun はカエルの精巣精子をカエル卵子に注入し，効率が悪かったが 0.7％に産仔を得ることができた[2]．その次の報告は 1976 年で，Uehara と Yanagimachi が哺乳動物のハムスターでの顕微注入の研究を記した[3]．これらの研究はウニとハムスターであったが，双方共に日本人研究者の仕事であり，ICSI の発展の幕開けとなった．以下に精子の受精能に関する研究の成果を紹介する．

## A　上原らの研究成果

　Uehara と Yanagimachi はハムスターの未受精卵子にハムスター精子核（頭部）を顕微注入し，前核が形成されることを観察した[3]．精子核はテフロンホモジナイザーで精巣上体精子の頭部と尾部を分離し，8 枚重ねのキムワイプで濾過して回収し先体を除去した精子核浮遊液を作成した．ヒト精子も同様に処理して精子核を作成し，さらに凍結した精子核，凍結乾燥した精子

核も作成しそれぞれハムスター卵子に顕微注入し，2〜3時間後に前核形成を観察した．これらのことから，精子核の前核形成能が安定なこと，卵子内の前核形成に関わる因子は種特異性に乏しいことを結論づけた．この研究で用いられた新鮮ハムスター精巣上体尾部精子はホモジナイザー処理され，結果的に先体が除去されており，このことが研究成果が得られた大きな要因となっていた．その後の Yamauchi らの研究により，ハムスターでは先体が正常な精子を ICSI すると，卵子内に持ち込まれた先体酵素により注入後3時間以内に卵子が変性することが明らかになっている[4]．

## B Thadani らの研究成果

1979年 Thadani は，ラット精子頭部を GV 期のラット卵子に ICSI すると GV break down が起こるまでは精子頭部に変化が認められないが，GV break down が起きた後に精子頭部は脱凝縮を起こし，前核形成は起こらないことを観察した[5]．通常の生理的受精では，精子・卵子細胞膜融合の後，精子核（頭部）が卵子内に取り込まれて脱凝縮を開始する．また，一方ではホスホリパーゼ C が活性化され卵活性化が起こる．GV 期卵子内には精子核を脱凝縮に進行させる因子がないということになる．

また，ラットの透明帯除去卵子には他種であるマウス精子でも結合し，卵子減数分裂を再開することができる．卵子・精子相互作用の開始には精子・卵子細胞膜融合が必要とも考えられたが，Thadani は顕微注入によりラット卵子にマウス精子を注入しても卵活性化が起こり前核形成が起こったことを観察した[6]．このことは，受精の卵活性化に精子・卵子細胞膜融合が必須でないことを証明したものである．現在の受精時の卵活性化の機序についての sperm factor 説を，1979年に示唆した知見であった．

## C 精子への物理的化学的刺激に対する受精能の安定性

### 1 精子核タンパクの特徴

精子は父方の遺伝情報を子孫に伝えるというきわめて重要な役割を担っている．実際，精子は他の細胞と比較し死滅しにくいように思える．通常，精子は腟内に射精される．体内であるが，体外と連続した体腔であり，物理的あるいは化学的刺激に富む環境で，そこを通過する際，サバイバルできるよ

うな機能が精子に備わっている．精子頭部は細胞質が削ぎ落とされ核/細胞質比がきわめて大きくなっている．DNAを保護する核タンパクも体細胞のヒストンの代わりにプロタミンに置換されている．ヒトプロタミンにはシステイン，アルギニン，スレオニンなどが多く含まれる．そして，それらにはチオール基（-SH）が豊富に含まれ，ジスルフィド結合（SS結合）がたくさん産生されることになり，精子DNAの強靱さに関与している．この核タンパクにおけるSS結合の状態が精子頭部の安定性に寄与しており，これはICSIによる実験により確認できる．

## 2 精子受精能の安定性

ハムスター精巣上体尾部精子を用いて，熱，酸・アルカリ，乾燥の処理を精子に加え前核形成能を観察して，精子核が安定なことを示した成果を紹介する[7]．

ハムスター精巣上体尾部精子をテフロンホモジナイザーで頭部と尾部を分離し，キムワイプで濾過して，精子核浮遊液を作成した．精子核浮遊液に対して与えたストレスは以下のようなものである．

①60〜125℃，20分間の加熱

②pH 1〜13の酸・アルカリ環境

③乾燥処理

ハムスターの卵子にそれぞれの処理を加えたハムスター精子核をICSIし，5時間培養後に卵子にアセトカミン染色を行って前核形成状態を観察した．前核形成能が処理によって障害されると，前核形成速度の遅延や，前核形成停止が起こる．精子核が発達した前核に至る過程を8ステージに分類した（図1-23）．

### a）精子核の耐熱性

精子核浮遊液を60〜90℃で30分間，125℃では20分間加熱すると，90℃ 30分間の処理までは70%以上に良好な前核形成が認められ，それ以上では著しく障害された（図1-24）．マウス精巣上体尾部精子，ヒト射出精子，ニワトリ輸精管精子，テラピア精巣精子について90℃ 30分間の熱処理を施し同様に前核形成能を検討したところ，マウス・ヒトの精子では正常な前核形成が観察され，ニワトリ，テラピアではないことが判明した．次に，同様に同

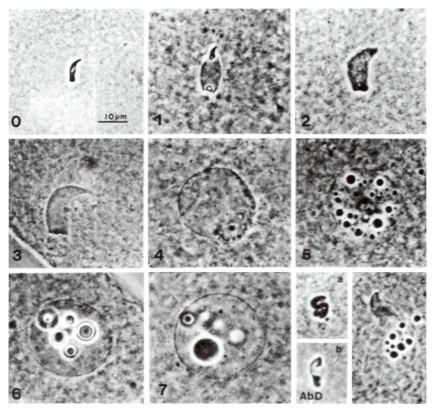

●図 1-23●膨化〜雄性前核形成の過程[7]
ゴールデンハムスター精巣上体尾部精子から尾部を除去した精子核をハムスター卵子に ICSI した時の精子頭部の変化を示した．ステージ 0 は無変化，1 は初期の精子核の脱凝縮，2 は全体が脱凝縮した状態，3 は充分脱凝縮した状態，4 は前核の核縁だけが形成された状態，5，6，7 は良好な前核形成状態と分類した．異常な精子核の変化を abnormal decondensation（AbD）と分類した．

じ動物の精子でも成熟精子と未熟精子とで前核形成能を比較すると，ハムスターとマウスの精巣精子では正常な前核形成が観察できなかった．以上の結果は精子核の SS 結合の多少と関連が深いことを示唆する（表 1-1）．加熱処理を受けた精子核にトリチウムでラベルしたチミジンを取り込ませてハムスター卵子に ICSI を行い，autoradiography を行うと雌雄前核にチミジンの取り込みを認め，DNA 合成が起こっていることが確認された．日本白色家兎

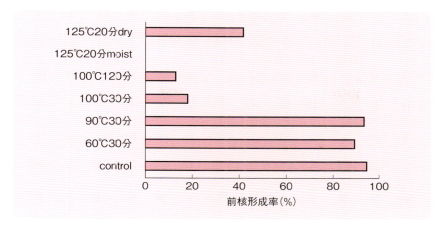

● 図 1-24 ● 加熱後のハムスター精子核の前核形成能
ゴールデンハムスター精巣上体尾部精子より精子核浮遊液を作成し，加熱処理を行った．125℃処理はオートクレーブで行った．125℃ dry は乾燥後に処理を行った．

● 表 1-1 ● 精子種類と核タンパクおよび熱耐性

| 精子の種類 | 耐性 | 精子核タンパク | SS結合 |
|---|---|---|---|
| マウス（精巣上体精子） | ＋ | protamine | 多 |
| ハムスター（精巣上体精子） | ＋ | protamine | 多 |
| ヒト（射出精子） | ＋ | protamine | 多 |
| ウサギ（精巣上体精子） | ＋ | protamine | 多 |
| マウス（精巣精子） | － | protamine | 少 |
| ハムスター（精巣精子） | － | protamine | 少 |
| ヒト（精巣精子） | － | protamine | 少 |
| ニワトリ（精巣精子） | － | galline | 少 |
| テラピア（精巣精子） | － | histone | 少 |

の精子核を60℃ 30分間加熱してウサギ卵子にICSIした場合，受精卵の約50％が分割卵へと発生することが判明した[8]．その後，両角らは56℃で30分間マウス精子浮遊液を加熱し，それをICSIして精子染色体を調べ53.8％が正常核型であることを観察した[9]．この研究はHIVウイルスを加熱によって不活化しようとする試みの1つであった．

### b）酸・アルカリ環境，乾燥処理に対する精子核の安定性[7]

　酸性，アルカリ性，浸透圧の変化および乾燥に対する前核形成能の耐性については，熱耐性と同様である．例えばハムスターの成熟精子では，pH 3～11（24時間曝露）溶液や高濃度塩溶液（4M NaCl，24時間曝露）への曝露でもSS結合を多く持つ精子では前核形成能が維持されていた．精子核浮遊液を大気中で単純に乾燥させた場合や凍結乾燥させた場合，培養液に再度浮遊させICSIすると，前核形成能が維持されていた．これらの乾燥法ではハムスターの精子核を大気中で保存した場合，12週までは前核形成能が維持できた．13週以後では保存中の酸化や，温度変化により前核形成能が漸減する．ハムスター凍結乾燥精子核の場合，125℃ 20分間の加熱処理でも初期の雄性前核形成が認められ，凍結乾燥処理が精子核の安定性を増強していることも判明した．凍結乾燥ヒト精子核を保存するガラスアンプルに窒素ガスを封入して室温で保存すると，27週間保存後の前核形成率が8％であったが，4℃（冷蔵庫内）保存の場合では27週間後でも前核形成率が94％以上と安定していた．この27週間保存したヒト凍結乾燥精子をICSIした卵のautoradiographyによれば，雌雄前核にDNA合成が起こっていることも確認されている．そして，1998年にWakayamaらは3カ月間保存したマウス凍結乾燥精子を用いて産仔の獲得に成功し，哺乳動物の精子の凍結保存の可能性に先鞭を付けた[10]．その後，ウサギでも同様に凍結乾燥精子から産仔獲得に成功した[11]．

　ハムスター精巣上体精子核を蒸留水に浮遊させてサンプリングチューブに入れ冷蔵保存を行うと26週前後まで前核形成能が維持されている．

　上述の精子に与えたストレスでは，凍結乾燥法だけが配偶子としての個体発生能を維持していた．

## D 精子細胞の個体発生能

　より未熟な精子での個体発生能はどのようになっているのだろうか．精子は精子変態過程を経て精細管より遊離して初めて運動性が獲得できるようになる．運動性がない精子はICSIを行って初めて受精が成立する．ICSIを用いれば，いかなる細胞も顕微注入が可能となる．そしてこのICSIによって，精子細胞，第二精母細胞，そして第一精母細胞の個体発生能が確認された．

## 1 精細胞の核相

精子細胞，第二精母細胞，第一精母細胞を顕微注入して産仔を得るにはそれぞれの核相を考えた方法を組み立てる必要がある．まず，精原細胞（2n 2c DNA）は体細胞分裂を行い一次精母細胞（44＋XY, 2n 2c DNA）となる．nは染色体の数を示す．体細胞は相同染色体が2コピーずつあるので染色体の総数は2倍性 diploid であり，2nと表現する．c は DNA 量を表し，分裂期では 2c であり，複製後では 4c となる．一次精母細胞は減数分裂第1分裂を行い，細糸期に DNA を合成し染色体が複製されるので 44＋XY, 2n 4c DNA となる．そして減数分裂の第1分裂が終了すると，2個の二次精母細胞（44＋XY, 2n 2c DNA）となる．二次精母細胞が形成されると，直ちに第2減数分裂に入り，DNA の複製なしに2個の精子細胞（spermatid: 22＋X or Y, 1n 1c DNA）が形成される．

## 2 精細胞の採取

精細胞は精巣組織から分離する．生検の要領で採取した組織を針でほぐす，圧挫，あるいはハサミで細切する機械的採取法と酵素処理採取法がある．後者には DNase1＋トリプシン[12]，コラゲナーゼ＋エラスターゼ[13] などを用いる方法がある．後者は回収率がよいが，細胞障害が強い．具体的な機械的採取法は以下のようである．ディッシュの培養液中で眼科用ハサミにて組織片を細切，注射針のプラスチックキャップ先端で組織を圧挫して精細胞を浮遊させ，精細胞浮遊液とする．混入した赤血球を赤血球溶解液 erythrocyte lysing buffer[14] で処理することもあるが，通常は赤血球の混入はほとんど問題にならない．

以下にマウス精細胞の個体発生能についての研究結果を紹介する．

## 3 円形精子細胞

マウス円形精子細胞は，核中心部に明らかな chromatin mass を認める小型な円形の細胞である．Ogura と Yanagimachi が 1994 年に初の産仔獲得に成功した[15]．Ogura らは円形精子細胞をマイクロピペットに吸引し，卵子囲卵腔に注入して，電気融合法によって円形精子細胞と卵子とを細胞融合し受精に成功した．しかし産仔獲得率はかなり低く，移植胚 346 個から 4 匹の産

仔が生まれただけであった.

　1995年にピエゾマイクロマニピュレーターを用いてマウスのICSIに成功したKimuraとYanagimachiがこの技術によってマウス精子細胞を顕微注入し産仔獲得に成功した[16]. この時の精子細胞はマイクロピペットにて細胞膜を破壊しただけの円形精子細胞と核だけにしたものとを用いた. 顕微注入の1時間前に卵子に電気刺激（1kV/cm-128 $\mu$sec のDC pulse）を与え, 円形精子細胞の核だけにしたものを卵に注入した場合が発生の成績がもっとも良好であった. この場合, 受精率が77％となり, 131個の2細胞期胚を移植したところ37匹の産仔を得た. 受精の方法として, 電気融合法よりも顕微注入法の方がよいこともわかった. 産仔が得られたことから精子細胞ではすでに個体発生に必要な遺伝的刷り込みが完了していることが示唆されたことになる.

## 4　第二精母細胞

　第二精母細胞の個体発生能の研究はマウスで1995年にKimuraとYanagimachiが行い, 産仔の獲得に成功している（図1-25）[17]. 第二精母細胞はその絶対数が少なく（1％以下）発見が困難である. 第二精母細胞の顕微授精では工夫しなければならない点が2つある. 1つは第二精母細胞の選択である. マウスでは円形精子細胞より少し大きめの13～15 $\mu$m であり, 核の体積が円形精子細胞核の2倍であることに着目して選択する. 実際に選択し

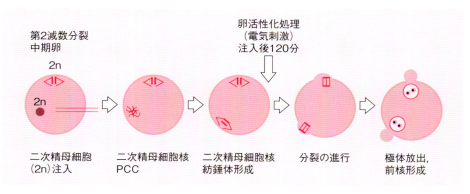

●図1-25●マウス第2精母細胞による顕微授精

た精細胞の染色体を調べてみると，第二精母細胞由来の染色体を持つのが85％であった．もう1つの工夫点は第二精母細胞の染色体は2nであるので，これを1n haploidに分割してから受精させなければならないことである．このことについては，第二精母細胞核をmetaphase II 卵子に顕微注入するとpremature chromosome condensation（PCC）を起こした後，精母細胞の染色体に微小管が付着して染色体が紡錘体の赤道面上に並ぶことが判明した．この時に電気刺激を卵に加えると，卵と精母細胞の核はそれぞれ別個に減数分裂を開始する．この結果，雌雄前核の形成と卵子由来の第2極体および精母細胞由来の極体がそれぞれ1つずつ放出される．囲卵腔には3個の極体が存在する．Kimuraらによれば第二精母細胞核を注入し，2時間後に卵活性化処理を行った卵の75％に受精が成立した．そして受精卵の65％が胚盤胞へと発生した．また，別に29個の2～4細胞期胚を5匹のレシピエントへ移植し，4匹が妊娠し7匹の産仔が得られた．このことはマウスでは第二精母細胞の段階ですでに遺伝的刷り込みが完了していることを示唆する．

## 5　第一精母細胞

第一精母細胞の特徴は第1減数分裂前期のパキテン期には染色体が複製されるので4nになるということである．つまり精細胞の中でもっとも大型の細胞で，直径が18～20 μmである．受精を進行させるためには第一精母細胞核を2回減数分裂させなければならない．そのためにいくつかの方法が開発された．

〔方法1〕

Sasagawaらが開発した方法で[18]，第1減数分裂中期卵に第一精母細胞核を顕微注入すると，注入された精母細胞の染色体と卵子の染色体は分裂を開始し，卵子の第2減数分裂中期で停止する．このとき卵子内にある精母細胞の染色体と卵子染色体は2nである．この時期に卵活性化処理（電気刺激，ストロンチウム処理など）を加えると，分裂が再開されてそれぞれの染色体が2分し，それぞれnとなり，雌雄前核を形成，2つの極体を放出して正常核型の受精卵となる（図1-26）．

〔方法2〕

Sasagawaらが開発した方法で[18]，第一精母細胞核を成熟卵に顕微注入す

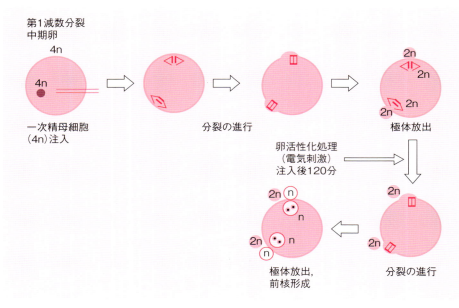

● 図 1-26 ● マウス第一精母細胞による顕微授精
本文中，方法 1 のプロセスを示した．

ると，第一精母細胞の染色体は PCC を起こして紡錘体が形成される．この時期に卵活性化処理を行うと減数分裂が再開される．その結果，第一精母細胞の染色体は 2n となる．それぞれ前核（2n）と極体（2n）を形成するので，第一精母細胞由来の極体（第 2 極体に比較して大きい，2n）を別の成熟卵に顕微注入する．そうすると PCC を起こすので，その後に卵活性化処理を追加し，2 度目の減数分裂を起こさせる．卵子は雌雄前核（それぞれ n）を形成し受精卵が形成される．

〔方法 3〕

Ogura らが報告した方法である[19]．第一精母細胞と卵核胞期卵を電気融合させると，雌雄染色体が融合して紡錘体が形成され第 1 極体が放出される（74％の卵）．この卵の染色体を脱核し，除核した第 2 減数分裂中期卵へ電気融合法により核移植する．その後，染色体は分裂して極体の放出と前核の形成が認められ受精卵となる．

マウスでは第一精母細胞の顕微授精で産仔が得られているが，産仔獲得率

はきわめて低い．その原因として，*in vitro* の培養環境や顕微操作の影響による第一精母細胞由来の紡錘体形成の異常，染色体への傷害などが報告されている[20]．

## 6　未熟な精細胞の顕微注入時の留意点

### a）核タンパク

円形精子細胞以前の核タンパクはヒストンで，プロタミンと比較するとSS結合が少ないので，未熟な精細胞ほどDNAに脆弱性があり，体外操作の影響を受けやすい可能性があるので注意が必要である．

### b）中心小体　centriole

細胞膜を破壊して生殖細胞核だけを顕微注入すると，中心体の喪失や，中心小体への傷害の影響も考慮しなければならない．

### c）卵活性化因子　sperm factor

精子が持っている sperm factor[7] の作用で第2減数分裂中期で休止していた卵が分裂を再開する．精子形成過程の各精細胞が sperm factor を持っているかについては動物の種差・系差が存在する[8]．マウスでは sperm factor の発現がやや遅く，円形精子細胞では卵活性化能がなく，核伸張精子細胞で発現している．ただしこの場合，カルシウムオシレーションは誘導されず，単発あるいは散発的にカルシウムイオン濃度の一過性上昇が観察される．ヒト円形精子細胞では約1/2に卵活性化能を有しているが，正常カルシウムオシレーションパターンを示すのはその1/2である．

### ■文献

1) Hiramoto Y. Microinjection of the live spermatozoa into sea urchin eggs. Exp Cell Res. 1962; 27: 416-26.
2) Brun RB. Studies on fertilization in Xenopus laevis. Biol Reprod. 1974; 11: 513-8.
3) Uehara T, Yanagimachi R. Microsurgical injection of spermatozoa into hamster eggs with subsequent transformation of sperm nuclei into male pronuclei. Biol Reprod. 1976; 15: 467-70.
4) Yamauchi Y, Yanagimachi R, Horiuchi T. Full-term development of golden hamster oocytes following intracytoplasmic sperm head

injection. Biol Reprod. 2002; 67: 534-9.
5) Thadani VM. A study of hetero-specific sperm-egg interactions in the rat, mouse, and deer mouse using in vitro fertilization and sperm injection. J Exp Zool. 1980; 212: 435-53.
6) Thadani VM. Injection of sperm heads into immature rat oocytes. J Exp Zool. 1979; 210: 161-8.
7) Yanagida K, Yanagimachi R, Perreault SD, et al. Thermostability of sperm nuclei assessed by microinjection into hamster oocytes. Biol Reprod. 1991; 44: 440-7.
8) Hoshi K, Yazawa H, Yanagida K, et al. Microinsemination of rabbit oocytes with heat-treated sperm: embryonic development. Arch Androl. 1992; 29: 233-7.
9) Morozumi K, Tateno H, Yanagida K, et al. Chromosomal analysis of mouse spermatozoa following physical and chemical treatments that are effective in inactivating HIV. Zygote. 2004; 12: 339-44.
10) Wakayama T, Yanagimachi R. Development of normal mice from oocytes injected with freeze-dried spermatozoa. Nat Biotechnol. 1998; 16: 639-41.
11) Liu JL, Kusakabe H, Chang CC, et al. Freeze-dried sperm fertilization leads to full-term development in rabbits. Biol Reprod. 2004; 70: 1776-81.
12) Aslam I, Robins RA, Dowell K, et al. Isolation, purification and assessment of viability of spermatogenic cells from testicular biopsies of azoospermic men. Hum Reprod. 1998; 13: 639-45.
13) Crabbe E, Verheyeyen G, Tournaye H, et al. The use of emzymatic procedures to recover testicular germ cells. Hum Reprod. 1997; 12: 1682-7.
14) Nagy ZP, Verheyen G, Tournaye H, et al. An improved treatment procedure for testicular biopsy specimens offers more efficient sperm recovery: case series. Fertil Steril. 1997; 68: 376-9.
15) Ogura A, Yanagimachi R. Birth of normal young after electrofusion of mouse oocytes with round spermatids. Proc Natl Acad Sci USA. 1994; 91: 7460-2.
16) Kimura Y, Yanagimachi R. Mouse oocytes injected with testicular spermatozoa or round spermatids can develop into normal offspring. Development. 1995; 121: 2397-405.
17) Kimura Y, Yanagimachi R. Development of normal mice from oocytes injected with secondary spermatocyte nuclei. Biol Reprod. 1995; 53: 855-62.

18) Sasagawa I, Kuretake S, Eppig JJ, et al. Mouse primary spermatocyte can complete two meiotic divisions within oocyte's cytoplasm. Biol Reprod. 1998; 58: 248-54.
19) Ogura A, Wakayama T, Suzuki O, et al. Chromosomes of mouse primary spermatocytes undergo meiotic divisions after incorporation into homologous immature oocytes. Zygote. 1997; 5: 177-82.
20) Kimura Y, Tateno H, Handel MA, et al. Factors affecting meiotic and developmental competence of primary spermatocyte nuclei injected into mouse oocytes. Biol Reprod. 1998; 59: 871-7.

【栁田　薫】

【1】ART の基本

# 4

# High-resolution time-lapse cinematography によるヒト胚発生の形態学的連続観察

　近年，生殖補助医療 assisted reproductive technology（ART）の発展に伴い，ヒト卵子の受精およびその後の胚発生過程の観察が可能になり，これまで知られていなかった様々な生理学的現象が次々と明らかになってきた．しかし，体外培養においては，胚に対するストレス軽減の観点から観察回数や時間は限られており，得られる静止画像からの情報のみでの詳細な胚発生の解析・評価には自ずと限界がある．そこで，我々は新たな試みとして，ヒト卵子の受精から着床前の胚盤胞期に至る発生過程を非侵襲的かつ経時的に連続観察するための体外培養装置を独自に構築し，その映像の動的解析 High-resolution time-lapse cinematography（hR-TLC）を行ってきた[1-6]．本項では，体外受精（c-IVF）あるいは顕微授精（ICSI）により得られた胚の解析結果のうち，いくつかの新たな知見について述べる．

## A 対象と方法

　当院において，c-IVF あるいは ICSI 実施予定の患者で，hR-TLC のための連続観察に同意が得られ，かつ，複数個の成熟卵子が得られた患者の卵子1個を無作為に選択し，hR-TLC（図 1-27）に供した．

　まず，hR-TLC のための体外培養装置の概要を述べる．純アクリル製専用大型チャンバーで覆った倒立顕微鏡（IX-71，Olympus）ステージ上に，独自に開発した卵子培養用の専用小型チャンバーを設置した．小型チャンバーの

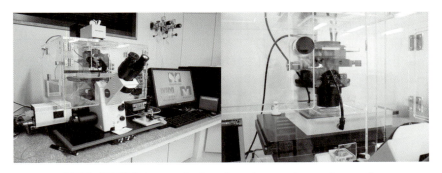

●図1-27●High-resolution time-lapse cinematography

周囲を水槽で囲い,卵子培養用のGlass Bottom Dish（35 mm,松波硝子）にmicro-drop（10 μl, fertilization medium, COOK, Australia）を作製し,ミネラルオイル（2 ml, SAGE, USA）で被覆した後,チャンバー中央に静置した.micro-dropが一定の培養条件（温度37.0±0.2℃,pH 7.37±0.05）となるよう温度調整および$CO_2$流量を調整した.温度調整には,大型チャンバー内の加温器およびステージ上の加温プレートを用い,pH調整は,水槽内で加温加湿した$CO_2$流量によった.

c-IVF卵子では,媒精後1時間で卵丘細胞を機械的に除去した後,卵子培養用のmicro-dropに移し,透明帯に最も深く進入している精子に焦点を合わせ,観察を開始した.一方,ICSI卵子では,精子注入後直ちにmicro-dropに移し,卵細胞質内の精子頭部に焦点を合わせて観察を開始した.撮影条件としては,露光時間が50ミリ秒,撮影間隔は精子の透明帯貫通までは10秒（c-IVFのみ）,貫通後（注入後）は2分とし,約40時間撮影を行った.連続観察後,形態良好胚に発育した胚（治療目的胚）は,凍結保存し,以後の治療に用いた.

また,すでに治療が終了した患者の凍結保存中の初期胚のうち,本研究に同意の得られた初期胚（研究目的胚）は,融解後,cleavage medium内にて回復培養した後,blastocyst medium（10 μl, COOK, Australia）のmicro-drop内に移し,胚盤胞期まで連続撮影を行った.撮影間隔は1〜5分とし,約5日間培養した.なお,この一連の研究は,日本生殖補助医療標準化機関（JISART）の倫理委員会の承認を得て実施した.

## B 初期胚発生過程の連続観察結果

図 1-28 に hR-TLC により得られた c-IVF での初期胚発生過程の連続画像を示す．卵子下方にみられる精子が透明帯を貫通し，直ちに卵細胞表面に

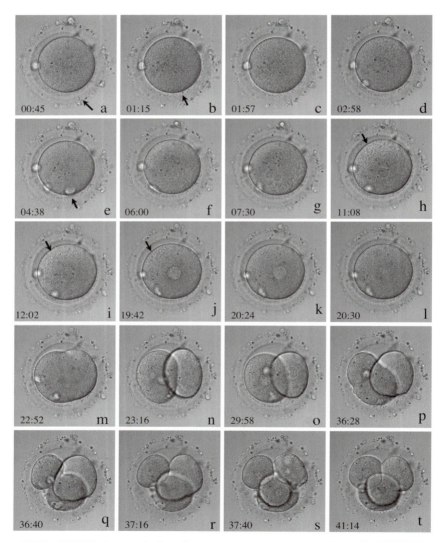

●図 1-28● High-resolution time-lapse cinematography による連続画像
時間は媒精からの経過時間．

接着した（a, b, 矢印）．やがて，精子頭部は消失し（c），第1極体付近に第2極体の放出がみられた（d）．その直後，この卵子においては，精子進入部位 sperm entry point（SEP）に一過性卵細胞質隆起 fertilization cone（FC）現象が確認された（e, 矢印）．FC 消失後 SEP より cytoplasmic flare（Flare）と呼ばれる細胞内顆粒状物質の拡散が放射状に現れ（f），雌雄前核が形成され接合した（g）．両前核が拡大明瞭化しながら卵細胞中央へ移動するとともに，卵細胞辺縁部より細胞内小器官が前核周辺へと移動を開始し，卵細胞辺縁に透明領域 translucent zone in peripheral ooplasm（Halo）が出現した（h, i, j, 矢印）．この間，両前核内には核小体前駆体 nucleolar precursor body（NPB）が認められ，活発に前核内を動き回る様子が観察された．Halo は前核とほぼ同時に消失し（k, l），間もなく第1卵割が開始した（m, n）．第1卵割後，細胞質内には核膜が形成され（o），割球は，小刻みな ruffling 現象を呈しながら，核膜消失直後に第2卵割が開始した（p）．この時，割球の分裂は同期性を持たず，まず片方の割球が先に分裂し（q），続いてもう一方が分裂した（r, s）．卵割後，それぞれの割球内に再び核膜が形成された（t）．

## C 初期胚発生の時間経過

c-IVF における媒精から初期胚発生までの時間経過を図1-29に示す．媒精から平均1.6時間で精子は透明帯を貫通し，2.7時間で第2極体が放出され，6.3時間で雄性前核，やや遅れて6.6時間で雌性前核がそれぞれ形成された．24.1時間で前核は消失し，26.5時間で第1卵割，36.3時間で第2卵割が起こった[2]．

また，いくつかの卵子では精子の透明帯貫通の様子が観察でき，受精現象の時間経過を確認することができた．精子の透明帯貫通の様子が観察できた卵子では，そのほとんどの精子は透明帯貫通後直ちに卵細胞表面に接着したが，ある精子は，透明帯貫通後囲卵腔内を約3分間移動した後，卵細胞表面に接着していた．いずれにおいても，精子が卵細胞表面に接着してから精子頭部が消失するまでに約40分間を要した．

## D c-IVF 卵子と ICSI 卵子の胚発生速度の比較

c-IVF 卵子と ICSI 卵子の初期胚発生過程を図1-30に示す．精子進入の

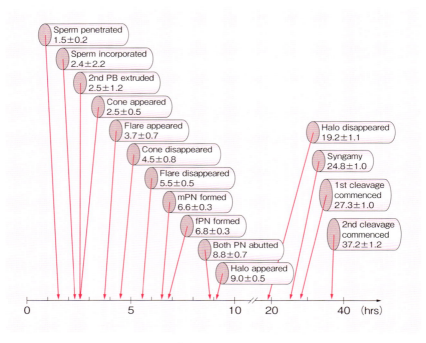

●図 1-29 ●初期胚発生過程の時間経過

過程に相違があるため，両者において共通である第2減数分裂再開の指標となる第2極体の放出を基点として，初期胚発生の時間経過を比較した．受精から初期胚発生にかけての形態学的所見や時間経過に全く差はなく，受精の方法による差違はないことがわかった．

### E 胚発生速度と胚のクオリティー

　胚発生速度と胚のクオリティーとの関連をみるため，形態良好胚 good quality embryo（GQE）と形態不良胚 poor quality embryo（PQE）における媒精あるいは精子注入後の胚発生速度を比較検討した（表1-2）．c-IVFにおいては有意な差はみられないものの，GQEがPQEに比しPN消失以降の発生速度が速い傾向にあった．しかし，ICSIにおいてはGQEとPQE間で一定の傾向はみられなかった．

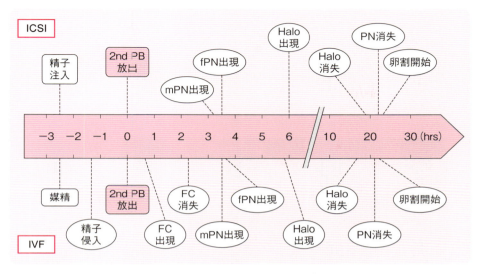

● 図1-30 ● 初期胚発生過程の比較

● 表1-2 ● 胚の形態別発生速度（hrs）

|  | c-IVF | | ICSI | |
| --- | --- | --- | --- | --- |
|  | GQE | PQE | GQE | PQE |
| 2nd PB 放出 | 2.7±0.9 | 2.8±0.8 | 1.7±0.7 | 1.7±0.8 |
| mPN 出現 | 6.1±1.5 | 6.5±1.5 | 5.0±1.1 | 5.5±1.8 |
| fPN 出現 | 6.6±1.5 | 6.6±1.6 | 5.3±1.1 | 5.4±1.8 |
| PN 消失 | 23.1±2.7 | 25.5±4.7 | 22.5±3.3 | 21.9±4.7 |
| 卵割開始 | 25.5±2.7 | 27.8±4.9 | 24.8±4.0 | 24.5±4.9 |

GQE：形態良好胚，PQE：形態不良胚　　　　　　　　　（mean±SD）

## F 細胞内小器官の動態：cytoplasmic flare（Flare）

　精子進入後に精子核の脱凝縮が開始すると，精子中心体からの微小管重合によって sperm aster が形成され，前核が移動し接合すると報告されている[7-10]．また，Payne らはヒト初期胚発生過程の連続観察により，ICSI 後卵細胞中央から放射状に広がるガラス様の細胞質の動きを発見し，cytoplasmic flare と名づけた[11]．今回，我々の hR-TLC による連続観察からも Flare

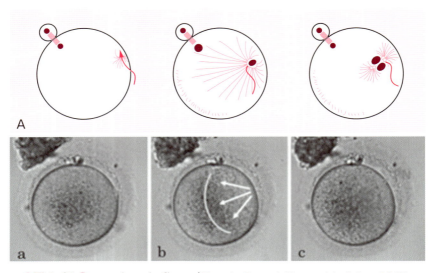

●図 1-31 ●cytoplasmic flare（Simerly C, et al. Nature Medicine. 1995; 1: 47-52 より）
精子進入後，精子核の脱凝縮が開始すると，精子中心体からの微小管重合により sperm aster が形成され，前核が移動し接合するとの報告がある（A）．FC 消失直後，SEP より放射状に細胞内顆粒状物質が拡散し，前核が移動し接合する様子が観察された（a-c）．

の出現は明瞭に確認でき，FC 消失直後に SEP より放射状に細胞内顆粒状物質が拡散する様子がみられた．この Flare は精子中心体からの微小管の伸長に付随した細胞小器官の移動ではないかと考えられ，Flare の出現はまさにこの時期に一致していた（図 1-31）．実際，Flare が出現し始めると間もなく雌雄前核が形成され，雌性前核が雄性前核方向へ引っ張られるように移動していた．すなわち，Flare は sperm aster の形成を視覚的に表している細胞内変化であると推測される．

### G 卵割様式

今回，hR-TLC により観察した卵子の中には，撮影期間中に第 2 卵割まで発育したものもみられ，卵割様式に関する新たな知見が得られた．図 1-28 の連続画像で示したように，第 2 卵割は同期性を持たず，2 細胞から 3 細胞を経て 4 細胞に到達することがわかった．3 細胞から 4 細胞へ到達するまで

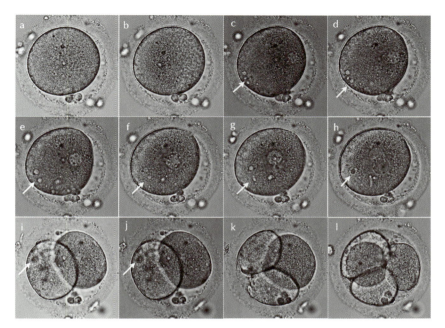

●図1-32●前核形成時期におけるVLP出現様式
第2極体が放出され（a），雌雄前核形成後（b），細胞質辺縁にVLP（白矢印）が出現した（c-e）．雌雄前核の中央への移動に伴い，VLPも徐々に拡大しながら細胞質中央方向へと移動し（f-h），消失することなく第1，第2分割後も細胞質内に存在し，割球内にはいずれも多核が認められた（i-l）．

に要した時間と胚のクオリティーに関して検討を行ったところ，GQEではPQEに比して時間は短い傾向が認められたが，有意な差はみられなかった．しかも，GQEには時間差が30分以内の胚が多くみられたが，120分以上の胚も散見された．胚の評価法として広く用いられているVeeck分類においては，割球が不均等なGrade 3の胚は形態不良とされている[12]．しかし，我々の検討結果から，第2卵割以降のそれぞれの割球の分割は同期性を持たないことが明らかとなったため，Grade 3の扱いに関しては見直すべき点も多いと考えられた．

## H 新たな形態評価基準

従来，ヒト卵子の形態評価における卵細胞質内の異常形態としてsmooth

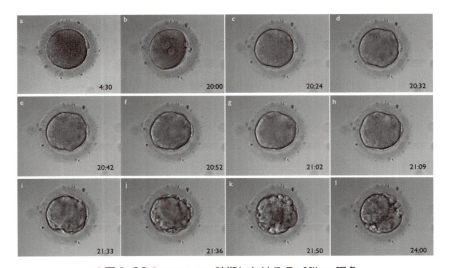

●図 1-33 ●syngamy 時期における Ruffling 現象
精子進入後（a），雌雄前核形成後（b），syngamy に至り（c），新たな細胞膜動態"Ruffling"現象が初めて確認された（d-i），この"Ruffling"現象は，第 1 分割まで継続し，最終的に形態不良胚へと発育した（j-l）．

endoplasmic reticulum cluster（sERC），cytoplasmic granularity や卵細胞質内空胞などがあげられ，胚発育との関連が報告されている．しかし，今回，我々は hR-TLC を用いた初期胚発生過程の解析から，未受精卵子に存在する空胞とは出現様式の異なる前核形成時期の空胞様所見（vacuole-like phenomenon：VLP）を新たに確認した（図 1-32）．VLP の挙動は，多核割球出現と密接な関連があることを確認した．

また，hR-TLC を用いた初期胚発生過程の解析により，syngamy から第 1 卵割開始の期間に生じる新たな細胞膜動態"さざなみ様現象"（"Ruffling"現象と命名）が確認され，本現象と第 1 分割以降の形態劣化に関連が認められ，本現象が初期胚発生に negative impact を与えていることが明らかとなった（図 1-33）．

## 胚盤胞期における評価
（胚盤胞の発生から hatching 過程について）

研究目的胚を用いて，4 細胞期以降の分割期胚から胚盤胞までの hR-TLC

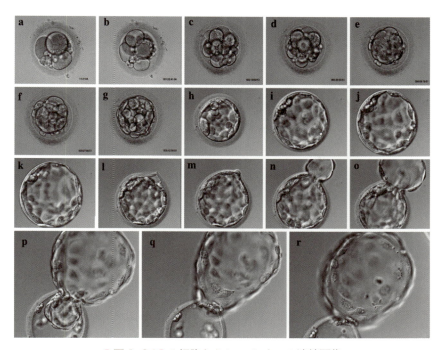

●図 1-34●4 細胞から hatch までの連続画像
4 細胞期から 8 細胞期, そして 16 細胞期へと分割して行く (a-d). その後, コンパクション (compaction) 現象が観察され, 桑実胚へ至り (e), 胞胚腔が形成され (f-g), 胚盤胞期へと発生した (h). そして, 胞胚腔の拡張と虚脱 (collapse) を反復し, 拡張期胚盤胞に至った (i-k). 最終的に, 胞胚腔の大きな虚脱と共に透明帯が破裂し (l, m), 破裂孔より孵化 (hatch) した (n-r).

観察を行った (図 1-34). 分割過程において, 割球間の接着が強まり, コンパクション (compaction) 現象が観察され, 桑実胚へと至った. その後, 胞胚腔の形成を経て胚盤胞期へと発生した. そして, 胞胚腔の拡張と虚脱 (collapse) を反復し, 拡張期胚盤胞へと至り, 最終的に, 胞胚腔の大きな虚脱と共に透明帯に亀裂が生じ, hatch (孵化) した.

## J 考察

High-resolution time-lapse cinematography による解析結果から, 胚発生は厳密にプログラムされた time course に従って進行しており, 卵子の細胞質内小器官は経時的に様々な動態をみせることが明らかになった. また, こ

れまでに確認されていた NPB，FC，Flare，Halo に加え，初めてヒトで前核形成時期に出現する VLP や syngamy から第 1 卵割までの期間に生じる細胞膜動態として，Ruffling 現象が確認されたことはきわめて興味深く，その生理学的な意義の解明にも本法が有用であると考えられた．

　今後，さらに，本研究を進め，初期胚における様々な形態学的所見とその後の胚のクオリティーとの関連性を明らかにすることで，より精度の高い胚評価法を確立し，高い妊娠率を維持しながら健常な単胎児を得るという ART における究極の目標達成に寄与していきたいと考えている．

■文献
1) Adachi Y, Takeshita C, Wakatsuki Y, et al. Analysis of physiological process in early stage of human embryos after ICSI using time-lapse cinematography. J Mamm Ova Res. 2005; 22: 64-70.
2) Mio Y. Morphological analysis of human embryonic development using time-lapse cinematography. J Mamm Ova Res. 2006; 23: 27-35.
3) Mio Y, Maeda K. Time-lapse cinematography of dynamic changes occurring during in vitro development of human embryos. Am J Obstet Gynecol. 2008; 199: 660e1-5.
4) Mio Y, Maeda K. The beginning of human life under time-laps cinematography. Period Biol. 2009; 111: 324-7.
5) Mio Y, Iwata K, Yumoto K, et al. Human embryonic behavior observed with time-lapse cinematography. J Health Med Informat. 2014; 5: 143.
6) Iwata K, Yumoto K, Yamauchi J, et al. Dynamic morphology of the human ooplasm and subsequent embryonic development analyzed by time-lapse cinematography. J Mamm Ova Res. 2015; 32: 143-8.
7) Schatten G. The centrosome and its mode of inheritance: the reduction of the centrosome during gametogenesis and its restoration during fertilization. Dev Biol. 1994; 165: 299-335.
8) Simerly C, Wu GJ, Zoran S, et al. The paternal inheritance of centrosome, the cell's microtubule organizing center, in human, and the implications for infertility. Nat Med. 1995; 1: 47-52.
9) Terada Y, Hewitson L, Schatten G, et al. Sperm aster formation and pronuclear decondensation during rabbit fertilization and development of a functional assay for human sperm. Biol Reprod. 2000; 62: 557-63.
10) Van Blerkom J, Davis P, Sinclair J, et al. Nuclear and cytoplasmic dynamics of sperm penetration, pronuclear formation and microtubule

organization during fertilization and early preimplantation development in the human. Hum Reprod. 1995; 1: 429-61.
11) Payne D, Flaherty SP, Matthews CD, et al. Preliminary observations on polar body extrusion and pronuclear formation in human oocytes using time-lapse video cinematography. Hum Reprod. 1997; 12: 532-41.
12) Veeck L. An atlas of human gametes and conceptuses. New York: Parthenon Publishing Group; 1999.

【湯本啓太郎・見尾保幸】

【1】ART の基本

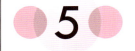

# 胚の呼吸能の測定

　ミトコンドリアは酸化的リン酸化反応（呼吸）により酸素を消費し，細胞活動に必要なエネルギー（ATP）を産生している．ミトコンドリアによる呼吸（酸素消費）は，細胞の代謝活性能解析や受精卵（胚）のクオリティー評価の有力な指標となる．精度の高い細胞呼吸測定は，新しい胚のクオリティー評価法の開発のためにきわめて重要な技術となる．これまでに，蛍光発色法や各種酸素センサーを用いた胚の呼吸能測定法が研究されてきたが，測定感度や侵襲性などの面で課題があった．本項では，現在，最も高感度で非侵襲的に単一胚の呼吸量を測定できる電気化学呼吸測定技術と，この技術を基盤に開発した「受精卵呼吸測定装置」を解説する．さらに，呼吸測定による胚クオリティー評価法の有用性と臨床応用の可能性について述べる．

## A 電気化学的計測法と受精卵呼吸測定装置

　電気化学的計測法は，プローブ電極による酸化還元反応を利用し，局所領域における生物反応を電気化学的に高精度で検出する技術である．例えば，酸素の還元電位を検出するマイクロ電極をプローブとする走査型電気化学顕微鏡 scanning electrochemical microscopy（SECM）を用いることで，細胞や胚の酸素消費量を無侵襲的に測定することができる（図1-35）．筆者らは，電気化学計測の中心技術である SECM をベースに，受精卵の呼吸量測定に特化した「受精卵呼吸測定装置」の開発に成功している[1]．この測定システ

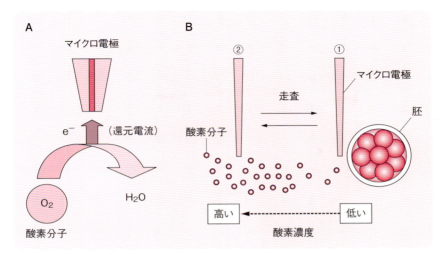

●図 1-35● 電気化学的呼吸測定法の原理
A: マイクロ電極は酸素の還元電流を検出する．B: 走査型電気化学顕微鏡による呼吸測定法．呼吸により胚近傍の溶存酸素が減少し，近傍（①走査の始点）と沖合（②走査の終点）の間に溶存酸素の濃度勾配が生じる．その酸素濃度差（ΔC）から胚の呼吸量を算出する．

ムは，倒立型顕微鏡（図 1-36 ①），マイクロ電極の走査を制御するコントローラーを内蔵したポテンショスタット（図 1-36 ②），専用の呼吸量解析ソフトを内蔵したノート型コンピューター（図 1-36 ③）により構成されている．倒立型顕微鏡のステージ上には，保温プレート，マイクロ電極を 1 ミクロンレベルで走査できるゴニオモーターが設置されており，必要に応じて気相条件の制御ができる測定用チャンバーの設置が可能である．測定装置の開発と並行して計測の精度と操作性の向上を目的に，マイクロ電極作製技術の改良，専用の多検体測定プレートおよび測定液を開発している．一般に，SECM は金属の腐食部位を検出する測定装置として用いられているため，通常は先端径 10〜20 μm のマイクロ電極プローブが使用されている．しかし，酸素消費量が非常に低い単一の細胞や受精卵の呼吸量測定には，より高感度のマイクロ電極が必要である．マイクロ電極の感度は，電極の先端径に反比例する（先端径が小さくなるほど高感度）．「受精卵呼吸測定装置」では，白金電極を先端径 2〜5 μm にエッチング加工し，それをガラスキャピラリーの先端部に封

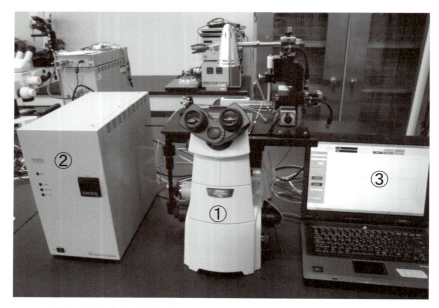

●図 1-36● 走査型電気化学顕微鏡を改良した「受精卵呼吸測定装置」
①倒立型顕微鏡，②ポテンショスタット，③ノート型コンピューター（呼吸能解析ソフトを内蔵）．

止したディスク型マイクロ電極（図 1-37A）を使用している．

### B 胚の呼吸量測定

「受精卵呼吸測定装置」を用いた呼吸量測定には，専用の多検体測定プレートと測定液を用いる．多検体測定プレートは測定操作の簡易化を目的に開発され，プレートの底面には逆円錐形のマイクロウェル 6 穴が施されている（図 1-37B）．マイクロ電極が検出する微弱な電流は，溶液の成分によって値が変動する．また測定液は，胚の呼吸活性やマイクロ電極の感度に影響を与えないものでなければならない．したがって，呼吸測定には胚および細胞用培養液をベースに調製した専用の測定液を用いる．一部の市販培養液では，測定中にマイクロ電極の電流値が著しく低下し測定が困難となる．個々の胚をマイクロウェル内に導入した後，ウェルの底部中心に静置する（図 1-37C）．透明帯を含めた胚のサイズ（半径）を解析ソフトに入力した後，マイクロ電極を胚の透明帯直近に手動で移動する（図 1-37D）．半径の値は呼吸量の計算

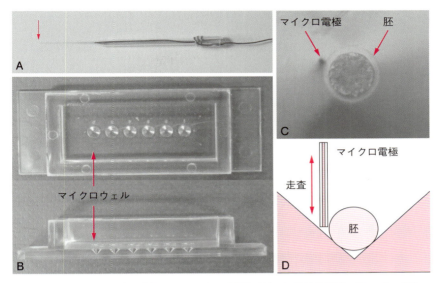

●図1-37●胚の呼吸測定用のマイクロ電極（A）と多検体測定プレート（B）
A：ディスク型白金マイクロ電極．先端部が直径2〜5μmにエッチング加工された白金電極がガラスキャピラリーに封止されている．
B：多検体プレート底面には逆円錐形のマイクロウェルが6穴施されている．
C：マイクロウェル底部に静置したウシ胚．
D：マイクロ電極は胚近傍を鉛直方向に走査することで，胚の酸素消費量を測定する．

値に影響することから，正確なサイズを測定する必要がある．マイクロ電極は，酸素が還元可能な−0.6 V vs Ag/AgClに電位を保持した後，移動速度31 μm/sec，走査距離160 μmの条件に設定し，コンピューター制御により透明帯近傍を鉛直方向に自動的に走査する（図1-37D）．通常，1回の呼吸量測定ではマイクロ電極を3回走査するが，これに要する時間は約30秒であり，従来法と比べるときわめて短時間で呼吸量の測定ができる．マイクロ電極走査後，胚の酸素消費量は球面拡散理論式[2]に基づき開発した解析ソフトを用いて算出する．図1-38に，呼吸解析ソフトの測定画面を示す．波形の始点（マイクロ電極が胚に最も接近している）と終点（マイクロ電極が胚から最も離れている）の電流値の差（ΔC）から呼吸量を算出する．このΔCが大きいほど，胚の呼吸活性値は大きくなる．

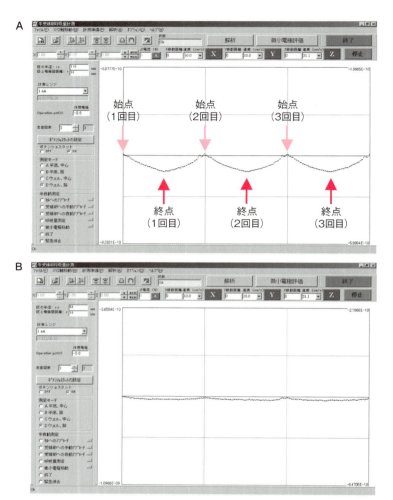

●図1-38●呼吸解析ソフトの画面
A：呼吸活性能の高い胚．マイクロ電極の走査の始点と終点の電流値の差（ΔC）から胚の酸素消費量（呼吸）を算出する．
B：呼吸活性能の低い胚．

### C 胚発生過程における呼吸量変化

　これまでに「受精卵呼吸測定装置」を用いて，ウシ，ブタ，マウスの単一胚の呼吸量測定を試みている．図1-39に，ウシ胚の呼吸測定値を示す．ウ

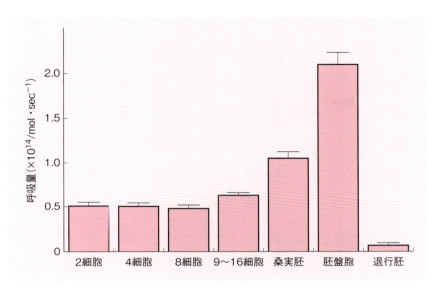

●図 1-39● ウシ体外受精胚の発生過程における呼吸量変化
桑実胚から胚盤胞期にかけて呼吸量が増加する．退行胚ではほとんど呼吸量は検出されない．

シ体外受精胚を 2〜8 細胞，桑実胚，胚盤胞の発生ステージに分類し，呼吸量を測定した．8 細胞期までの発生初期では，呼吸量は $0.5 \times 10^{14}/\mathrm{mol} \cdot \mathrm{sec}^{-1}$ 前後と低く，桑実胚において有意に増加する（$1.0 \times 10^{14}/\mathrm{mol} \cdot \mathrm{sec}^{-1}$）．発生が進み細胞数が増加した胚盤胞では呼吸量は最大になった（$1.9 \times 10^{14}/\mathrm{mol} \cdot \mathrm{sec}^{-1}$）．

　細胞の酸素消費は，主にミトコンドリアが行っている．ミトコンドリアは，胚発生過程において機能成熟に伴い顕著な形態変化を示す．そこで，呼吸測定の有効性を検証するために，ミトコンドリアの微細構造変化と呼吸量との関係を調べた．図 1-40 にウシ胚の発生過程におけるミトコンドリアの微細構造変化を示す．桑実胚から胚盤胞にかけてミトコンドリアの顕著な発達（クリステの拡張）が認められる．このように，ミトコンドリアの発達と呼吸量の増加が一致したことから，「受精卵呼吸測定装置」はミトコンドリアの呼吸を高精度で計測できることがわかる．

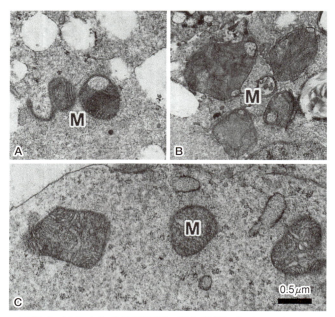

●図 1-40● ウシ体外受精胚の発生過程におけるミトコンドリアの微細形態変化
A: 8細胞期胚, B: 桑実胚, C: 胚盤胞. M: ミトコンドリア

## D 呼吸活性を指標にした胚のクオリティー評価

　体外受精・胚移植 in vitro fertilization and embryo transfer（IVF-ET）は,最も有効な不妊治療法の1つである．一般に IVF-ET では, IVF によって得られた複数の胚の中から移植する胚を選択する．胚移植前に最も質的に良好な胚を選択することは，妊娠率の向上，多胎妊娠の回避，流産率の低下のために有効である．現在，胚のクオリティー評価は形態観察による方法が一般的である．形態的評価法は，簡単，迅速で無侵襲的な方法であることから，現状では最も有効な胚のクオリティー評価法であるといえる．しかし，評価の基準となる形態的特徴は定量性に欠けるため，判定結果が観察者の主観に左右される可能性がある．筆者は，形態的に良好で正常に発生した胚ではミトコンドリアはよく発達しているが，形態不良胚や発生停止胚ではミトコンドリアの多くは退行していることを明らかにしている[3]．これは，胚のクオ

リティーとミトコンドリアが密接な関係にあることを示唆している．

これまでに，「受精卵呼吸測定装置」を用いて数多くのウシ胚の呼吸量を測定した結果，胚のクオリティーとミトコンドリアの呼吸機能の関係について興味深い知見が得られている．桑実胚期において高い呼吸活性を有する胚は，呼吸測定後に追加培養を行うと高い確率でクオリティー良好な胚盤胞へと発生し，また，凍結時に呼吸量の大きい胚盤胞は融解した後の生存率が良好である[4,5]．さらに，呼吸測定後の胚を借腹牛に移植し胚の呼吸活性と受胎率の関係を調べた結果，移植前の呼吸量が基準値以上（胚盤胞で$1.0×10^{14}$/mol・sec$^{-1}$，初期胚盤胞で$0.8×10^{14}$/mol・sec$^{-1}$，桑実胚で$0.5×10^{14}$/mol・sec$^{-1}$）の胚を移植した場合，60％以上の高い妊娠率が得られている[3]．一方，呼吸量が基準値以下の胚は，ほとんど受胎しないことが確認されている．これらの研究から筆者らは，ミトコンドリアによる呼吸（酸素消費）は，胚のクオリティー評価の有力な指標になると考えている．

## E 呼吸測定装置の臨床応用

最後に，「受精卵呼吸測定装置」のヒト不妊治療における臨床応用の可能性を考えてみる．「受精卵呼吸測定装置」は，短時間で非侵襲的に胚の呼吸量を測定できることから，臨床応用可能な計測機器としての条件は備えている．不妊治療での臨床応用には，呼吸測定によるヒト胚クオリティー評価の有効性と安全性の検証が不可欠である．すでに，試験的臨床研究として，ヒト余剰胚の呼吸量測定を試みている．表1-3に，ヒト胚の発生過程における呼吸量変化を示す．ヒト胚では発生に伴いミトコンドリアが発達し，呼吸量が顕著に増加する（図1-41）．また，受精後3日目に比較的高い呼吸活性（$0.26$〜$0.56×10^{14}$/mol・sec$^{-1}$）を有する胚は，$0.26×10^{14}$/mol・sec$^{-1}$未満または$0.56×10^{14}$/mol・sec$^{-1}$を上回る呼吸活性を示す胚と比べて有意に高い確率で胚盤

●表1-3●ヒト胚（余剰胚）の発生過程における酸素消費量（呼吸量）変化

| 発生ステージ | 胚数 | 酸素消費量（$F×10^{14}$/mol・sec$^{-1}$） |
|---|---|---|
| 2〜8細胞 | 18 | $0.51±0.05$ |
| 桑実胚 | 5 | $0.61±0.11$ |
| 初期胚盤胞 | 13 | $0.72±0.06$ |
| 胚盤胞〜孵化胚盤胞 | 5 | $1.05±0.02$ |

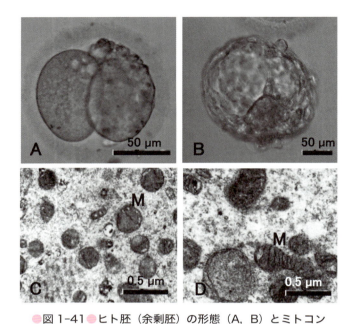

●図 1-41● ヒト胚（余剰胚）の形態（A, B）とミトコンドリアの微細形態（C, D）
A, C: 2 細胞期胚, B, D: 孵化胚盤胞, M: ミトコンドリア.
ミトコンドリアの発達と呼吸量の増加は一致する.

胞へ発生する[4]. この結果は，ヒト胚においても呼吸活性を指標とする胚クオリティー評価が有効であることを示唆している. さらに，ウシやマウスの胚を用いた動物実験において，呼吸測定操作による胚への侵襲性の有無や，測定した胚を移植し誕生した産児における正常性を解析している. これまでの結果から，産子における染色体異常や奇形率増加などの臨床応用へ向けて障害となる事例は確認されていない. 今後，多くの動物実験とヒト余剰胚を用いた前臨床研究を実施し，装置および測定技術の有効性と安全性を詳細に検証する. さらに，基礎研究の成果を踏まえ，所定の倫理承認を得た後，不妊治療での臨床応用を目的に呼吸測定胚の移植を計画している.

## むすび

今後，不妊治療技術の高度化により，不妊治療の対象となる患者が増加すると考えられる. また，晩婚化による高年齢患者の増加に伴い，移植の対象

となる胚や採取された卵子のクオリティー評価がこれまで以上に重要になってくる．このため，より精度の高い胚クオリティー評価技術の開発が求められる．本項で解説した電気化学測定技術を基盤とする「受精卵呼吸測定装置」は，高精度で胚の呼吸代謝活性を測定できることから，新しい胚のクオリティー評価の確立に不可欠の技術である．この技術を応用した胚のクオリティー評価システムは，現在広く普及している形態的評価法と併用することで，より厳密な胚クオリティー診断を可能にすると考えられる．工学と生命科学の異分野融合研究によって生み出された革新的な細胞呼吸計測技術が，生殖医療の発展に大きく貢献することを期待している．

■文献
1) Abe H, Shiku H, Aoyagi S, et al. In vitro culture and evaluation of embryos for production of high quality bovine embryos. J Mamm Ova Res. 2004; 21: 22-30.
2) Shiku H, Shiraishi T, Ohya H, et al. Oxygen consumption of single bovine embryos probed with scanning electrochemical microscopy. Anal Chem. 2001; 73: 3751-8.
3) Abe H, Matsuzaki S, Hoshi H. Ultrastructural differences in bovine morulae classiifed as high and low qualities by morphological evaluation. Theriogenology. 2002; 57: 1273-83.
4) Abe H. A non-invasive and sensitive method for measuring cellular respiration with a scanning electrochemical microscopy to evaluate embryo quality. J Mamm Ova Res. 2007; 24: 70-8.
5) Shiku H, Torisawa Y, Takagi A, et al. Metabolic and enzymatic activities of individual cells, spheroids and embryos as a function of the sample size. Sens Actuat B. 2005; 108: 597-602.

【阿部宏之】

【1】ART の基本

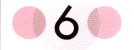

# 卵巣予備能の評価

　ART の成績に影響を及ぼす大きな6つの柱には，ART 実施前検査，卵巣予備能を評価した適切な卵巣刺激，採卵，laboratory work，胚の選別と胚移植，黄体補充がある．この6つの柱のどれが欠けても良好な妊娠率を得ることはできない．不妊症の治療を実施する前に卵巣予備能（卵巣の予備能力，卵巣年齢）を評価することは，ART によって，どれぐらいの成績をあげられるかを患者にインフォームドコンセントをすることが可能になり，かつそれぞれの患者に合った卵巣刺激を個別化できるという点で，非常に重要である．また，卵巣予備能を評価した適切な卵巣刺激は ART 1 周期目から採卵のキャンセル率や OHSS（卵巣過剰刺激症候群）の発生頻度が低くなり，かつ良好な着床率が得られるため，良質な卵を得るために非常に重要な部分を占める．本項では，卵巣予備能について述べる．

## A 年齢

　女性の年齢が上がるに従って，当然卵巣予備能も低下してくる．Roset ら[1]は，図 1-42 のように年齢別の IVF の成績を比較した結果，採卵当たりの臨床妊娠率は，30 歳未満では 26.4％，30〜34 歳では 22.5％，35〜39 歳では 23.5％，40 歳以上では 16.1％と報告している．また着床率は，30 歳未満では 17.0％，30〜34 歳では 14.2％，35〜39 歳では 12.7％，40 歳以上では 9.2％と報告している．女性の年齢が高くなるにつれて，妊娠率，着床率とも低下する．

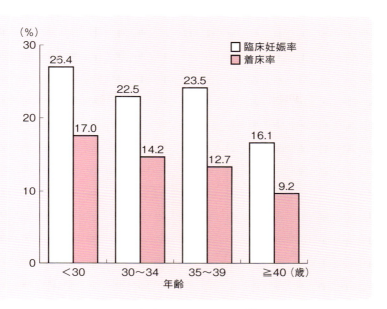

●図1-42● 年齢別のARTの成績[1]

しかし,女性の年齢と卵巣年齢(卵巣の予備能力)がいつも同じわけではない. Rosetらは,15 mm以上の卵胞が3個より多くできる症例に限定すると,採卵あたりの妊娠率は,40歳未満では24.8%,40歳以上でも19.6%と報告している. poor responderでなければ,40歳以上の高齢者でも良好な妊娠率が得られる可能性がある.

我々の施設のデータでも,図1-43のように女性の年齢が上昇するのに従って,採卵数,胚移植当たりの臨床妊娠率(FHM:胎児心臓拍動),着床率とも低下した. また,図1-44は女性の年齢が40歳以上のARTの成績をまとめたものであるが,40〜41歳では比較的妊娠の可能性があるが,46〜47歳では臨床妊娠率が0%という厳しい成績であった.

## B FSH

FSHは,下垂体前葉から分泌されている卵胞刺激ホルモンであるが,閉経の5〜6年前,無排卵,不規則な月経周期の症例では上昇する. FSHの値が

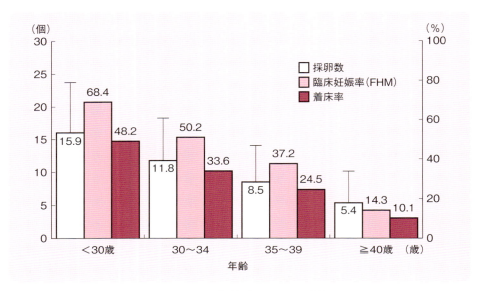

●図1-43●年齢別のARTの成績

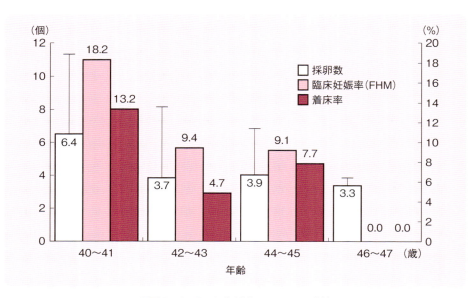

●図1-44●40歳以上のARTの成績

【1】ARTの基本

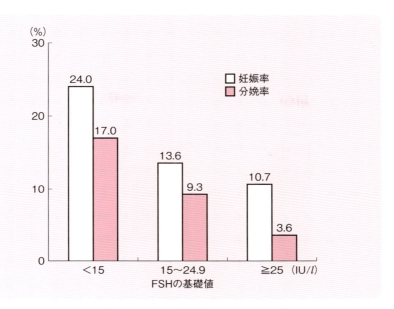

● 図 1-45 ● FSH の基礎値別の ART の成績[2]

上がるということは,卵巣予備能が落ちているということを意味する.Scott ら[2]は図 1-45 のように,妊娠率は,月経 3 日目の FSH 値が 15 IU/$l$ 未満では 24.0%,15 IU/$l$ から 24.9 IU/$l$ では 13.6%,25 IU/$l$ 以上では 10.7%,分娩率は,月経 3 日目の FSH 値が 15 IU/$l$ 未満では 17.0%,15 IU/$l$ から 24.9 IU/$l$ では 9.3%,25 IU/$l$ 以上では 3.6% と報告している.月経 3 日目の FSH 値(FSH の基礎値)が上昇すると,妊娠率,分娩率とも低くなる.また,FSH 値は周期によってばらつきがあるが,Scott ら[3]は,FSH の基礎値が 15 IU/$l$ 未満の症例では,周期ごとのばらつきが 2.6±0.2 IU/$l$ と小さかったのに対して,15 IU/$l$ 以上と上昇している症例では,周期ごとのばらつきが 7.4±0.9 IU/$l$ と大きかったと報告している.卵巣予備能が低下している症例ほど,周期ごとの FSH の基礎値にばらつきが多い.

　我々の施設のデータでも,図 1-46 のように血清 FSH が 12.0 IU/$l$ より高くなると採卵数,胚移植当たりの臨床妊娠率(FHM),着床率とも有意に低下した.

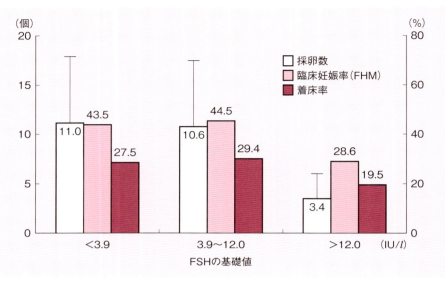

●図 1-46●FSH の基礎値別の ART の成績

## C  $E_2$

　月経周期が短い（低温相が短い）卵巣の機能が落ちている症例の月経 1〜3 日目の卵巣を超音波でみると，通常よりも大きい 10 mm ぐらいの卵胞がみえることがある．これは FSH の基礎値が高くなっている影響で卵胞の発育が月経前から始まっているためである．Smotrich ら[4]は卵巣刺激を行う前に月経 3 日目の $E_2$ を測定して，その結果によって IVF の成績がどのようになるかを検討した．採卵のキャンセル率は，月経 3 日目の $E_2$ が 80 pg/m$l$ 未満では 0.4％であったのに対して，80 pg/m$l$ 以上群では 18.5％．一方，周期当りの臨床妊娠率は，80 pg/m$l$ 未満では 37.0％であったのに対して，80 pg/m$l$ 以上群では 14.8％であった．月経 3 日目の $E_2$ が高いと，採卵のキャンセル率が高くなり，臨床妊娠率は低くなる．

　我々の施設のデータでは月経 1〜3 日目の $E_2$ が上昇すると胚移植当たりの臨床妊娠率（FHM）と着床率が低下した．特に $E_2$ が 200 pg/m$l$ 以上になると胎児の心拍が確認できたものは 1 例もなかった（図 1-47）．

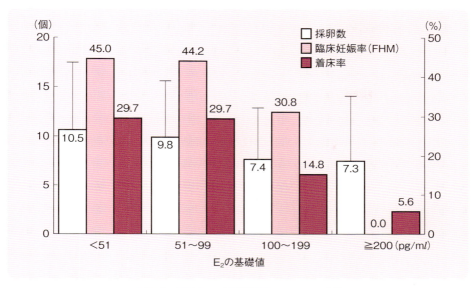

●図 1-47● E$_2$ の基礎値別の ART の成績

## D 卵巣容積

　男性では，精巣の大きさイコール精子を作る力と言われているが，女性でも卵巣容積 ovarian volume が卵巣予備能と関連が深いと言われている．また，ovarian volume は経腟超音波検査によって，簡単に下の式のように測定することができる．

$$\text{ovarian volume} (\text{cm}^3) = \pi \times \frac{\text{length} \times \text{width} \times \text{depth}}{6}$$

　Syrop ら[5]は，周期当たりの臨床妊娠率は，卵巣容積の合計が 8.6 cm$^3$ 未満では 31％，8.6〜22.2 cm$^3$ では 34％，22.2 cm$^3$ より大では 50％，採卵のキャンセル率は，卵巣容積の合計が 8.6 cm$^3$ 未満では 21％，8.6〜22.2 cm$^3$ では 13％，22 cm$^3$ より大では 4％と報告している．卵巣容積が大きいほど，妊娠率が高く，キャンセル率が低くなる．

## E 胞状卵胞数

　原始卵胞，一次卵胞，二次卵胞，前胞状卵胞，胞状卵胞，排卵前卵胞となって，排卵が起こるが，卵胞腔が形成されたもののことを胞状卵胞　antral follicleと呼ぶ．卵巣刺激を実施する前に，月経1～3日目の胞状卵胞数を調べることは，非常に簡単な方法である．Ngら[6]は，胞状卵胞数は，月経3日目のFSH値や女性の年齢よりも採卵数と深い相関があり，胞状卵胞数と採卵数との正の相関を報告している．また，胞状卵胞数が3個以下，4～10個，11個以上の3群に分けて検討したところ，採卵のキャンセル率は3個以下で68.8％，4～10個で5.3％，11個以上で0％であった．一方妊娠率は，3個以下で0％，4～10個で23.7％，11個以上で36.8％であった．胞状卵胞が多ければ，採卵のキャンセル率は低くなり，妊娠率は高くなる．

　我々は，卵巣刺激を行う前周期の月経1～3日目と卵巣刺激を開始する直前に胞状卵胞数を調べる．その胞状卵胞数を基に排卵誘発剤の量を決定している．排卵誘発剤を使用する直前に，その周期の卵巣の反応性を予想する方法として，胞状卵胞数が最も有効な方法である．

　図1-48に我々の施設の卵巣刺激直前の胞状卵胞数別の体外受精・顕微授精の成績を示した．胞状卵胞数が少ないと採卵数，胚移植当たりの臨床妊娠率（FHM），着床率が低かった．これらのデータをもとに我々は，女性の年齢のみでなく胞状卵胞数によって，アンタゴニスト法，ロング法，クロミフェン-hMG法，フェマーラ-hMG法などを使い分けている．

## F 喫煙

　喫煙は，男女共に生殖能力を落とすと言われている．El-Nemrら[7]は，108人のnon-smokerと65人のsmokerを比較した結果，36歳未満の女性では，non-smokerと比較してsmokerでは，血清FSHの基礎値が高かったと報告している．またART実施時に使用したhMGのアンプル数は，non-smokerでは38.9±13.6本であったが，smokerでは48.0±15.6本であった．また採卵数は，non-smokerでは11.6±6.3個であったが，smokerでは6.2±3.4個であった．喫煙は卵巣予備能を低下させるため，積極的に禁煙を勧めている．

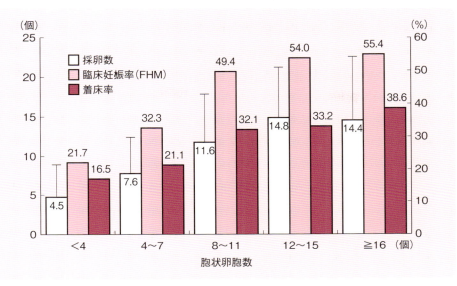

●図1-48● 胞状卵胞数別のARTの成績

## G AMH

　AMH[8]とは，抗ミューラー管ホルモンと呼ばれるホルモンで，卵巣内にある前胞状卵胞や胞状卵胞の顆粒膜細胞から分泌されているホルモンである．月経周期や薬剤による値の変動は少ない．AMHの値が低いということは，卵巣の予備能力が低下していることを意味する．AMHは月経時の胞状卵胞数と同様に，FSHや年齢よりも，より鋭敏に卵巣の予備能力を評価することができ，ARTにおける成績やOHSSの発生を予測することができる．また，ARTを実施する症例のみでなく，一般不妊治療を行っている患者にも，卵巣の予備能力を事前に知っておく点で重要である．しかし，AMH値が低くても数多く採卵できる症例もあるため，我々は最も鋭敏にその周期を反映しているマーカーは胞状卵胞数だと考えている．

## H 卵巣予備能を評価した適切な卵巣刺激法

卵巣予備能をもとに,卵巣手術の既往,過去の卵巣刺激に対する反応,PCOS(多囊胞性卵巣症候群 polycystic ovary syndrome)かどうか,視床下部性または下垂体性の排卵障害かどうか,ART の経験がある場合には,卵のクオリティ,MⅡ(成熟卵)率,受精率,分割率,胚のグレード,胚盤胞到達率なども加味して,卵巣刺激法を選択する必要がある.また,過去の卵巣刺激に対する反応性を考慮しながら,胞状卵胞数をもとに卵巣刺激に使用する排卵誘発剤の量を決定する必要がある.

### むすび

ART を実施する前に卵巣予備能を評価して,症例ごとに個別に卵巣刺激法を選択することは,ART の成績向上の点で非常に重要である.常にどうしていい卵がとれないのか,またどうして妊娠しないのかを考えながら診察をする必要がある.

### ■文献

1) Roset J, Zeilmaker GH, van Heusden AM, et al. The ovarian response as a predictor for successful in vitro fertilization treatment after the age of 40 years. Fertil Steril. 1996; 66: 969-73.
2) Scott RT, Oehninger S, Toner JP, et al. Follicle-stimulating hormone levels on cycle day 3 are predictive of in vitro fertilization outcome. Fertil Steril. 1989; 51: 651-4.
3) Scott RT, Hofmann GE, Oehninger S, et al. Intercycle variability of day 3 follicle-stimulating hormone levels and its effect on stimulation quality in in vitro fertilization. Fertil Steril. 1990; 54: 297-302.
4) Smotrich DB, Levy MJ, Widra EA, et al. Prognostic value of day 3 estradiol on in vitro fertilization outcome. Fertil Steril. 1995; 64: 1136-41.
5) Syrop CH, Willhoite A, Van Voorhis BJ. Ovarian volume: a novel outcome predictor for assisted reproduction. Fertil Steril. 1995; 64: 1167-71.
6) Ng EHY, Tang OS, Ho PC. The significance of the number of antral follicles prior to stimulation in predicting ovarian responses in an IVF

programme. Hum Reprod. 2000; 15: 1937-42.
7) El-Nemr A, Al-Shawaf T, Sabatini L, et al. Effect of smoking on ovarian reserve and ovarian stimulation in in-vitro fertilization and embryo transfer. Hum Reprod. 1998; 13: 2192-8.
8) La Marca A, Sighinolfi G, Radi D, et al. Anti-Mullerian hormone (AMH) as a predictive marker in assisted reproductive technology (ART). Hum Reprod Update. 2010; 16: 113-30.

【吉田　淳】

【1】ART の基本

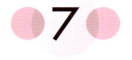

# Gn 製剤の特徴

　代表的な排卵誘発剤であるゴナドトロピン gonadotropin（Gn）製剤により複数の卵胞を効率的に発育させて目標数の成熟卵を安全に得ることが，生殖補助医療 assisted reproductive technology（ART）の飛躍的発展に大きく貢献してきた．Gn 製剤のこのような使用法を調節卵巣刺激 controlled ovarian stimulation（COS）という．ART における COS は，一般不妊治療において排卵障害の治療法として単一排卵をめざす排卵誘発 ovulation induction とは，同じ Gn 製剤を用いていても目的や方法が異なる．

　哺乳類に共通して存在するゴナドトロピン gonadotropin，すなわち性腺刺激ホルモンには，卵胞刺激ホルモン follicle stimulating hormone（follitropin：FSH），黄体化ホルモン luteinizing hormone（lutropin：LH）がある．ART においては，これらを含む各種製剤や LH と共通する作用を有するヒト絨毛性性腺刺激ホルモン（ヒト絨毛性ゴナドトロピン）human chorionic gonadotropin（hCG）[注1]を含有する HCG 製剤[注1]が広く用いられている．

　本項では，ART において自在かつ効果的に，そして安全に Gn 製剤を使用

---

注1）CG は，歴史的・生物学的視点から生物種を示す小文字の h を添えて hCG と表現されることが多い．整合性のある表現としては hFSH/hLH/hCG または FSH/LH/CG などと表現するのが正しいかもしれないが，慣例に従った．製剤としての表現としては HCG と hCG の両方が使用されているが，本項では HCG 製剤に統一した．

するためのゴナドトロピンの生物学的・基礎医学的理解を前提として，発展を続ける Gn 製剤とその使用法について理解する．

## A ゴナドトロピンの基礎

### 1 Gn 療法に関連する基礎研究の歴史

ヒトをはじめ哺乳類の生殖機能が脳下垂体により調節されていることは，1910 年の下垂体部分切除による性腺萎縮の報告[1]を端緒として 1930 年頃までに大いなる研究の進捗をみた[2]．

妊婦の尿に含まれる成分が未成熟マウスの卵胞成熟と黄体形成を誘導することが発見されたのも同じ頃とされる[2]．1931 年には最初の HCG 製剤が登場し，Pregnyl® として現在もなお市販されている．しかし，hCG というタンパクホルモンが胎盤から分泌されること[3]，合胞体栄養膜に局在すること[4]，合胞体栄養細胞に由来すること[5]が明らかになったのは製剤発売後 10〜30 年を経過してからであった．

妊馬の血清にもウマ絨毛性性腺刺激ホルモン equine chorionic gonadotropin（eCG）と呼称されるホルモンが存在し，ウマ科動物に対しては LH 様作用を有する[6]．eCG は，ウマ科以外の哺乳類に対しては過排卵刺激作用を有することが古くから知られており，妊馬血清性性腺刺激ホルモン pregnant mare serum gonadotropin（PMSG）という名称の方が有名である[7]．PMSG の産生細胞はウマ胎仔絨毛細胞であることが報告されたのは 1972 年である[8]．

大量生産が可能な PMSG 製剤と HCG 製剤の組み合わせによる過排卵刺激はマウスなどの齧歯類を用いた研究において現在も行われているが，この 2 つのホルモンを使用して未成熟マウスの発情，排卵，交尾に成功したという最初の報告は 1947 年である[9]．そして，ヒトの体外受精に初めて成功した Edwards 博士も参加したゴナドトロピンを使用した哺乳類における最初の生産が，1957 年に報告された[10]．

PMSG はヒトに対しても 1930 年代より卵胞刺激に試みられてきたが，不成功に終わった．1960 年代になるとブタ，ヒツジ，ウシなどの動物の下垂体抽出物が卵巣刺激に試用された．しかし，中和抗体が産生される結果となり，動物からの抽出物の有害性が懸念されるに至った[11]．

動物由来ゴナドトロピンのヒト卵巣刺激への有害事象が明らかになり始めると，ヒト下垂体からゴナドトロピンを精製して製剤として開発しようという動きが加速されたことは言うまでもない．しかしながら，1980年代中頃までにヒト下垂体から抽出した成長ホルモンが認知症発症や医原性クロイツフェルト・ヤコブ病による死亡と関連することが報告された．これにより，1958年にヒト下垂体より性腺刺激ホルモン human pituitary gonadotropin (hPG) が初めて抽出[12]されて以降，いったんは加速したhPGの製剤化への流れも途絶え，市場からの撤退を余儀なくされた．

## 2　ゴナドトロピンの構造と機能

各種ゴナドトロピンは，2種類の高分子ヘテロサブユニットで構成される糖タンパク質ホルモンである（図1-49）[13]．αサブユニットはヒトでは6番染色体でコードされた92のアミノ酸で構成され，FSH, LH, hCG, そして甲状腺刺激ホルモン thyroid stimulating hormone (TSH) において共通である．アスパラギンへの糖鎖付加部位が2カ所に存在し（N-結合型グリコシル化 N-linked glycosylation），糖鎖付加様式により若干異なるが分子量は約14,500となる．βサブユニットは，非共有結合でαサブユニットに結合してヘテロダイマーとなる．このように各ホルモンの機能は，βサブユニットの構造の違いにより決定づけられている．各サブユニットにはS-S結合が多数存在し，分子の安定性に寄与している．

FSHβサブユニットはヒトでは11番染色体でコードされた111のアミノ酸で構成され，N-結合型グリコシル化が2カ所で存在する．これによりFSHは，合計4カ所での糖鎖の修飾を受けて分子量は約35,500となる．N-アセチルグルコサミンやマンノースなどから構成される糖鎖は枝分かれを繰り返した後，末端でシアル酸が付加されたり付加されなかったりと，多様な修飾を受けることになる（図1-50）．これらの修飾は，粗面小胞体やゴルジ体で行われる翻訳後修飾であり，FSHを産生する細胞の機能に依存する．他のゴナドトロピン分子同様，FSHは肝臓と腎臓のアシアロ糖タンパク受容体 asialoglycoprotein receptor を介して代謝される．シアル酸が豊富であればこの受容体結合を免れやすいので，血中半減期が長くなる（図1-51）[14]．

LHβサブユニットはヒトでは19番染色体でコードされた121のアミノ酸

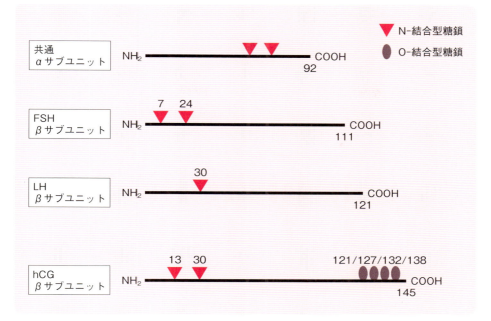

●図 1-49●ゴナドトロピン各サブユニットの構造と糖鎖結合部位

卵胞刺激ホルモン（FSH），黄体形成ホルモン（LH），ヒト絨毛性性腺刺激ホルモン（hCG）は，共通の α サブユニットと各ホルモンに固有の β サブユニットが非共有結合したヘテロダイマーである．LH と hCG は共通の受容体に作用し，それぞれの β サブユニットのアミノ酸配列は類似性が高い．ただし，hCGβ サブユニットのカルボキシル末端ペプチド（CTP）には O-結合型グルコシル化糖鎖付加部位が 4 カ所あり，hCG の LH に比べ非常に長い血中半減期に関与している．

で構成され，N-結合型グリコシル化が 1 カ所で存在する．LH の分子量は約 34,350 である．hCGβ サブユニットも 19 番染色体の LHβ サブユニットと同じ遺伝子クラスター上に存在することより，進化論的に LHβ と同一の起源と考えられる．hCGβ サブユニットは，145 のアミノ酸で構成されていて，アミノ酸配列において約 80％ の相同性が存在する．hCG の C（カルボキシル）末端には，LHβ にはない独自の 24 個のアミノ酸配列（CTP）を有する．LHβ よりも 1 カ所多い 2 カ所の N-結合型グリコシル化糖鎖付加部位とセリン残基に結合する O-結合型グリコシル化糖鎖付加部位を 4 カ所有する．これにより分子量は約 36,700 となり，約 30％ 分を糖鎖が占める．豊富な糖鎖が影

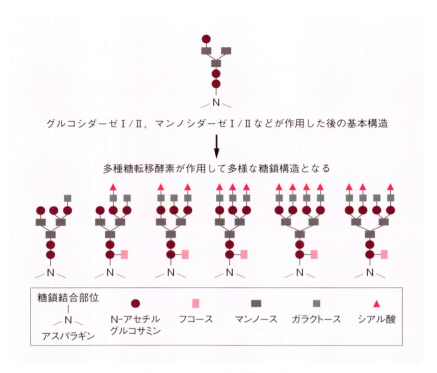

●図 1-50● N-結合型糖鎖の構造
N-結合型糖鎖の構造は翻訳後修飾であり，細胞依存性で多様性があるが基本的には 2〜4 本鎖の複合型糖鎖である．シアル酸は N-アセチルノイラミン酸などのノイラミン酸誘導体の総称である．

響して，hCG の血中半減期は 24 時間と LH の 20 分間よりも大幅に長くなっている．

　FSH 受容体・LH/hCG 受容体いずれも卵胞顆粒膜細胞に発現し，細胞膜の脂質二重層に埋もれた 7 回貫通型膜ドメイン seven-transmembrane（7TM）domain を持つ G タンパク質共役型受容体 G-protein-coupled receptor（GPCR）である[15]．

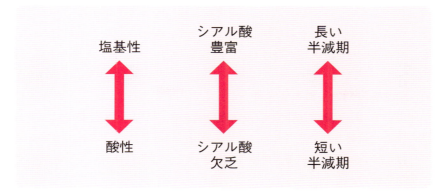

●図 1-51● FSH の多様性について

FSH ならびに FSH 製剤は，主として糖鎖構造の違いにより半減期の違いなど機能が異なってくる．（Howles CM, et al. Hum Reprod Update. 1996; 2: 172-91[14]を改変）

## B Gn 製剤開発の歴史と品質・安全性

### 1 尿由来製剤化の歴史と純度

　世界における尿由来製剤開発には約 100 年の歴史を有する[16]．米国においては HCG 製剤としては既に 1960 年代初期にプロファシー® Profasi® が米国食品医薬品局（FDA）に承認されている．HMG 製剤では 1975 年にパーゴナル® Pergonal® が初めて承認され，1994 年に承認されたヒュメゴン® Humegon® と共に長く世界的なシェアを占めた．LH 活性がごく少量の FSH 製剤として最初に承認されたのはメトロディン® Metrodin® で，ポリクローナル抗体を用いた精製により LH 活性がごく少量になっている．尿由来製剤の開発の歴史は，精製技術の改良による純度の向上である．初期におけるこれらの Gn 製剤の夾雑タンパク混入率は 95％ 超だった．初期の Gn 製剤には，夾雑タンパクによる注射部位発赤など副作用が問題となっていた．

　現在多く用いられている高純度 highly-purified（HP）-Gn 製剤の夾雑タンパク混入率は 5％ 未満である．米国では 2004 年に承認された HP-HMG としての Menopur®（国内製剤名　HMG フェリング®），米国で 1976 年に承認された HP-HCG としてのプレグニール® Pregnyl® が HP-Gn 製剤に含まれ

る．このように，Gn 製剤における高純度とは，FSH/LH 比が高いことではないので用語の使い方として注意が必要である．リコンビント製剤であっても，夾雑タンパク混入率が高ければ，高純度とはいえないのである．

## 2 尿由来製剤の品質と安全性

　尿由来 HMG/FSH 製剤は閉経後女性の尿より，尿由来 HCG 製剤は妊娠女性の尿より精製され製造される．これら尿由来 Gn 製剤に含まれる夾雑タンパクは，アレルギー反応などの副作用の原因となる他，タンパク質量あたりの生物活性に影響を与える．一方で夾雑タンパクを除去すべく精製を繰り返すことにより，製造工程における変性，数カ所の S-S 結合により形成されたヘテロダイマーとしての立体構造の一部解離により生物活性を失ってしまう可能性が存在する．また，ゴナドトロピンは多数の糖鎖を有する糖タンパクであり，糖鎖が安定性や受容体結合に大きく影響することから，尿由来 Gn 製剤は同じ規格であっても製剤ごとに由来原尿の違いや製造工程における特徴が存在し，多かれ少なかれロットによる違いが存在している可能性が指摘されている[17]．実地臨床において，このことを踏まえながら尿由来製剤を駆使していくことの重要性を認識しておく必要がある．

　尿由来製剤の安全性については，各社の自主規制に依存しているところが大きいといえる．原尿提供者は，かつては欧州における修道院で生活する閉経後女性だった．時代の変化により，原尿提供者となりうる女性が減少したことに加え，1993 年にイギリスにおいて健康な 15 歳の少女のクロイツフェルト・ヤコブ病の発症例が報告されたことが契機となり，原尿採取国で牛海綿状脳症 bovine spongiform encephalopathy（BSE）の発症例が報告されると尿由来 Gn 製剤発売が中止となる事例が出現した．理論的に BSE が尿由来 Gn 製剤を通じて伝播する可能性は皆無に近いと推定できるものの，現在国内で発売されている尿由来 Gn 製剤の原尿採取国は，わが国をはじめとした BSE 発症が報告された国を回避している．一般不妊治療における使用も含めれば，尿由来 Gn 製剤は推計数千万人の出生に寄与してきたと考えられる．このように，尿由来 Gn 製剤の輝かしい実績は長年にわたって築き上げられたものであり，安全性と経済性と供給安定性が引き続き担保されるのであれば，リコンビナント Gn 製剤に凌駕される理由は存在しないだろう．原

尿提供者についての情報，どのような検査をどれくらいの頻度で提供者に実施しているかの情報，次の項目で述べる LH 活性についての情報，リコンビナント Gn 製剤にも共通して当てはまることではあるが製造工程に関する情報など，トレイサビリティーを製薬会社が開示し信頼を高めていくことが，尿由来 Gn 製剤の地位を揺るぎないものにすると考えられる．

## 3 尿由来 HMG 製剤における LH 活性

発売開始の 1960 年代以来，HMG 製剤における LH 活性の FSH 活性に対する比率は約 1 であった．その後，過剰な LH 活性が卵巣過剰刺激症候群 ovarian hyperstimulation syndrome（OHSS）の原因と考えられた時代があり，保険適用のある一般不妊治療における排卵誘発において，OHSS 発症頻度が高い多嚢胞性卵巣症候群 polycystic ovary syndrome（PCOS）に対して HMG 製剤はわが国では禁忌となり現在も添付文書に記載されている．しかし，その後 HP-FSH 製剤やリコンビナント FSH 製剤のみでも OHSS は発症することから，LH 活性の比率が OHSS の直接の原因でないことは明白となった．ART における COS においては，目標とする成熟卵数を得るために HMG 製剤が効果的な場合もある．

わが国においては，FSH 活性に対する LH 活性比は，重要な品質特性であるが，その比率については添付文書において明確に示されていない．HMG の原薬は，日局ヒト下垂体性性腺刺激ホルモンの規格に適合するよう定められているが，LH 活性に対する規格は FSH 活性に対して 1 以下と定められているのみで，許容範囲は非常に広い．さらに通常のバイオアッセイでは LH 活性と hCG 活性を分けて測定できないという大きな問題点が存在する．閉経後女性では hCG 様物質 hCG-like substance が放出されていることが知られている他，純度を高めたために失われた LH 活性を補う目的で原薬に妊婦尿を補充することも，製剤の LH 活性の安定性維持に必要となる場合もあるだろう．製剤の LH 活性がどの程度 hCG により保たれているかについては，LH と hCG の圧倒的な半減期の違いを考えれば非常に重要な内容といえるが，HMG 製剤によってはほとんどが hCG により"LH 活性"として維持されていることが ELISA による定量結果で示されたデータも存在する[17]．HMG 製剤は卵子に対する効果だけでなく新鮮胚移植における着床も含めた優れた

作用も報告されている[18]ので，ロットによる違いも含めた詳細な情報開示が今後重要になってくるだろう．

## 4　リコンビナント製剤開発の歴史

　医薬品として使用されるホルモン製剤は，歴史的にはこれらの多くが動物の臓器から抽出して精製されていたが，効率性や安全性などの問題から遺伝子組換え技術を用いたリコンビナント製剤に移行していった．このようなゲノム創薬の流れは 1980 年代に盛んになった．たとえばインスリンでは，1982 年に FDA の認可を取得し 1983 年からヒューマリン® Humulin®として発売された．インスリンをはじめとしたリコンビナント製剤は，一般的に目的とするタンパク遺伝子のベクターを大腸菌に導入して大量発現させている．

　Gn 製剤のゲノム創薬は，大幅に遅れた．リコンビナント（r）FSH 製剤の FDA 承認は，フォリスチム® Follistim®とゴナールエフ® Gonal-F®がいずれも 1997 年であり，rHCG 製剤オビドレル® Ovidrel®は 2003 年承認である．2004 年承認の rLH 製剤 Luveris®については，わが国では未承認である．

　Gn 製剤のゲノム創薬化の大幅な遅れの原因については，既存の Gn 製剤が妊娠女性や閉経後女性の尿という動物臓器よりは安全で比較的安定した供給源だったこともあるが，最大の理由はゴナドトロピンの分子構造の特徴がリコンビナント製剤化を困難にさせていたことにある．大腸菌内でタンパク質の発現を行った場合，ゴナドトロピンのような多数のシステイン残基によるジスルフィド（S-S）結合を正確な三次構造で形成することは困難となる．また，同様に翻訳後修飾となる糖鎖修飾は，真核細胞を用いた細胞系でなければ不可能である．ゴナドトロピンのようなヘテロダイマーでは，糖鎖修飾後の立体構造が $\alpha$ 鎖とホルモン固有の $\beta$ 鎖の両方に必要不可欠であり，ヘテロダイマー形成による四次構造を正しく効率的に行う真核細胞発現系でなければならなかった．糖鎖形成については，理想的には天然型のゴナドトロピンが合成されている細胞である必要があるが，rFSH 製剤については，チャイニーズハムスター卵巣細胞（CHO）株でヒト FSH$\alpha/\beta$ サブユニットをコードするベクターを発現させたホルモンを精製して製剤化に成功した[14]．

## 5　リコンビナント製剤の品質と安全性

　rFSH などのリコンビナント Gn 製剤の特徴として，既存の尿由来製剤と比較し，大量生産および安定供給が可能であること，ヒト由来のウイルスやタンパク質などの不純物を含まないことなどの利点がある．安定した培養環境で産生された Gn 製剤は，糖鎖も含めた分子構造が安定しており，ロットごとの品質の違いはきわめて少ない．製品によっては活性でなく，タンパク量をアッセイして安定した品質を保証している質量充填タイプもあり，リコンビナント Gn 製剤の最大のメリットといえるかもしれない．

　一方，安全性において理解しておく必要があるのは，リコンビナント Gn 製剤の生産工程におけるトレイサビリティーであり，この点については尿由来 Gn 製剤と同様である．たとえば，ゴナドトロピンの遺伝子を導入した CHO は不死化細胞株として安定供給可能であるが，培養液をはじめとして培養環境の安全性はどのように担保されているのかについて，尿由来よりは安心とは決して言えないだろう．たとえば，動物由来の材料を用いる場合の供給源や生産ラインや製品への病原体混入のチェックシステムやデータはどうであるか，注射剤は成分が直接体内に入り込むので，患者や生まれてくる子どもの目線での食品以上の安全性への配慮が必要といえる．

## C　生殖補助医療で使用される Gn 製剤と今後の展望

　ART において Gn 製剤は，Gn アゴニスト，Gn アンタゴニスト，クロミフェン，アロマターゼ阻害薬など多種多様な薬剤との併用で COS が行われている．FSH 製剤単独で用いるか，LH 含有製剤を用いるか，投与量をどうするかなど，多様な考え方があるのも事実で，文献も非常に多く存在する．ART において男性パートナー側の条件も含めれば画一的な方法での COS は望ましくないという考え方から個別化して COS を行う方法が実地臨床では広く取り入れられており，個別化調節卵巣刺激 individualized COS; iCOS あるいはテーラーメイド調節卵巣刺激とよばれる．しかし，COS は理論的で実証的である必要があり，最低限の標準化は必要であろう．各種 Gn 製剤のトレイサビリティーの開示はもちろんであるが，ART に関わる臨床医の学会活動への積極的参加や論文化などを怠れば，独善的でかえって非効率で不適切な iCOS が ART の発展を妨げる危険性も危惧される．

● 表 1-4 ● わが国で販売されている主なヒト性腺刺激ホルモン製剤
（2017 年 9 月現在）

| 種別 | 製剤名 | 販売製薬会社名 | 発売年 | FSH：LH 活性比 |
|---|---|---|---|---|
| ヒト尿由来下垂体性性腺刺激ホルモン（HMG）製剤 | HMG 注テイゾー 75/150 | あすか製薬 | 2001 | 1：1 |
| | HMG 筋注用 75/150「F」 | 富士製薬工業 | 1997/1996 | 3：1 |
| 精製ヒト尿由来下垂体性性腺刺激ホルモン（HP-HMG）製剤 | HMG 注射用 75/150 IU「フェリング」 | フェリング・ファーマ | 2008/2012 | 1：1 |
| 精製ヒト尿由来卵胞刺激ホルモン（HP-uFSH）製剤 | ゴナピュール注用 75/150 | あすか製薬 | 2005 | 1：0.0053 以下 |
| | フォリルモン P 注 75/150 | 富士製薬工業 | 2001/2003 | 1：0.0053 以下 |
| リコンビナント卵胞刺激ホルモン（rFSH）製剤 | ゴナールエフ皮下注 75/150 ペン 300/450/900 | メルクセローノ | 2006/2006 2010/2009/2009 | ― ― |
| | フォリスチム注 50/75/150 300/600/900 カートリッジ | MSD | 2007/2005/2005 2008/2008/2011 | ― |
| 尿由来ヒト絨毛性性腺刺激ホルモン（HCG）製剤 | ゴナトロピン筋注用 1000/3000/5000 | あすか製薬 | 1960/1973/1973 | ― |
| | HCG モチダ筋注用 3000/5000 | 持田製薬 | 1973 | ― |
| | 注射用 HCG3000 単位「F」/5000 単位「F」 | 富士製薬工業 | 1986 | ― |
| リコンビナントヒト絨毛性性腺刺激ホルモン（HCG）製剤 | オビドレル皮下注シリンジ 250 μg | メルクセローノ | 2017 | ― |

ところでrFSHは，低ゴナドトロピン性男子性腺機能低下症における精子形成の誘導としてHCG製剤との併用投与で保険適用となっており，無精子症などの男性不妊症において顕微授精法による挙児獲得に寄与している．男性不妊におけるGn製剤による治療法の発展も今後の課題である．

わが国では，遺伝子組換え技術によるリコンビナント製剤のみならず，尿由来の抽出製剤が現在も広く使用されている（表1-4）．その一方で，既に諸外国で上市されているrLH製剤の承認が遅れている．これが承認され使用可能となれば，LHとhCGの半減期の違いに基づいた患者ごとのCOSの個別化やOHSS予防の進歩が期待できる．rFSHとrLHを混合した製剤など，応用範囲も広い．また，hCGβ鎖の血中半減期延長に寄与するC末端ペプチド（CTP）をFSHβ鎖に結合させたFSH-CTPを有する長時間作用型のFSHアゴニスト corifollitropin alpha（Elonva）は，開発[19]後15年以上を経て欧州で2010年に承認された．本剤は1回の注射で7日間連続のrFSH製剤注射と同等の作用を期待できる．このような天然型とは異なるCOSにおいて有望な新しい製剤が今後他にも出現してくる可能性がある．

Gn製剤のもう1つの今後の展望としては，自己注射として既に使用されている通院負担軽減のための投与法のさらなる発展や選択肢の多様化であろう．今後の発展は，ARTにおけるCOSをより効果的で便利かつ安全なものに変えていくにちがいない．

■文献
1) Crowe SJ, Cushing H, Homas J. Experimental hypophysectomy. Bull Johns Hopkins Hosp. 1910; 21: 127-67.
2) Lunenfeld B. Historical perspectives in gonadotropin therapy. Hum Reprod Update. 2004; 10: 453-67.
3) Seegar-Jones GE, Gey GO, Ghisletta M. Hormone production by placental cells maintained in continuous culture. Bull Johns Hopkins Hosp. 1943; 72: 26-38.
4) Midgley AR Jr, Piece GB Jr. Immunohistochemical localization of human chorionic gonadotropin. J Exp Med. 1962; 115: 289-94.
5) Pierce GB Jr, Midgley AR Jr. The origin and function of human syncytiotrophoblastic giant cells. Am J Pathol. 1963; 43: 153-73.
6) Urwin VE, Allen WR. Pituitary and chorionic gonadotrophic control of ovarian function during early pregnancy in equids. J Reprod Fertil. 1982; 32 (Suppl): 371-81.

7) Racowsky C. Gamete resources: origin and production of oocytes. In: Pedersen RA, McLaren A, First NL, editors. Animal applications of research in mammalian development. Current communications in cell and molecular biology, vol. 4. New York Plainview: Cold Spring Harbor Laboratory Press; 1991. p. 23-82.
8) Allen WR, Moor RM. The origin of the equine endometrial cups. I. Production of PMSG by fetal trophoblast cells. J Reprod Fertil. 1972; 29: 313-6.
9) Runner MN. Development of mouse eggs in the anterior chamber of the eye. Anat Rec. 1947; 98: 1-17.
10) Fowler RE, Edwards RG. Induction of superovulation and pregnancy in mature mice by gonadotrophins. J Endocrinol. 1957; 15: 374-84.
11) Daume E. Comparison of HMG+HCG and sheep pituitary gonadotropin+HCG for induction of ovulation in the human. In: Bettendorf G, Insler V, editors. Clinical application of human gonadotropins. Stuttgart: Georg Thieme Verlag; 1970. p. 103-12.
12) Gemzell CA, Diczfalusy E, Tillinger G. Clinical effect of human pituitary follicle-stimulating hormone (FSH). J Clin Endocrinol Metab. 1958; 18: 1333-48.
13) Vaitukaitis JL, Ross GT, Braunstein GD, et al. Gonadotropins and their subunits: basic and clinical studies. Recent Prog Horm Res. 1976; 32: 289-331.
14) Howles CM. Genetic engineering of human FSH (Gonal-F). Hum Reprod Update. 1996; 2: 172-91.
15) Liu X, DePasquale JA, Griswold MD, et al. Accessibility of rat and human follitropin receptor primary sequence (R265-S296) in situ. Endocrinology. 1994; 135: 682-91.
16) Practice Committee of American Society for Reproductive Medicine. Gonadotropin preparations: past, present, and future perspectives. Fertil Steril. 2008; 90 (5 Suppl): S13-20.
17) 原園　景, 小林　哲, 石井明子. 下垂体性性腺刺激ホルモン製剤の品質特性に関する研究について. Mebio. 2016; 33: 94-9.
18) Platteau P, Nyboe Andersen A, Loft A, et al. Highly purified HMG versus recombinant FSH for ovarian stimulation in IVF cycles. Reprod Biomed Online. 2008; 17: 190-8.
19) Fares FA, Suganuma N, Nishimori K, et al. Design of a long-acting follitropin agonist by fusing the C-terminal sequence of the chorionic gonadotropin beta subunit to the follitropin beta subunit. Proc Natl Acad Sci USA. 1992; 89: 4304-8.

【安藤寿夫】

【1】ARTの基本

# 8 GnRH製剤の特徴

## A GnRHとは

　GnRHは哺乳類に共通の10個のアミノ酸（pGlu-His-Trp-Ser-Tyr-Gly-Leu-Arg-Pro-Gly-NH$_2$）よりなるデカペプタイドである．視床下部で作られたGnRHは，下垂体門脈を通して，下垂体に運ばれ，前葉のゴナドトロピン分泌細胞に作用する．ゴナドトロピン分泌細胞はGnRHの刺激でゴナドトロピン（LHとFSH）を分泌する（図1-52）．分泌はGnRHの分泌のパルスの頻度と振幅によって調節されている．具体的には，月経開始後の卵胞期初期には頻度は80分に1回であるが，卵胞期中期から排卵期にかけて頻度が増え，同時に振幅も大きくなることでゴナドトロピンの分泌を促進する．排卵が終了すると，頻度も振幅も小さくなるのでゴナドトロピンの分泌が減少する．このように短い間隔で起こるホルモンの頻度と振幅の変化に正確に反応できるのはもともとGnRHは酵素ですぐに分解されやすい構造をしており，次のパルスが来たときにはもはやその前のGnRHがレセプター周囲にとどまっていないためである．

　GnRHにはGnRH ⅠとGnRH Ⅱ（pGlu-His-Trp-Ser-His-Gly-Trp-Tyr-Pro-Gly-NH$_2$）の2種類があることが知られていた．最近エストロゲンによるフィードバックはキスペプチンニューロンに作用しここから分泌されるキスペプチンがGnRHニューロンに作用していることが明らかにされた[1]．

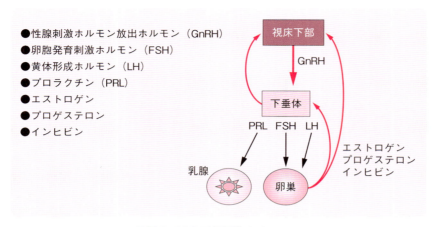

●図1-52● 月経周期とホルモン

## B 体外受精の卵巣刺激

　最近はフレンドリーな刺激で多数の排卵をめざさない方法も用いられているが，多くの施設では体外受精では，多くの卵子を採取するために主にゴナドトロピン製剤（FSHやhMG）を用いた調節卵巣刺激（COS）を行っている．自然周期に比べて確実に採卵ができるほか，余剰の受精卵を凍結保存することで採卵回数を減らすことが可能となった．その問題点は，卵巣過剰刺激症候群の発生と，採卵前の早発排卵である．これらの防止が，体外受精の成功率と安全性を高めるために必要である．そこで注目されたのがGnRHのアナログ（誘導体）の利用である．GnRHのアナログには大きく分けてGnRHアゴニストとGnRHアンタゴニストの2種類がある（表1-5)[2,3]．

## C GnRHアゴニスト

### 1　作用のメカニズム

　GnRHアゴニストは本来，GnRHの作用を増強するために開発された．GnRHの作用は分泌のパルスの頻度で調節されているが，これはGnRHの半減期が非常に短く，いったん作用した後，速やかに分解されることで可能となる．次のパルスが来る前に，その前のパルスで分泌されたGnRHが残っていないことが重要である．GnRHアゴニストは，分解酵素による分解に抵抗

●表 1-5● GnRH アナログの構造

| GnRH | | 名称 | 1<br>pGlu | 2<br>His | 3<br>Trp | 4<br>Ser | 5<br>Tyr | 6<br>Gly | 7<br>Leu | 8<br>Arg | 9<br>Pro | 10<br>Gly-NH$_2$ |
|---|---|---|---|---|---|---|---|---|---|---|---|---|
| アゴニスト | | leuprolide | pGlu | His | Trp | Ser | Tyr | DLeu | Leu | Arg | ProNHET | |
| | | buserelin | pGlu | His | Trp | Ser | Tyr | DSer | Leu | Arg | ProNHET | |
| | | nafarelin | pGlu | His | Trp | Ser | Tyr | D2Nal | Leu | Arg | Pro | Gly-NH$_2$ |
| | | goserelin | pGlu | His | Trp | Ser | Tyr | DSer | Leu | Arg | Pro | AzGly |
| アンタゴニスト | 第1世代 | Nal-Arg | NAcD2Nal | D4FPhe | DTrp | Ser | Tyr | DArg | Leu | Arg | Pro | Gly-NH$_2$ |
| | 第2世代 | Nal-Glu | NAcD2Nal | D4ClPhe | D3Pal | Ser | Arg | DGlu | Leu | Arg | Pro | DAla |
| | 第3世代 | antide | NAcD2Nal | D4ClPhe | D3Pal | Ser | Lys | Dlys | Leu | Lys | Pro | DAla |
| | | cetrorelix | NAcD2Nal | D4ClPhe | D3Pal | Ser | Tyr | DCit | Leu | Arg | Pro | DAla |
| | | ganirelix | NAcD2Nal | D4ClPhe | D3Pal | Ser | Tyr | DhArg | Leu | hArg | Pro | DAla |

し，レセプターに対する親和性が非常に高くなることで，GnRH の作用を増強するのである．このために作用させた当初はゴナドトロピン（LH と FSH）を多量に分泌するフレアーアップという現象が起こる．ここまで作用がアゴニストと呼ぶのに相応しい作用である．ところが，長期に連続的に作用し続けると，GnRH のレセプターがダウンレギュレーション（脱感作）を起こし，消失する．このため GnRH の刺激を感知できなくなり，当初とは逆にゴナドトロピンが分泌されなくなる．GnRH アゴニストが投与され続けている間はダウンレギュレーションが持続し，下垂体への刺激がない状態が持続する．そのためゴナドトロピンが分泌されない状態が持続する．アゴニストの投与を中止すると，しばらくして GnRH のレセプターが復活して，正常なゴナドトロピン分泌が戻っていく（図 1-53）．

## 2　体外受精への応用

### a）本来の作用の応用

体外受精において通常のゴナドトロピン製剤の投与量によるレジュメでは充分な採卵数を得られない場合，GnRH アゴニストのフレアアップ現象を利用し，卵胞期初期のゴナドトロピン投与量の底上げを図ることで，多くの成熟卵の採取をめざす方法で，ショート法と呼ばれている．通常月経開始初日

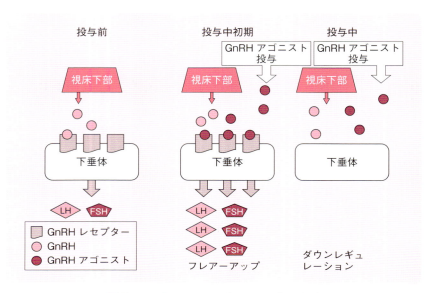

●図 1-53●GnRH アゴニストの作用機序

より GnRH アゴニストの投与を開始する．長所として FSH/hMG 製剤の使用量の減少が可能となるが，欠点として，残存した黄体の再賦活が起こり，子宮内膜の剥離が不完全になったり，FSH/hMG 製剤に対する反応がかえって悪化したりする場合がある．

### b）ダウンレギュレーションの利用

HMG 単独で卵巣刺激を行った場合，多数の卵胞発育によって顆粒膜細胞からのエストロゲンがトータルとして，多量に放出されるため，血中エストロゲン濃度の上昇によりポジティブフィードバックが起こり，予定の採卵時期より早めに下垂体から LH サージが起こり，採卵時にはすでに排卵してしまっている早発排卵が起こることがある．

刺激周期の前周期の黄体期中期より GnRH アゴニストの投与を開始すると（ロング法），卵胞期初期にはダウンレギュレーションが起こり，卵巣に対する刺激は下垂体からのゴナドトロピン（内因性ゴナドトロピン）はない状態となり，外的に投与されたもの，すなわち FSH/hMG 製剤のみで行われることになり，排卵誘発のコントロールが容易となった．さらに下垂体から LH サージが抑制されて早発排卵が防止される．

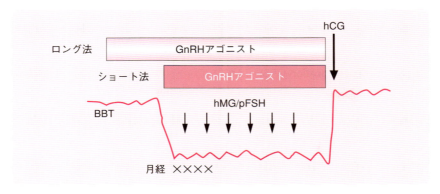

●図 1-54●GnRH アゴニストによる卵巣刺激法

　また，ショート法では月経が開始したら逐次 FSH/hMG 製剤を開始する必要があり，採卵日が都合の悪い日の場合，キャンセルせざるを得なかったが，ロング法では内因性ゴナドトロピンが抑制されていることを利用して，刺激の開始日を遅らせることも可能となった．FSH/hMG 製剤投与開始日を遅らせることが可能なため，スケジュール調整が容易となった．

　さらに，OHSS が高率に起こりやすい PCOS の患者ではダウンレギュレーションの結果，内因性の LH 分泌が抑制されるので OHSS の発生が予防できると期待された．ただし，その効果は完全ではないことが臨床上は経験された．

　欠点として FSH/hMG 製剤の使用量の増加，1日3回（ブセレリンの場合）点鼻する必要があり，煩雑である点，使用の長期による（ウルトラロング法）更年期様症状の発現がある（図 1-54，表 1-6）．

## D GnRH アンタゴニスト

### 1 作用のメカニズム

　GnRH アンタゴニストは GnRH の働きに対して，名のとおり拮抗的にはたらくものである．アンタゴニスト投与中は下垂体のゴナドトロピンの分泌が抑制される．アゴニストのような二律背反するような作用機序を経ることなく作用は即時的であり，また投与中止ですばやく本来の作用が復活する（図 1-55）．ただし，実際にはほぼすべての GnRH のレセプターがアンタゴニス

●表1-6●GnRHアゴニストによる卵巣刺激法の比較

| 名前 | | メリット | デメリット | 対象 |
| --- | --- | --- | --- | --- |
| ショート法 | flare up desensitization | 初期のFSH上昇 FSH/hMGの節約 LHサージほぼ抑制 | 初期のLH上昇 黄体機能の再燃 増殖期内膜の形成不全 | 反応不良群 |
| ロング法 | rapid desensitization | 確実なLHサージ抑制 均一な卵胞発育 | FSH/hMGの増加 期間の延長 | |
| ウルトラロング法 | complete desensitization | ロング法に準ず 高LH血症の改善 高アンドロゲン血症の改善 | 同上 GnRHa使用量の増加 | PCOS |

トにより占拠されなければゴナドトロピンの分泌が抑制されないために，多量の投与が必要となる．しかも，ゴナドトロピンの分泌が抑制されれば，卵巣からのホルモンの分泌が低下し，フィードバック機構により，GnRHの分泌はますます亢進するため，レセプターに対して強い結合能力と維持能力が

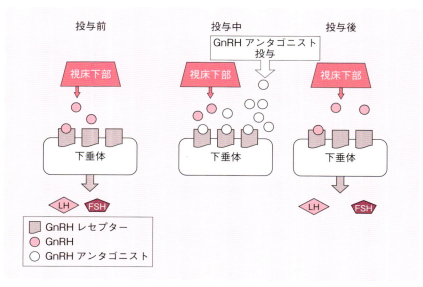

●図1-55●GnRHアンタゴニストの作用機序

必要となる．開発当初はヒスタミン作用が強く，アナフィラキシー様症状も示したため，臨床応用にはいたらなかった（第一世代）．その後，ヒスタミン作用が弱められ，第二世代を経て，現在は第三世代が市販に供されるようになった．現在日本で市販されているのは Cetrorelix（セトロタイド®：塩野義）と Ganirelix（ガニレスト®皮下注 0.25 mg シリンジ）である．第四世代として非 GnRH アナログ（すなわち非ペプチド）のアンタゴニストが開発中で，これは内服可能とのことで，おおいに期待されている．

Cetrorelix と Ganirelix は，体外受精のための調節卵巣刺激下における早発排卵防止薬として本邦で初めて承認された薬剤である．従来の GnRH アゴニストを用いたロングプロトコール法に比べ，①投与初期のゴナドトロピンの一過性亢進がなく，投与後速やかにゴナドトロピン分泌を抑制する，②卵巣刺激に使用する FSH/hMG 製剤の投与期間や投与量が減らせる，③卵巣過剰刺激症候群の発生頻度が低い，などの特徴があり，有用性の高い薬剤であるとされている

## 2 体外受精への応用

アゴニストの項で述べたとおり，早発排卵を防止するために用いられる（図1-56）．

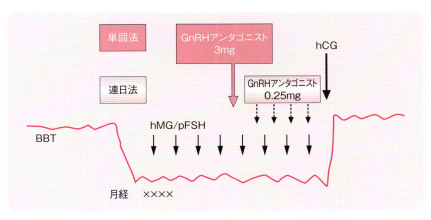

●図 1-56●GnRH アンタゴニストによる卵巣刺激法

8．GnRH 製剤の特徴

### a）単回法（Cetrorelix のみ）

　FSH/hMG 製剤は通常月経周期第 3 日目より連日投与が開始されるが，FSH/hMG 製剤投与第 5 日目か第 6 日目にセトロタイド 3 mg を腹部に皮下注射する．その後，5 日間経過しても hCG に切り替わらない場合は，FSH/hMG 製剤投与と平行してセトロタイド 0.25 mg を連日 hCG 切り替えまで投与する．

### b）連日法

　FSH/hMG 製剤は通常月経周期第 3 日目より連日投与し，FSH/hMG 製剤投与第 5 日目からセトロタイド/ガニレスト 0.25 mg を皮下注射する．セトロタイドは注射部位が腹部に限定されている．FSH/hMG 製剤投与と平行して 0.25 mg を連日 hCG 切り替えまで投与する．最近レトロゾールと併用する場合も提案されている．

### c）OHSS の予防

　OHSS は，半減期の長い hCG の投与が重症度を押し上げている．早発排卵をアンタゴニストで抑えておき，切り替えの際に，hCG でなく，GnRH アゴニストを点鼻投与する．ゴナドトロピンのフレアアップを起こして，内因性の LH によって LH サージを惹起することが可能となる．LH は hCG に比較して半減期が短いので，OHSS の重症化を軽減できる．また，アンタゴニストの抑制作用は LH＞FSH のため，持続的な LH の高値にさらされている PCOS の刺激が改善される可能性と併せて OHSS の予防に効果があると考えられている．〔国内第Ⅲ相試験における卵巣刺激（HMG など）に起因すると考えられる OHSS の発現は 68 例中 8 例（11.8％）であり，いずれも WHO 判定基準のグレードⅠまたはⅡで重症例は認められなかった．〕

### d）自己注射

　「日本産科婦人科学会．4 生殖・内分泌委員会，1．本邦での生殖補助医療におけるゴナドトロピン製剤在宅自己注射の実態調査に関する検討小委員会のアンケート」によれば，2009 年に生殖補助医療の実施登録施設 600 施設の調査で 372 施設から回答があり，65 施設で GnRH アンタゴニストの自己注射が行われていた．

　「在宅自己注射を行う場合は，患者に投与法及び安全な廃棄方法の指導を行うこと．自己投与の適用については，医師がその妥当性を慎重に検討し，

充分な教育訓練を実施したのち，患者自ら確実に投与できることを確認した上で，医師の管理指導のもとで実施すること．また，投与する際の操作方法を指導すること．適用後，本剤による副作用が疑われる場合や自己投与の継続が困難な場合には，直ちに自己投与を中止させるなど適切な処置を行うこと．」と添付文章に明記されている．

### e）アゴニストによるLHサージの惹起

OHSSで述べたとおりアゴニストの作用はアンタゴニストに卓越するため，最終hCG筋注の代わりに，GnRHアゴニスト点鼻薬を用いることが可能である．採卵予定時刻の33～34時間前程度に噴霧することでLHサージを惹起することができる．

## 3 副作用

注射部位反応（瘙痒感，発赤，熱感，刺激感，腫脹など）は17.6％にみられた．アナフィラキシー様症状（血圧低下，一時的な意識喪失・見当識喪失，咳および紅斑を伴うアナフィラキシー様症状）が報告されている．投与に当たっては経過をよく観察しこのような症状が現われた場合には投与を中止し，適切な処置が必要となり，患者にも周知徹底が必要である．

●表1-7● 市販されているGnRHアナログ製剤

| 種類 | 薬品名 | 投与法 | 製剤名 |
| --- | --- | --- | --- |
| GnRHアゴニスト | 酢酸ブセレリン | 点鼻剤 | スプレキュア<br>ブセキュア<br>フセット<br>イトレリン |
| | 酢酸ブセレリン | 徐放性注射剤 | スプレキュアMP |
| | 酢酸ナファレリン | 点鼻剤 | ナサニール<br>ナファレリール |
| | 酢酸リュープロレリン | 徐放性注射剤 | リュープリン |
| | 酢酸ゴセレリン | 徐放性注射剤 | ゾラデックス |
| GnRHアンタゴニスト | セトロレリクス | 注射剤 | セトロタイド |
| | ガニレリクス | 注射剤 | ガニレスト |

むすび

　現時点では，体外受精における妊娠率に関してはGnRHアゴニストとGnRHアンタゴニストの優劣ははっきりしていない．そこで，症例ごとに最適な採卵プロトコールを組むことが必要となる．個々の薬物に対する患者ごとの反応性や副作用に留意しながら刺激法を選択することが求められてくる．また，GnRHアゴニストとGnRHアンタゴニストも高価な薬物であり，FSH/hMG製剤の使用と併せて医療経済的にも適切な方法が求められる（表1-7）．

■文献
1) 峯岸　敬. 2. 女性性機能の生理. 日産婦会誌. 2009; 61: N221-5.
2) 岩下光利. GnRHアゴニストとアンタゴニストの内分泌作用. 産と婦. 2004; 71: 273-9.
3) 岩下光利. GnRHアンタゴニストとは. Hormone Frontier in Gynecology. 2001; 8: 219-24.

【伊藤理廣・峯岸　敬】

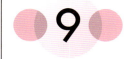

【1】ART の基本

# 9 子宮内膜と着床

　着床は，子宮内膜上皮に接着した受精卵が間質内に埋没し，母体と原始循環をはじめて初期胎盤を形成するまでの排卵後約2週間の過程である．正常な着床過程には，機能的に正常な胚と，受容能を獲得した子宮内膜と，胚と子宮内膜の適切な"対話"が必要である．対話は様々な分子（ホルモン，サイトカイン[注1]，接着分子，タンパク質分解酵素など）を通じて行われる．子宮内膜が受容能を獲得するには，エストロゲンによって増殖した内膜にプロゲステロンが作用し，機能的変化を誘導されることが必須である．

　孵化した胚盤胞は多くの細胞や細胞外マトリックス[注2]に対する接着能が高く，ほとんどの組織に接着することができるが，子宮内膜は着床できない時期のほうが長い例外的な組織である．いわゆる implantation window があるのは，子宮内膜だけに特異な現象であり，子宮内膜は胚が着床できるのが特徴なのではなく，着床できない時期があることが特徴である．

注1）サイトカイン：細胞から分泌されるタンパク質で，白血球に限らず特定の細胞に情報伝達をするものをいい，多くの種類がある．ホルモンと似ているが，ホルモンは分泌する特定の臓器があるのに対し，サイトカインは体中の多くの組織で分泌される．

注2）細胞外マトリックス：生物において，細胞の外に存在する分子構造体で，細胞外基質ともいう．コラーゲン，プロテオグリカン，フィブロネクチンやラミニンといった糖タンパク質など多くの種類があり，重要な生理学的機能を担っている．

ヒトは染色体の変異が起きやすい種であり，受精卵の染色体には，かなりの頻度で変異が存在しており，染色体の数的異常の頻度は，少なく見積もっても，精子で1～2％，卵子で20％，着床前の胚で30～50％といわれ[1]，染色体異常胚も着床することはあるが，多くは着床前に淘汰されている．したがって，本項では正常な胚が子宮内膜に着床する過程を説明していくが，着床をわかりにくくしている原因の1つは，ヒトでは，受精のように直接，観察することができない点である．動物実験のデータからヒトの過程を推察するしかないが，着床過程は種差が大きく，動物実験のデータを直接ヒトにあてはめることはできない場合が多いことにも注意が必要である．

## A いつ胚は着床するのか—implantation window—

着床が起こる時期（implantation window）に関する知識は，過去50年間の研究により正確さを増してきた．

1950年代は摘出子宮標本を用いて研究され，胚は28日月経周期の20日までは子宮内もしくは卵管内に浮遊した状態で存在しており，着床は21日以降の標本のみで認められ，20日まで胚は接着を開始しないことが示された．1990年代に入ると，提供卵子を用いて，性ホルモンで内膜を調整したレシピエントに胚を移植することにより，着床は28日月経周期の20～24日に起こることが明らかとなった．自然妊娠でもこのことは示されており，84％の着床は28日月経周期の22～24日に起こり，この時期をはずれた着床は流産となる可能性が高い．implantation windowが開く時期は，子宮内膜上皮のエストロゲンおよびプロゲステロン受容体が失われる時期と一致しており，これは多くの哺乳動物で証明されている．また，implantation windowが開いている時期は，胚受容能と関連する子宮内膜の多くの分子マーカーが時期特異的に発現している[2,3]．

## B どこに胚は着床するのか—子宮内膜とは—

子宮は腟に連続する子宮頸部と，卵管に連続する子宮体部からなる（図1-57）．子宮体部は，肉眼的には，外側から漿膜・筋層および最内層の子宮内膜から構成されている（図1-58）．子宮腔は外子宮口を通して腟腔と，また，卵管を通じて腹腔と連続しており，子宮内膜は子宮腔に面している．子宮内膜

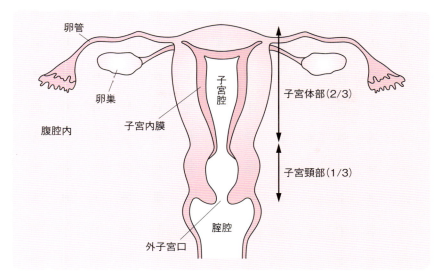

●図 1-57●子宮の肉眼像（縦断面）

は月経開始から排卵までは増殖期内膜，排卵後は分泌期内膜と呼ばれる．増殖期にはエストロゲンにより細胞が増殖して子宮内膜は厚くなり，分泌期には黄体から分泌されるプロゲステロンにより着床に適した環境となる．子宮内膜を構成する細胞群と細胞外マトリックスは，これら卵巣性ホルモンの周期的変化に伴い特徴的で規則的な変化を示す．黄体からのプロゲステロン分泌が低下すると子宮内膜は出血を伴って剥脱する．これが月経である．

　子宮内膜を光学顕微鏡を用いて低倍率で観察すると，細胞および細胞外マトリックスが密で子宮筋層に接する基底層と，内腔側で細胞および細胞外マトリックスが粗な機能層に分かれる（図 1-59）．増殖期に子宮内膜が厚くなるのは，主として機能層の厚みが増すためである．月経により脱落するのは厚くなった機能層のみであり，基底層は月経時にも剥脱しない．着床が成立すると胎盤が子宮内膜内に形成されるが，胎盤は胎児が娩出された後に，子宮内膜の機能層と基底層の境界で自然に剥離する．胎盤剥離後も基底層は残り子宮内膜の再生が始まる．すなわち着床が起こる場は，着床過程と胎盤形成過程を通じて細胞増殖により著明に厚くなった機能層と考えることができる．ただし，内側 1/3 筋層も絨毛外トロホブラスト[注3]の浸潤を受ける．

9．子宮内膜と着床

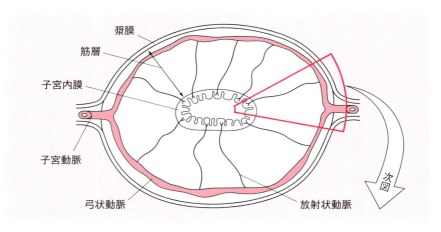

●図1-58●子宮の肉眼像（横断面）と血管系

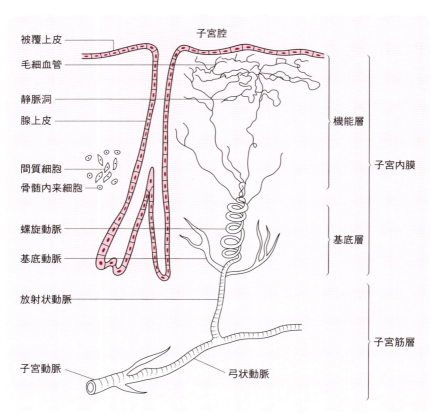

●図1-59●子宮内膜および血管構築

子宮内膜は単一の細胞で構成される組織ではない（図1-59）．他の組織と同様に多彩な細胞群により構成されるが，まず，子宮内膜上皮と間質に分けられ，上皮はさらに子宮内腔に面した被覆上皮と，表面から基底層まで入り込む腺上皮に分けられる．胚が最初に接するのは被覆上皮である．間質には子宮内膜間質細胞と血管系の細胞と骨髄由来細胞が存在する．子宮内膜間質細胞はエストロゲンによる準備下に，プロゲステロンおよび絨毛性ゴナドトロピン（hCG）により脱落膜細胞となる．血管系の細胞には血管内皮と血管平滑筋があり，骨髄由来細胞は好中球，リンパ球，マクロファージであるが，子宮内膜にはCD56$^{++}$ NK細胞が多いことが特徴である．細胞と細胞の間隙はコラーゲン，フィブロネクチン，ラミニンを代表とする細胞外マトリックスで充填されている．

子宮は，血管系も特徴的な構築を示す（図1-58, 1-59）．子宮動脈は上行枝と下行枝に分かれ筋層表層を弓状動脈となって取り巻いたのち，子宮筋層内に入り込み内腔方向へ向かい放射状動脈となる．内膜側へ入る血管は基底動脈および螺旋動脈となり，前者は基底層を栄養し，後者はさらに内腔側へ延び機能層を栄養する．排卵後に螺旋動脈は収縮し機能層への血流は減少するため，胚が着床する機能層は基底層と比較して低酸素環境となる．高酸素環境は胚にとって好ましくないので，この機序は合目的的である．月経時には螺旋動脈が強く攣縮し，その末梢の機能層の血流は途絶し機能層が剥脱する．

## C どのように胚は着床するのか―着床過程とは―

着床過程は大きく3段階に分けられる．対位期 apposition[注4] phase，接着・固着期 attachment・adhesion phase，侵入期 invasion phaseである．対位期に，胚は子宮腔の"適した部位（着床部位）"に配置される．接着・固着期はいわゆる implantation window で，子宮内膜上皮と栄養膜が直接接触

---

注3） 絨毛外トロホブラスト extravillous trophoblast：トロホブラストは絨毛性 villous と絨毛外性 extravillous の2つの経路に分かれて分化する．絨毛性トロホブラストは合胞体栄養細胞を形成し母児間の酸素や栄養の運搬に関与する．絨毛外トロホブラストは絨毛構造をとらず，子宮内膜深く侵入し，間質や血管に接する．

注4） apposition：あるものを，すでにある細胞層の近くに置くこと．ここでは，あるものは胚盤胞を，すでにある細胞層は子宮内膜被覆上皮を指す．

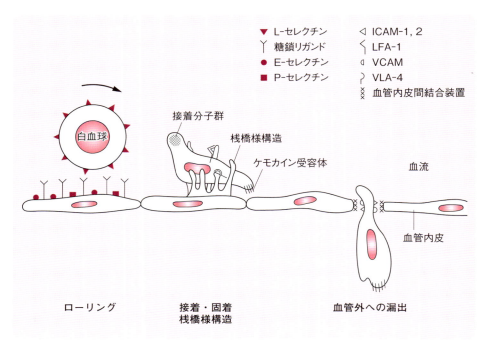

●図 1-60● 白血球の血管外への漏出

を始める．侵入期では，胚盤胞の栄養膜が内膜の基底膜を貫通し，内膜間質へと侵入して子宮血管へ到達する．排卵後 12 日で胚は子宮内膜に被覆される．各段階は着床過程にとって必要不可欠だが，律速段階は対位期から接着・固着期と考えられている．上皮細胞に接着できれば，胚盤胞は新しい遺伝子カスケードを発現し始める．

着床過程は炎症反応を利用していると考えることができ，胚と内膜による対位/接着/侵入の過程は，白血球と血管内皮細胞[注5]によるローリング rolling/接着・固着 adhesion/漏出 extravasation の過程と対比できる（図 1-60，1-61）．流血中の白血球が，炎症が起きている組織を認識して，血管内皮と接触・接着した後，血管内皮を貫通し，目的とする炎症の場である間質へ移動して機能を発揮する現象（図 1-60）と，胚盤胞が着床部位を選択し，内膜上

注5）血管内皮細胞：血管の内表面を構成する扁平で薄い細胞で，血液の循環する内控と接している．血流の内外への物質および白血球の通過を調節する．

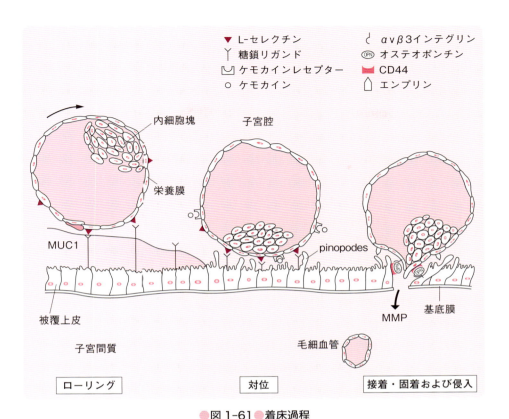

●図1-61●着床過程

皮と接着して子宮内膜間質へ侵入する現象（図1-61）は同様な分子機構を利用しており，対比させると理解しやすい[4]．

## 1 第1段階: 対位/ローリングとセレクチン

白血球が血管外へ漏出する最初のステップは，セレクチン系[注6]とそのリガンドである糖鎖の相互反応である．この相互反応はロープで繋ぐこと teth-

---

注6) セレクチン: 細胞表面にある分子で，白血球や血管内皮細胞に存在する糖鎖と結合する接着分子の1つである．孵化後の胚盤胞や白血球表面に発現するL-セレクチン，血管内皮細胞に発現するE-セレクチン，血小板と血管内皮細胞に発現するP-セレクチンがある．糖鎖がその受容体となる．

eringと呼ばれ，白血球が血管内皮の上で転がるようにローリングして減速し，次の段階として白血球と血管内皮が強い接着ができるようになる．炎症を引き起こすサイトカインが内皮細胞膜にE-・P-セレクチンを誘導し，白血球表面に発現したL-セレクチンや他の接着分子とも協調して白血球のローリングに関与する．ローリングは，白血球を血管内皮細胞と相互作用させて減速させ，炎症の場に長くとどまらせるための機構である．

桑実胚の段階で子宮に到達した胚は，やがて胚盤胞になるが，浮遊した状態でムチン[注7]に乗って移動する．ムチンの流れは子宮頸部まで続く．ムチンの一種であるMUC1は，胚盤胞が子宮内腔で最初に出合う分子である．MUC1は，月経周期の適当な時期に胚盤胞が着床部位に到達しなければ，胚盤胞を子宮内膜被覆上皮より排除する働きをすることになる．マウスではプロゲステロンによりMUC1は減少するよう調整されるが，ヒトでは着床期周辺でMUC1は増加する方向に調整される．ヒトではMUC1を除去するメカニズムが局所的に働く必要があり，胚盤胞の細胞表面や分泌タンパクがその働きをし，実際，着床が起きている部位のMUC1は減少している．子宮内膜におけるMUC1は，マウスでは母親側が調整しているが，ヒトでは胎児側が行っているといえる．細胞膜結合型細胞外マトリックス分解酵素1[注8] membrane type-matrix metalloproteinase 1（MT-MMP1）が，MUC1を細胞表面から除去する役割の一端を担っている．

以上をまとめると，胚は着床部位に到達すると，胚表面のL-セレクチンと内膜の糖鎖が相互作用して減速しやがて止まる．L-セレクチンは孵化した胚盤胞に発現し，L-セレクチンのリガンド[注9]となる糖鎖は，採卵周期であっ

注7）ムチン：高分子の糖タンパクで，糖鎖構造を有する粘液タンパクである．14種類あるが，子宮内膜にあるのはMucin-1（MUC1）と少量のMUC6のみである．細胞表面に発現すると，細胞と細胞間や細胞外マトリックスとの接着を阻害する．
注8）細胞外マトリックス分解酵素　matrix metalloproteinase：MMPと略する．細胞外マトリックスを分解する酵素の総称で1番から始まり多くの種類があり，分泌型と膜結合型がある．生理学的および病理的な組織再構築に重要な役割を果たし，細胞の増殖・分化・死・形態変化・運動などに関与している．
注9）リガンド：生物の体内で，外界や体内からの何らかの刺激を受け取り，情報として利用できるように変換する仕組みを持つ構造のこと．レセプターまたは受容体ともいう．

ても自然周期であっても，implantation window の間，子宮内膜に発現し，子宮が受容性を増すに従って増加する．体外受精サイクルでは採卵後の 0〜6 日まで糖鎖リガンドが発現している．

ただし，どのようにして着床部位が選択されるか，セレクチンの糖鎖リガンドが増加するよう調整されるか，胚のセレクチンが発現されるか，などのメカニズムは不明である．

## 2　第 2 段階：接着・固着とインテグリンおよび細胞の極性

白血球は，ローリングすることにより，血管内皮表面に存在するケモカイン[注10]の影響を受けるようになる．ケモカインは白血球のインテグリン[注11]の発現を誘導し，インテグリンによる細胞内シグナルとの協調によって細胞に極性[注12]を起こす．極性が起きた白血球はインテグリンとそのリガンドである LFA-1/ICAM-1・2 や VLA-4/VCAM を通じて内皮に固く接着する．極性を持った白血球は，ケモカイン受容体を運動の先端に発現し，接着分子は細胞の後方に再配置し，内皮とは直接接触しないようにする．細胞骨格とマイクロチューブの再構築が起こり，白血球は細長くなり，遊走に適した形態となる．血管内皮上で，接着受容体は細胞間のシグナルの伝達を通じて細胞

---

注10) ケモカイン：特定の白血球の遊走作用・活性化を支配する一連のサイトカインとして発見されたものの総称．最近は白血球以外にもその受容体を持つ細胞があることが知られている．

注11) インテグリン：膜貫通型糖タンパク質で $\alpha$ 鎖と $\beta$ 鎖の 2 つのサブユニットからなるヘテロダイマーである．他の細胞の接着分子と相互作用し細胞/細胞間結合と細胞外マトリックスと結合する．フィブロネクチン，ビトロネクチン，コラーゲンなどの細胞外マトリックスタンパク質が持つ接着部位の基本構造である RGD（Arg-Gly-Asp）配列に対するレセプター群のことである．現在までに，少なくとも 18 種類の $\alpha$ サブユニットと 8 種類の $\beta$ サブユニットが見つかっており，それらの組み合わせによって 24 種類以上のインテグリンが同定されている．

注12) 極性：上皮細胞や神経細胞など分化した細胞では細胞内の諸装置や分子群が秩序正しく空間的に配置されており，これを細胞が極性を持っているという．球状のリンパ球や無秩序な形を示す線維芽細胞なども，移動や活性化の際は，細胞の形が大きく変化し，細胞内成分や細胞膜成分が再配置され，秩序だった空間配置をとる，つまり，極性を示すようになる．細胞の極性は細胞機能発揮の基盤となっている．

骨格の再構築により，立体的な桟橋のような構造 docking structure を形成する．この構造には，ICAM-1 と VCAM-1 が集中しており，白血球を取り囲み，血流に抗して白血球が内皮から離れるのを防いでいる．

　胚は対位の間に，内膜局所で分泌される分子であるケモカインと最初に接触する．様々なケモカインが子宮内膜に発現されるが，IL-8，RANTES，MCP-1 といったケモカインが implantation window の間に内膜から，また，対位期の胚から局所的に分泌され，内膜の接着分子の活性化や，胚盤胞が極性を起こすための受容体へのシグナルとなる．ケモカイン受容体は胚盤胞にも発現しており，胚盤胞は内膜にケモカイン受容体を誘導する．

　どのようにして胚盤胞が着床部位を決定するのかは明らかではないが，ムチンがヒトでは着床期には増加していることを考えると，局所的に糖衣による障壁を破壊，除去した後に，胚側から接着に適した接着分子を上皮に誘導している可能性がある．

　子宮内膜の管腔上皮に発現する接着分子のうち，最も研究が進んでいるのは $αVβ3$ インテグリンである．$αVβ3$ インテグリンの発現は，転写因子[注13]である HOXA10 により調整されている．$αVβ3$ インテグリンのリガンドはオステオポンチン[注14]であり，着床時に管腔上皮に発現する．オステオポンチンはヒト着床期内膜の広汎なゲノム解析で，共通して発現が指摘されている[2]重要な分子である．子宮内膜と胚盤胞の栄養膜には CD44[注15]も発現している．オステオポンチンとインテグリンは RGD 構造により結合するが，オステオ

---

注13) 転写因子：DNA に特異的に結合するタンパク質の一群で，DNA の遺伝情報を RNA に転写する過程を促進，あるいは逆に抑制する．転写因子はこの機能を単独，もしくは他のタンパク質と複合体を形成することによって実行する．

注14) オステオポンチン：骨組織のマトリックスを構成する主要な非コラーゲン性タンパク質として同定された分子量約 41kDa の分泌型酸性リン酸化糖タンパク質であり，多くの組織で発現している．インテグリンとの細胞接着に重要とされている GRGDS 配列を有し，$αVβ3$ などのいわゆる RGD 依存性インテグリンと結合することにより，細胞接着や増殖能等の機能を発揮する．

注15) CD44：ヒアルロン酸はほとんどすべての組織に存在する細胞外マトリックスであるが，CD44 は，組織の細胞膜にあってヒアルロン酸に結合するヒアルロン酸レセプターであり，細胞の凝集や細胞外マトリックスからのシグナル伝達に関与する．

ポンチンとCD44はRGDとは異なる構造で結合することにより，αVβ3インテグリン/オステオポンチン/CD44という結合が胚と内膜の両方から働いている．

エンプリン[注16]は細胞膜に存在して細胞外マトリックス分解酵素（MMP）を活性化する因子で，マウスやラットでは胚の刺激により内膜管腔上皮に発現して着床に関与しており，ヒト子宮内膜にも発現していることが知られている．エンプリンはまた，着床前の胚にも発現している．

胚盤胞の栄養膜にもこの時期になると極性が現れ始め，ヒトでは内細胞塊が存在する位置のトロホブラストが子宮内膜に接着する．マウスでは，内細胞塊の反対側の栄養膜で接着する．

その他の特徴的な構造としてpinopodesがある．pinopodesは電顕で観察可能な，ホルモン依存性の構造で，着床期内膜上皮の管腔側に発現する．*in vitro*でヒト胚盤胞は，pinopodesが出現している領域に接着しやすい．pinopodesは桟橋様構造と形態が似ており，インテグリンが豊富な接着分子が集合する領域であることが明らかとなっている．pinopodesが存在する部位は，MUC1が存在しない領域でもあり，水分を吸収したり，分子を貪食する作用もある．ただし，着床に関連する機能は明確ではなく，受容能のマーカーとしての意義は証明されていない．

## 3 最終段階：侵入/漏出と細胞外マトリックス分解酵素

漏出段階において，白血球は内皮細胞間結合の間隙に入り込んでくる．この過程においても，内皮細胞層の透過性は阻害されない．白血球インテグリンは血管内皮間の結合装置と一時的に結合するが，白血球が内皮を通過した後は最初の状態を回復して血管内皮同士が再び結合する．

胚盤胞は大きいため，内膜と内膜の間を白血球と同様の機序で通過することはできない．*in vitro*では内膜上皮細胞に胚盤胞が接着するとFas-Fasリガンド系などを介してアポトーシス反応が誘導される．さらに，侵入が成功

---

注16）エンプリン：ヒトMMP産生誘導因子　extracellular matrix metalloproteinase inducer（EMMPRIN）で，免疫グロブリンスーパーファミリーに属する膜タンパクである．マウスでは着床に重要な役割を担っていることが報告されている．

するには，トロホブラストは一連の遺伝子発現を起こし，MMP により細胞外マトリックスを分解していかねばならない．

　ヒトに近い哺乳類の検討によると，栄養膜の単核の栄養膜細胞層 cytotrophoblast は子宮内膜上皮に接触する前に融合して合胞体 syncitiotrophoblast となる．ヒト胚の合胞体層は着床が始まった数日間は浸潤の最先端となり，内膜上皮と相互作用を行う．栄養膜細胞層細胞柱 cytotrophoblast cell columns がトロホブラストの殻 trophoblastic shell から流れ出て子宮内に入り込み始めるのは，排卵 12 日目に胚が完全に子宮内に埋没した後である．この浸潤は，妊娠中期まで続く．着床部位周辺の子宮内膜間質は前脱落膜反応を示し浮腫状となっているが，基本的には非妊娠時の分泌期中期の内膜と変わらず月経周期内膜の特徴を保っている．

　子宮内膜間質へ侵入した胚盤胞がどのような機序で血管へ到達し，初期母子循環を形成していくかは，子宮内膜における免疫系の働きとも合わせ興味深いが，液性因子（ホルモン，サイトカインなど）の働きとともに本項では記述しなかった．他の優れた総説[3,5]を参考にしていただきたい．

### むすび

　子宮の胚受容能に時期的な制限があることは疑いないが，子宮が胚を受容することができるようになる分子マーカーはいまだ明確ではない．また，implantation window に発現する分子群が拾い出され，個々の分子の解析は進んできたが，子宮の胚受容能を評価する臨床検査にまでは至っていない．最近，着床期子宮内膜のゲノムワイドの遺伝子発現の解析が可能となり，個々の遺伝子発現に着目するのではなく発現のパターンを分析することにより個々の子宮内膜の胚受容能を個別化できる可能性が出てきた[6]．また，画像診断の進歩により，ステロイドホルモンの作用で子宮収縮の頻度が変化し，着床期には子宮収縮の頻度は低くなっていることが明らかとなり，着床と子宮収縮の関係が注目されている[7]．着床は胚と子宮内膜の相互関係のみで決定されるのではなく，子宮収縮と関連が深い筋層や，内膜への酸素供給を司る血管系を含めた多くのシステムが関与していると考えられる．こうした着床に関する基本的な生物学的機序を理解した上で，今後，現れてくるであろう，より感度と特異性に優れた検査方法を自分自身で評価できる知識を積み

上げることが大切となる.

　体外受精・胚移植は，着床しやすい胚と着床を阻害しない子宮内膜・子宮内環境を準備する医療技術であると考えられる．着床を左右する因子としては，卵子形成，精子形成，受精，培養，内膜調整・移植技術など，体外受精・胚移植のすべての因子が関与しており，胚が子宮内膜に着床できるかどうかは，これら技術の集大成である．胚移植を行った後は，着床は医師やエンブリオロジストの手を離れた場所で進んでいき，胚にとっては，分娩までの長い旅がそこから始まる．このことに思いを馳せ，胚移植操作は，全神経を集中して，丁寧に行うことがきわめて大切であることを強調する．

■文献
1) Gardner RJM, Sutherland GR, Shaffer LG. Gametogenesis and conception, pregnancy loss and infertility. In: Gardner RJM, et al. Editors. Chromosome abnormalities and genetic counseling 4$^{th}$ ed. New York: Oxford University Press; 2012. p. 377-402.
2) Achache H, Revel A. Endometrial receptivity markers, the journey to successful embryo implantation. Hum Reprod Update. 2006; 12: 731-46.
3) Mirkin S, Arslan M, Churikov DF, et al. In search of candidate genes critically expressed in the human endometrium during the window of implantation. Hum Reprod. 2005; 20: 2104-17.
4) Genbacev OD, Prakobphhol A, Foulk R. Trophoblast L-selectin-mediated adhesion at the maternal-fetal interface. Science. 2003; 299: 405-8.
5) Lessy BA, Young SL. The structure, function, and evaluation of the femal reproductive tract. In: Strauss III JF, et al. Editors. Yen and Jaffe's reproductive endocrinology: physiology, pathophysiology, and clinical management. 7th ed. Philadelphia: Saunders, an imprint of Elsevier; 2014. p. 192-235.
6) Ruiz-Alonso M, Blesa D, Diaz-Gimeno P, et al. The endometrial receptivity array for diagnosis and personalized embyo transfer as a treatment for patients with repeated implantation failure. Fertil Steril. 2013; 100: 818-24.
7) Casper RF. It's time to play attention to the endometrium. Fertil Steril. 2011; 95: 519-21.

【原　鐵晃】

【1】ART の基本

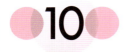

# 黄体機能と着床

　黄体機能の定義は非常に曖昧である．プロゲステロン（黄体ホルモン）自体が黄体機能の維持・初期妊娠に重要な役割を担うことに間違いはないが，その詳細については不明な部分も多い．本項では，黄体機能と着床のメカニズムを概説する．

## A　黄体機能不全の定義

### 1　黄体機能不全と implantation window

　妊娠に必要な子宮内膜成熟準備と，妊娠成立とその維持に充分な黄体ホルモン活性を維持するのが黄体機能である．1949 年に Jones らが黄体機能不全の概念を初めて提唱した[1]．彼らは「黄体機能が欠損し，その結果不妊や流産に陥る状態」と定義しているが，世界的コンセンサスは得られていない．
　また，月経周期の 20 〜 24 日目の子宮内膜は胚を受容可能で，この時期以外の子宮内膜はたとえ着床時期にある胚盤胞でも受容しないと言われる[2]．この限定的期間は implantation window と呼ばれ，初期胚が着床可能な時期と子宮内膜が胚を受容可能な時期との一致が妊娠成立に重要であることを示している．黄体機能不全の病態には，この implantation window 自体の発現が弱いか存在しない場合（量的異常），implantation window が時間的ずれ frame shift を起こして妊娠に至らない状態（子宮内膜成熟の促進や遅延といった時間的異常）の 2 つのパターンがある（図 1-62）．implantation win-

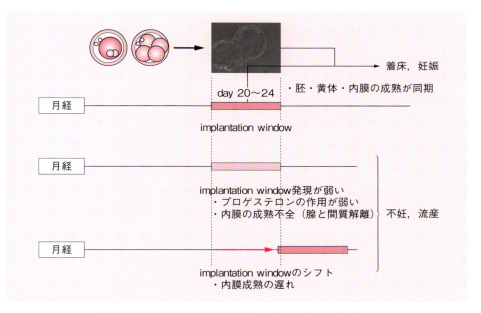

●図1-62●黄体機能不全と implantation window

dow 発現の直接的調節因子はプロゲステロンとエストラジオールだけであるので，このホルモン分泌の量的異常ばかりでなく，分泌のタイミングといった時間的異常も考慮し治療する必要がある．実際には，初期胚の発育速度に個人差はそれほどなく，子宮内膜の成熟状態をいかに初期胚発育に合わせるかが黄体機能不全治療の鍵となる．

## 2 黄体機能不全の診断

黄体機能不全の診断法を図1-63にまとめた．黄体期中期の血中プロゲステロン測定では黄体機能の量的異常は把握できる．implantation window 発現の時間的異常を捕捉する意味で子宮内膜日付診は gold standard であり，Noyes らが1950年に初めて報告[3]した．患者の子宮内膜の一部を採取して得られた子宮内膜の組織像をもとに，予め作成した基準で内膜成熟度を日付で表す方法である．子宮内膜成熟度の客観的指標として優れており，3日以上ずれると妊娠例が存在しないという統計学的裏付けもある．しかし，内膜

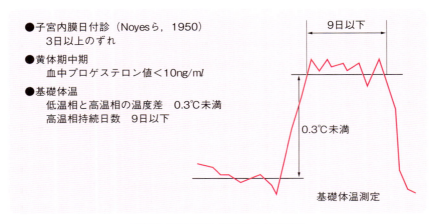

●図 1-63●黄体機能不全の診断法

採取に痛みを伴い，汎用できる簡便な検査法とは言えない．

　日付診以外で妊娠成績と最も密接な関係にある指標は基礎体温高温相の持続期間であり[4]，黄体機能の持続期間の判定に最も有用である．

## B 自然周期とその妊娠周期における黄体機能維持のメカニズム[5]

　視床下部・下垂体から分泌されるホルモンの影響下に進行する卵胞内組織（顆粒膜細胞，莢膜細胞），卵子，子宮内膜それぞれに起こる時間的変化をまず理解する．次にその変化を調節する因子を明らかにし，最後に三者の時間的相互関係を把握すると，黄体機能のメカニズムを理解しやすい．

　卵胞の最内層に存在する顆粒膜細胞は卵胞期にエストラジオールを，その周囲に位置する莢膜細胞は黄体期にプロゲステロンを分泌する．そのホルモンの影響下に，卵子は成熟分裂（2 回の減数分裂）・排卵（卵巣から腹腔内への放出）・受精（精子との細胞融合）・着床（子宮内膜への浸潤）へと進行し，子宮内膜は胚を受け入れる準備を行う．プロゲステロン分泌促進因子は，LH サージ（排卵期〜黄体期初期），pulsatile LH（黄体期中期から後期），hCG（黄体期末期以降），胎盤由来のプロゲステロン（妊娠 12 週以降）へと次々に変化していく．このように調節因子が変化しても，黄体機能の主役は常にプロゲステロンである（図 1-64）．

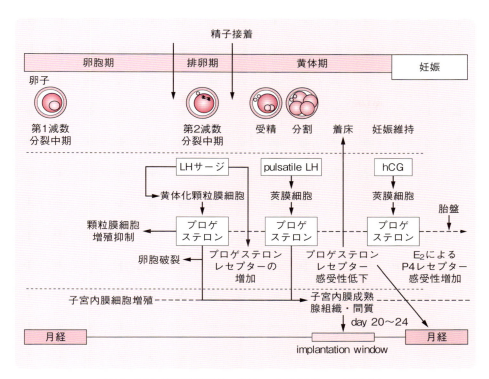

●図 1-64● 黄体機能維持の概念―自然周期での妊娠成立―

## 1 顆粒膜細胞と莢膜細胞に起こる変化（自然周期における内分泌変化）

### a）卵胞期

　下垂体から分泌される FSH の刺激で，直径 5 mm 程度の卵胞が直径 20 mm 程度まで成熟する．この発育過程で，顆粒膜細胞からのエストラジオール分泌が徐々に増加し，子宮内膜細胞の増殖を促す．莢膜細胞に取り込まれたコレステロールは LH 作用でテストステロンに変換される．このテストステロンは顆粒膜細胞に移動し，FSH 作用によりエストラジオールに変換される（図 1-65）．

　最近の GnRH アンタゴニスト投与の知見から，卵胞期後期の血中 LH 不足は卵子の減数分裂や受精能獲得に対して悪影響を与えることも明らかになっている．

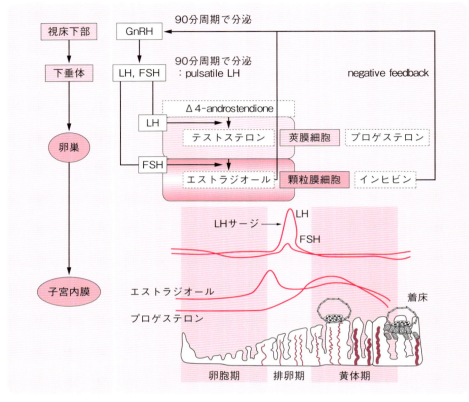

●図 1-65● 自然周期における内分泌動態

b）排卵期

卵胞径が 20 mm 程度に達すると，分泌が亢進したエストラジオールと GnRH の作用で下垂体から大量の LH が分泌され LH サージ現象が起こる．この LH サージを引き金に，排卵・着床に必要な現象が次々に出現する．LH サージは，黄体化顆粒膜細胞にプロゲステロン分泌を誘導し，プロゲステロンレセプターも発現させる．分泌されたプロゲステロン自身もその発現したレセプターを介して莢膜細胞のプロゲステロン分泌を促進する．妊娠成立には LH サージの持続時間が 24 時間あったほうがよく，その後のプロゲステロン分泌に好影響をもたらす．

この時期のプロゲステロンは以下の生理的作用もある．①卵子に受精能を

獲得させる（LHサージの開始から排卵までのプロゲステロン分泌を完全に抑制すると，卵子の減数分裂は正常に進行するが卵子は受精しない），②顆粒膜細胞の増殖抑制（血中エストラジオールの一時的低下），③卵胞破裂の誘発（タンパク分解酵素の誘導），④黄体のリモデリング（破裂卵胞の閉鎖と黄体形成）などである．

### c）黄体期

下垂体から分泌される pulsatile LH（一定のリズムでパルス状に分泌される LH）の作用で莢膜細胞からのプロゲステロン分泌が維持される．黄体期が進行しても卵胞のプロゲステロンレセプター数は変わらないが，レセプターの感受性低下が黄体を退縮させ，月経が開始する．

### d）妊娠初期

着床した絨毛細胞は hCG 産生を開始し，妊娠 4 週からは pulsatile LH に代わり黄体を持続的かつ強力に刺激する．hCG によるプロゲステロン分泌亢進の結果エストラジオール分泌も増加する．また，黄体期後期に一度感受性が低下したプロゲステロンレセプターはエストラジオールにより感受性が回復し，さらに，そのプロゲステロンレセプターを介して莢膜細胞のプロゲステロン分泌を亢進させる．この相乗効果で黄体機能を延長させる．

妊娠 12 週頃には，胎盤は妊娠維持に必要なレベルのエストラジオール・プロゲステロンを分泌し，hCG に依存しない妊娠維持が可能になる（閉経婦人でも妊娠維持が可能なのは，胎盤からこれらのホルモンが分泌されるためである）．

## 2　卵子に起こる変化[6]

1 個の卵母細胞が 2 回の減数分裂を起こし成熟した卵子になる．分裂した細胞の 1 つは卵子，もう 1 つは極体として囲卵腔に放出される（図 1-66）．

### a）胎児期から卵胞期まで（卵母細胞から第 1 減数分裂中期まで）

胎児期には生殖堤において原始生殖腺細胞が急激に増殖する．出生時には卵巣内の卵子は 1000 万から 100 万個程度まで減少し，性周期が確立される頃には数千個程度に落ち着く．エストラジオールの作用で原始卵胞から直径 5〜8 mm 程度の一次卵胞まで発育する．二次卵胞以降は FSH の作用で第 1 減数分裂中期まで成熟する．

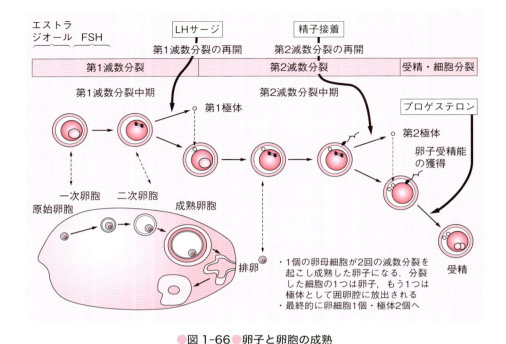

●図1-66● 卵子と卵胞の成熟

b）排卵期（第1減数分裂中期から第2減数分裂中期まで，受精能の獲得）

LHサージ前に第1減数分裂中期で停止していた減数分裂は，LHサージ刺激で再開し第2減数分裂中期まで卵子成熟が進む．LHサージ刺激により黄体化顆粒膜細胞から分泌されたプロゲステロンは卵子に受精能を獲得させる（受精能の本体は卵細胞質の成熟であり，最近の報告ではその他のステロイドホルモンも関与することが示唆されている）．

c）黄体期

透明帯への精子接着が刺激となって，第2減数分裂で停止していた卵子は分裂を再開し受精に向かう．LHサージ後36時間以上経過すると卵子は受精能を失う．

d）妊娠初期

透明帯からの脱出（排卵から5〜6日目），子宮内膜との接着（排卵後7日），内膜へ浸潤しhCG産生を開始する．

## 3 子宮内膜で起こる変化

### a）卵胞期
エストラジオール作用により内膜細胞が増殖する．この過程が不完全だと，その後の着床は成立しない．

### b）排卵期
プロゲステロン分泌開始で内膜細胞の増殖抑制と着床を目的とした成熟が開始する．

### c）黄体期
様々なホルモン・サイトカイン・成長因子・接着分子などが着床に関与している．implantation window の目安として pinopodes（電子顕微鏡で確認できる子宮内膜表面の膜状突出）が注目[7]されてきたが，最近の研究ではそれも疑問視されてきている[8]．接着分子（インテグリン，トロフィニン），LIF など物質や子宮内膜から分泌されるタンパクや子宮内膜に出現する遺伝子なども子宮内膜受容能の指標として候補にあがっているが，それらを臨床応用できる状態には達していない．着床には子宮内膜における腺組織と間質組織のバランスの取れた成熟も必要だが，多くの排卵誘発法ではこの成熟速度とバランスが乱され，黄体機能不全状態に陥る．

### d）妊娠初期
絨毛細胞の浸潤とその浸潤抑制のバランスを微妙にとりながら妊娠を維持する．

## C ART における黄体機能維持の特殊性[9]

子宮内膜日付診を中心に各排卵誘発法における黄体機能の特徴を概説する．

## 1 clomiphene

clomiphene は抗エストロゲン作用を有する．抗エストロゲン作用は視床下部においては GnRH 分泌リズムを正常化させ，正常排卵を促す．子宮では内膜の腺細胞と間質に萎縮をもたらす．しかし，エストラジオール補充で妊娠率は改善される．

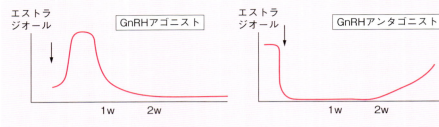

●図 1-67●GnRH 誘導体の薬理作用

## 2 hMG 療法，COS（controlled ovarian stimulation）など

### a）hMG 単独療法（内膜成熟促進と黄体期短縮）

過剰なエストラジオール分泌が，黄体期初期には 50％の症例に内膜成熟促進を，約 20％の症例に黄体の早期退縮をもたらす．hCG 投与により黄体期短縮は改善されるが，どの黄体補充法が適当かの結論は出ておらず，黄体補充の必要性も疑問視する報告もあり，hMG 療法に対する黄体ホルモン支持療法に関するエビデンスは存在しない．

### b）GnRH アゴニスト法（図 1-67，1-68）

GnRH アゴニストは視床下部の GnRH レセプターにまず結合し大量の FSH と LH を分泌させ一過性のエストラジオール過剰分泌（flare up 現象）を起こす．投与開始から 1 週間以上経過すると GnRH アゴニストの持続的作用で視床下部の GnRH レセプター数は激減し（ダウンレギュレーション），下垂体の LH 分泌が抑制されエストラジオール分泌も低下する（図 1-67）．GnRH アゴニストのロング法では治療前の黄体期中期から投与を開始するため，月経が開始する頃には内因性 LH 分泌はほぼ抑制された状態になる．

①卵胞期

GnRH アゴニストは直接顆粒膜細胞，莢膜細胞，子宮内膜にも働き，hCG 投与前のプロゲステロン分泌がない時期でも過剰な増殖像と分泌期初期の組織像へと誘導すると言われる．

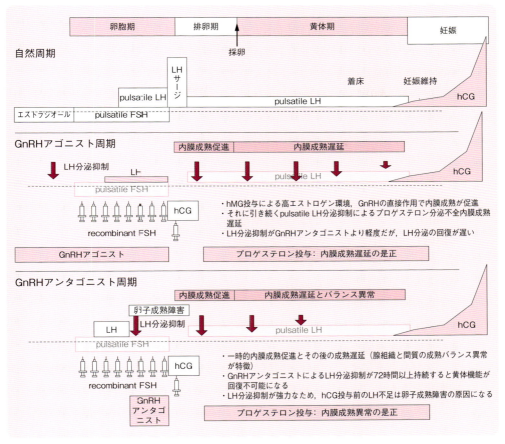

●図1-68● 排卵誘発法による黄体機能の違い

②排卵期（hCG投与時）

hMG投与でもたらされた高エストラジオール環境自体でも内膜成熟を早めるため，hCG投与から72時間は自然周期より50%の症例で内膜成熟が早い．hCG投与時の内膜日付診で3日以上早まると妊娠例がなくなると報告されているので注意が必要である（この対策は後述）．hCG投与直後からプロゲステロン分泌が始まることも内膜成熟に拍車をかけるため，採卵時期には90%以上の症例で内膜成熟が早くなると報告されている．

③黄体期

いったん子宮内膜の成熟は促進されるが，その後は内因性 LH 分泌抑制によるプロゲステロン分泌低下が子宮内膜成熟を遅らせる．最終的に，黄体期中期以降は内膜診の日付が 2〜4 日ほど遅れる．GnRH アゴニスト投与がその原因である．内因性 LH 分泌低下はエストラジオール分泌も低下させ子宮内膜からの出血などによる胚移植後の妊娠率低下を惹起する．プロゲステロンやエストラジオール補充，hCG 投与，hMG 投与量を減らすなどの工夫で妊娠率の向上が期待できる．

### c）GnRH アンタゴニスト法（図 1-68）

①卵胞期

GnRH アンタゴニストでは，卵胞期後期の LH 分泌抑制作用が投与直後から開始し GnRH アゴニストより強力なため卵子成熟障害を起こすことがある．特に，LH を全く含まない排卵誘発剤（リコンビナント FSH など）を使用するときは注意が必要である．

②排卵期と黄体期

GnRH アゴニストと同様に，採卵時期には子宮内膜成熟促進状態になり，その後成熟が遅延する．しかし，以下が異なる．排卵期以降において GnRH アンタゴニストによる LH 分泌抑制が 72 時間以上持続すると黄体は非可逆的変化をきたす（投与量は必要最低限が望ましい）．黄体期初期から中期の子宮内膜腺成熟の遅れが強く現れ，採卵 7 日後には内膜腺と内膜間質成熟の解離が起こる．hCG 投与の代わりに GnRH アゴニストも使用できる．OHSS 発生率は低下するが，妊娠率の低下も懸念されている．GnRH アンタゴニスト療法では排卵誘発直前の血中 LH レベルが高いと妊娠率が低下する特徴がある．

### d）人工子宮内膜周期[10]

人工内膜周期では，GnRH アゴニストで内因性の LH 分泌を完全に抑制し，増殖期のエストラジオール分泌パターンを人工的につくり，さらに，LH サージ後のプロゲステロン分泌も人工的に補充する．人工内膜周期では黄体が存在しないので，プロゲステロン補充法として hCG 投与は無効である．胎盤由来のプロゲステロン・エストラジオール分泌が確立されるまで（通常は妊娠 12 週程度まで，早発卵巣不全などは妊娠 20 週頃まで），エストロゲン・プ

ロゲステロン投与を続ける必要がある．

　人工内膜周期では，他の療法と異なり胚移植を早めあるいは遅めに行っても着床は可能なようである．しかし，メタアナリシスの結果から，エストロゲン単独補充は内膜が 8 mm 以上になるまで行い，プロゲステロン投与開始から分割胚は 3.5 日で，胚盤胞の場合は 4.5 日目とやや早めに移植すると最も高い妊娠率が得られると報告されている．

## D 不妊治療における黄体機能不全の治療理論

それぞれの排卵誘発法に関して概説する

### 1　clomiphene

　子宮内膜に対する clomiphene の抗エストロゲン作用をプレマリンやエストラーナで改善できる．

### 2　COS

　ART の場合，特に過排卵処置（高濃度のエストラジオール環境），GnRH アゴニスト・GnRH アンタゴニストの使用は，hCG 投与から採卵前後の内膜成熟促進とそれに引き続く内膜成熟遅延（GnRH アゴニストは内膜成熟の遅れ，GnRH アンタゴニストは卵子の成熟障害・内膜成熟の遅れと腺組織と間質の成熟度の解離）という黄体機能不全を呈する．さらに，GnRH アンタゴニストプロトコールでは，hCG 投与前の rhFSH に LH 成分（rhLH や低濃度 hCG）を追加し卵の成熟を正常化する工夫が必要である．

　a）内膜成熟促進への対策

　過排卵を避け，血中エストラジオールを下げる（hMG の 1 日投与量を減らすなど）．

　b）内膜成熟遅延への対策

　GnRH アゴニストや GnRH アンタゴニストを使用しないか，必要最低限使用する．

　黄体機能改善目的で，hCG やプロゲステロンを補充する．hCG はプロゲステロンと同等の治療効果しかなく卵巣過剰刺激症候群（OHSS）発生率が上昇するため，プロゲステロン投与を勧める報告が多い．場合によってはエ

ストラジオールを補充した場合がよいこともある.

■文献
1) Jones GES. Some newer aspects of the management of infertility. JAMA. 1949; 141: 1123.
2) Psychoyos A. Hormonal control of ovoimplantation. Vitam Horm. 1973; 31: 205-25.
3) Noyes RW, Hertig A, Rock J. Dating the endometrial biopsy. Fertil Steril. 1950; 1: 3-25.
4) Lessey BA, Castelbaum AJ, Wolf L, et al. Use of integrins to date the endometrium. Fertil Steril. 2000; 73: 779-87.
5) Stouffer RL. Progesterone as a mediator of gonadotropin action in the corpus luteum: beyond steroidogenesis. Hum Reprod Update. 2003; 9: 99-117.
6) Strauss JF Ⅲ, Williams CJ. The ovarian life cycle disorders of sexual development. In: Strauss JF Ⅲ, Barbieri RL, editors. Yen and Jaffe's Reproductive Endocrinology: Physiology, Pathophysiology, and Clinical Management. 5th ed. Philadelphia: Elservier Saunders; 2004. p.213-44.
7) Martel D, Frydman R, Glissant M, et al. Scanning electron microscopy of postovulatory human endometrium in spontaneous cycles and cycles stimulated by hormone treatment. J Endocrinol. 1987; 114: 319-24.
8) Quinn C, Ryan E, Claessens EA, et al. The presence of pinopodes in the human endometrium does not delineate the implantation window. Fertil Steril. 2007; 87: 1015-21.
9) Devroey P, Bourgain C, Macklon NS, et al. Reproductive biology and IVF: ovarian stimulation and endometrial receptivity. Trends Endocrinol Metab. 2004; 15: 84-90.
10) Nawroth F, Ludwig M. What is the 'ideal' duration of progesterone supplementation before the transfer of cryopreserved-thawed embryos in estrogen/progesterone replacement protocols? Hum Reprod. 2005; 20: 1127-34.

【沖　利通・堂地　勉】

# 2
## ARTの実践

【2】ART の実践

# 1 体外受精・ICSI の適応

　わが国では年間4万人以上の児が体外受精（IVF）および ICSI により出生したと報道されており，体外受精，ICSI は不妊治療の中で大きな役割を占めている．体外受精の開始以来30年以上が経過し，その発展により妊娠率は向上し，適応も拡大している．体外受精の適応は日本産科婦人科学会より公布された「体外受精・胚移植に関する見解」に示されている（表2-1)[1]．その解説によれば，体外受精の適応となる疾患は卵管性不妊，乏精子症，免疫性不妊，原因不明不妊などであり，本法以外の治療によっては妊娠の可能性がないかきわめて低いと判断されるものと記されている．また，実施に際しては，わが国における倫理的・法的・社会的基盤に充分配慮し，本法の有効性と安全性を評価した上でこれを施行することとされている．本法の実施に際しては遺伝子操作を行わないことが条件として示されている．

## A 体外受精の適応

　体外受精を行う際には患者の詳細な不妊因子の検索が必要である．体外受精の開始当初は卵管因子がその適応であったが，現在は本療法の他の不妊因子への有効性が確認され，適応が拡大されている．体外受精の適応となる疾患は卵管の欠損あるいは閉塞，卵管形成術の不成功，予後不良な骨盤内疾患，重度の男性因子，重度の子宮内膜症，卵巣機能不全，排卵誘発治療が奏効しない排卵障害，一般不妊治療が奏効しない原因不明不妊などがあげられる[2]

● 表 2-1 ● 体外受精・胚移植に関する見解[1]

> 　体外受精・胚移植（以下，本法と称する）は，不妊の治療，およびその他の生殖医療の手段として行われる医療行為であり，その実施に際しては，わが国における倫理的・法的・社会的基盤に十分配慮し，本法の有効性と安全性を評価した上で，これを施行する．
>
> 1. 本法はこれ以外の治療によっては妊娠の可能性がないか極めて低いと判断されるもの，および本法を施行することが，被実施者またはその出生児に有益であると判断されるものを対象とする．
> 2. 実施責任者は，日本産科婦人科学会認定産婦人科専門医であり，専門医取得後，不妊症診療に2年以上従事し，日本産科婦人科学会の体外受精・胚移植の臨床実施に関する登録施設において1年以上勤務，または1年以上研修を受けたものでなければならない．また，実施医師，実施協力者は，本法の技術に十分習熟したものとする．
> 3. 本法実施前に，被実施者に対して本法の内容，問題点，予想される成績について，事前に文書を用いて説明し，了解を得た上で同意を取得し，同意文書を保管する．
> 4. 被実施者は，挙児を強く希望する夫婦で，心身ともに妊娠・分娩・育児に耐え得る状態にあるものとする．
> 5. 受精卵は，生命倫理の基本に基づき，慎重に取り扱う．
> 6. 本法の実施に際しては，遺伝子操作を行わない．
> 7. 本学会会員が本法を行うにあたっては，所定の書式に従って本学会に登録，報告しなければならない．
>
> （平成26年6月）

（表2-2）．IVFには多胎，卵巣過剰刺激症候群，医療費の増加，児の異常の軽度の増加などの弊害があるため卵管の疎通性が保たれており，重度の男性不妊でなければ待機療法を含めた充分な一般不妊治療を行った後でIVFの

● 表 2-2 ● 体外受精の適応[2]

- 卵管の欠損あるいは閉塞
- 卵管形成術の不成功
- 予後不良な骨盤内疾患
- 重度の子宮内膜症
- 卵巣機能不全
- 排卵誘発治療が奏効しない排卵障害
- 一般不妊治療が奏効しない原因不明不妊

適応を考慮すべきである[3]．IVFの適応がある患者でもIVF施行前の不妊因子の治療は自然妊娠をきたす確率を上げ，IVFの妊娠率も上昇させるため，必ず行うべきである．

卵管の疎通性が保たれており重度の男性不妊でなければ，通常3〜6周期の排卵誘発を伴った人工授精を行うことが推奨される[3]．若い患者では一般不妊治療により1年間で90％の妊娠率が期待されるが，高年齢の患者では時間は貴重であり，40歳以上の患者では最初にIVFを提示するのも間違いではないかもしれない[3]．

IVFの成功率と最も関係するのが患者の年齢である[3]．40歳を超えると採取できる卵の数が減少し，卵の質も低下するといわれており，40歳を超えるまでにIVFを始めるべきである．年齢の高い患者では妊娠しても流産となる確率も高い．月経3日目のFSHが高い患者は体外受精の成功率が低くなると報告されている[4]．1回の周期でFSHが20 mIU/m$l$を超えても他の周期では正常値であった場合はIVFで6％の妊娠率があり，2回以上連続してFSHが高値の場合は妊娠例はなかったとの報告があり[5]，FSHは複数の周期で測定する必要がある．FSHは測定キットにより3倍以上の測定値の変動があることに留意する必要があるが，連続してFSH値が非常に高値の場合はIVFの成功率が低いことを患者に周知する必要がある．

月経3日目のエストラジオール値が高い場合もIVFの成功率の低下と関連があることが示されている．エストラジオール値の高値は未熟な卵成熟や卵胞数の減少と関係があるといわれており，エストラジオールが30 pg/m$l$以上ではIVFによる妊娠率が低下し[6]，75 pg/m$l$以上では妊娠例がなかったとの報告がある．

35歳以上の患者では月経3日目のFSHとエストラジオールを測定し，FSHが20 mIU/m$l$以上あるいはエストラジオールが100 pg/m$l$以上の周期ではIVFを行わないことが推奨される[3]．卵巣予備能の検査では，clomiphene challenge testや前胞状卵胞の測定，卵巣体積の測定，inhibin Bの測定，anti-Müllerian hormone値の測定が有用であるとの報告がある[7-12]．卵のdonationを行えば年齢による妊娠率の低下はないと考えられているが，卵のdonationはわが国では認められていない．

卵管水腫がIVFの妊娠率を下げることは知られている．IVFを行う前に

卵管水腫の摘出を行うと妊娠率が上がるという報告があり[13]，IVF 施行前の卵管水腫の摘出は推奨される．卵管水腫の内容液の炎症性成分が受精卵に影響したり，子宮内膜の着床能に影響する可能性がある．

子宮筋腫の IVF の妊娠率への影響は不明であるが，子宮内腔の変形をきたす子宮筋腫は IVF 施行前に摘出することが多い．喫煙も妊娠率の低下をきたすため IVF 施行前に禁煙を指導する．

## B　ICSI の適応

ICSI は conventional IVF が不適当と考えられる男性不妊に行われる．ICSI の適応についても日本産科婦人科学会より見解が出されている（表2-3）[14]．その見解によれば ICSI は男性不妊や受精障害など本法以外の治療によっては妊娠の可能性がないかきわめて低いと判断される夫婦を対象とするとされている．

ICSI を行う前に，精液検査，精子奇形率の検査，泌尿器科的検査を行うことが必要である．ICSI の適応となる疾患は運動精子濃度が $2\times10^6/ml$ 以下，抗精子抗体陽性による不妊，conventional IVF での反復する受精障害，精子数に限りがある凍結精子，治療不可能な男性精路閉塞，奇形精子が 95％以上，

●表 2-3●顕微授精に関する見解[14]

顕微授精（以下，本法と称する）は，高度な技術を要する不妊症の治療行為であり，その実施に際しては，わが国における倫理的・法的・社会的基盤に十分配慮し，本法の有効性と安全性を評価した上で，これを実施する．本法は，体外受精・胚移植の一環として行われる医療行為であり，その実施に際しては，本学会会告「体外受精・胚移植に関する見解」を踏まえ，さらに以下の点に留意して行う．

1. 本法は，男性不妊や受精障害など，本法以外の治療によっては妊娠の可能性がないか極めて低いと判断される夫婦を対象とする．
2. 本法の実施にあたっては，被実施者夫婦に，本法の内容，問題点，予想される成績について，事前に文書を用いて説明し，了解を得た上で同意を取得し，同意文書を保管する．
3. 本学会会員が本法を行うにあたっては，所定の書式に従って本学会に登録・報告しなければならない．

（平成 18 年 4 月）

● 表 2-4 ● ICSI の適応[15]

- 運動精子濃度が $2 \times 10^6$/ml 以下
- 抗精子抗体陽性による不妊
- conventional IVF での反復する受精障害
- 精子数に限りがある凍結精子
- 治療不可能な男性精路閉塞
- 奇形精子が 95% 以上
- 精子と卵の受精障害をきたす精子異常

精子と卵の受精障害をきたす精子異常などがあげられる（表 2-4）[15].

Cochran Review では精液所見が良好な患者に ICSI を行っても conventional IVF と受精率，妊娠率に差はないと述べられている[16]が，ボーダーラインの精液所見の男性では ICSI のほうが受精率は高い．ICSI は精巣生検により採取されたモザイクでない Kleinfelter syndrome や抗がん剤治療後の無精子症患者にも有効であると報告されている[17]．しかし，精液所見は正常であるが卵子の異常を認める患者に ICSI を行っても受精率の改善はみられないと報告されている[18,19]．conventional IVF で受精しなかった卵に rescue ICSI を行っても成功することはまれで，受精異常や児の異常が起こる可能性が高いことに関心がもたれている[20,21]．原因不明不妊の患者に ICSI と conventional IVF を split で行うことで妊娠率を向上させたとの報告があるが，ボーダーラインの精液所見の男性への split は無効であったと報告されている[22]．

■ 文献
1) 体外受精・胚移植に関する見解. 日産婦誌. 2015; 67: 1714.
2) Hull MGR. Infertility treatment: Relative effectiveness of conventional and assisted conception methods. Hum Reprod. 1992; 7: 785.
3) Paulson P. In Vitro Fertilization. 2007 up to date. www.uptodate.com
4) Toner JP, Philput CB, Jones GS, et al. Basal follicle-stimulating hormone level is a better predictor of in vitro fertilization performance than age. Fertil Steril. 1991; 55: 784.
5) Martin JS, Nisker JA, Tummon IS, et al. Future in vitro fertilization pregnancy potential of women with variably elevated day 3 follicle-

stimulating hormone levels. Fertil Steril. 1996; 65: 1238.
6) Licciardi FL, Liu HC, Rosenwaks Z. Day 3 estradiol serum concentrations as prognosticators of ovarian stimulation response and pregnancy outcome in patients undergoing in vitro fertilization. Fertil Steril. 1995; 64: 991.
7) Hendriks DJ, Broekmans FJ, Bancsi LF, et al. Repeated clomiphene citrate challenge testing in the prediction of outcome in IVF: a comparison with basal markers for ovarian reserve. Hum Reprod. 2005; 20: 163.
8) Jain T, Soules MR, Collins JA. Comparison of basal follicle-stimulating hormone versus the clomiphene citrate challenge test for ovarian reserve screening. Fertil Steril. 2004; 82: 180.
9) Hazout A, Bouchard P, Seifer DB, et al. Serum antimullerian hormone/mullerian-inhibiting substance appears to be a more discriminatory marker of assisted reproductive technology outcome than follicle-stimulating hormone, inhibin B, or estradiol. Fertil Steril. 2004; 82: 1323.
10) Muttukrishna S, Suharjono H, McGarrigle H, et al. Inhibin B and anti-Mullerian hormone: markers of ovarian response in IVF/ICSI patients? BJOG. 2004; 111: 1248.
11) Hendriks DJ, Mol BW, Bancsi LF, et al. Antral follicle count in the prediction of poor ovarian response and pregnancy after in vitro fertilization: A meta-analysis and comparison with basal follicle-stimulating hormone level. Fertil Steril. 2005; 83: 291.
12) Kwee J, Schats R, McDonnell J, et al. The clomiphene citrate challenge test versus the exogenous follicle-stimulating hormone ovarian reserve test as a single test for identification of low responders and hyperresponders to in vitro fertilization. Fertil Steril. 2006; 85: 1714.
13) Johnson NP, Mak W, Sowter MC. Surgical treatment for tubal disease in women due to undergo in vitro fertilisation. Cochrane Database Syst Rev. 2004; CD002125.
14) 顕微授精に関する見解. 日産婦誌. 2015; 67: 1719.
15) Miller K. Intracytoplasmic sperm injection. 2007 up to date. www.uptodate.com
16) van Rumste MM, Evers JL, Farquhar CM. Intra-cytoplasmic sperm injection versus conventional techniques for oocyte insemination during in vitro fertilisation in patients with non-male subfertility. Cochrane Database Syst Rev. 2003; CD001301.
17) Damani MN, Masters V, Meng MV, et al. Postchemotherapy ejaculatory azoospermia: Fatherhood with sperm from testis tissue with

intracytoplasmic sperm injection. J Clin Oncol. 2002; 20: 930.
18) Gabrielsen A, Petersen K, Mikkelsen AL, et al. Intracytoplasmic sperm injection does not overcome an oocyte defect in previous fertilization failure with conventional in-vitro fertilization and normal spermatozoa. Hum Reprod. 1996; 11: 1963.
19) Tomas C, Orava M, Tuomivaara L, et al. Low pregnancy rate is achieved in patients treated with intracytoplasmic sperm injection due to previous low or failed fertilization in in-vitro fertilization. Hum Reprod. 1998; 13: 65.
20) Nagy ZP, Staessen C, Liu J, et al. Prospective, auto-controlled study on reinsemination of failed-fertilized oocytes by intracytoplasmic sperm injection. Fertil Steril. 1995; 64: 1130.
21) Morton PC, Yoder CS, Tucker MJ, et al. Reinsemination by intracytoplasmic sperm injection of 1-day-old oocytes after complete conventional fertilization failure. Fertil Steril. 1997; 68: 488.
22) Hershlag A, Paine T, Kvapil G, et al. In vitro fertilization-intracytoplasmic sperm injection split: an insemination method to prevent fertilization failure. Fertil Steril. 2002; 77: 229.

【清水康史・久保田俊郎】

【2】ARTの実践

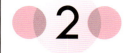

# 外来管理法

## A 卵巣刺激法

　ARTにおいては，体外培養法を用いない限り，採卵時に第2減数分裂中期である成熟卵を得ることが要となる．充分な発育能力を持った成熟卵を1つ得ることができれば，充分妊娠可能であるが，現状の体外培養環境などを考えると，複数値，少なくとも5個以上の成熟卵が得られたほうが，妊娠効率は高い[1]．また初期胚では，単一胚移植よりも複数個移植したほうが妊娠率が高いのも事実である[2]．それゆえに，ARTの卵巣刺激法は，自然周期での採卵から始まった[3]が，クエン酸クロミフェン clomiphene citrate（CC）＋hCG，CC＋hMG＋hCG，hMG＋hCGと採卵数を増やす方向で変遷してきた．しかし，これらの刺激法は，LHサージの抑制が不充分なため，超音波断層法検査による卵胞径のモニタリングや血中エストロゲン値，LH値などの測定が不可欠で，煩雑であることと，適切な採卵のタイミングを取ることがしばしば困難でキャンセル率が高く，妊娠率が低値であった．ゴナドトロピンのみの卵巣刺激では20％に premature LH サージが認められるとされている[4]．premature LH サージを抑制するために導入されたのが，GnRH アゴニストである．GnRH アゴニストは，ゴナドトロピン投与中の内因性の premature LH サージを抑制することによって，hCG 投与のタイミング，ひいては採卵のタイミングを調節でき，かつ多数の卵を採卵することが可能で，キャ

ンセル率を低下させ，妊娠率を高めることが可能になった[5]．現在，GnRHアゴニストの長期法（ロング法）は国内，国外を問わず最も用いられている方法である．しかし，この方法は，hMGの投与量が増大することや，GnRHアゴニストの長期投与によりコストが増大することや，poor responderには有効ではないことや，多嚢胞性卵巣症候群などのhigh responderでは卵巣過剰刺激症候群 ovarian hyperstimulation syndrome（OHSS）を起こしやすかったりするので，最近では，GnRHアンタゴニスト法や，friendly IVFとしてCCを用いた方法などの割合も多くなってきている．

卵巣の反応性は，患者によって異なるため，卵巣刺激を行うにあたっては，個人個人の卵巣の反応性を把握し，それぞれの卵巣刺激法の特性を理解し，個人個人に合った卵巣刺激法を選択する必要がある．最近ではオーダーメイドの卵巣刺激法として認知されつつある．

卵巣予備能は必ずしも，暦年齢と一致しないが，一般に30歳代後半より，卵巣機能が低下し，妊孕性が低下していくことは事実である[6]．38歳で，ラインを引いてよいと思われる[7]が，個人差が大きく30歳代後半はグレーゾーンである．卵巣の反応性，すなわち卵巣予備能を評価する方法は，従来からいくつかあげられている．年齢，喫煙の有無，基礎体温の卵胞期の短縮，月経周期3日目の血中FSH基礎値，血中エストラジオール値，血中インヒビンB値，血中anti-Müllerian hormone（AMH）値，CC challenge test（CCCT）などの刺激試験，超音波断層法検査による月経周期3日目の5 mm未満の卵胞数 antral follicle count（AFC）や卵巣容量などである．これらの検査を用いても，明確に分類することは困難であるが，低反応群，正常群，高反応群に分類して，卵巣刺激を選択する．より確実であると思われる情報は，前回卵巣刺激に対する卵巣の反応性である．

詳細は，〔1〕-6 卵巣予備能の評価の頁を参照されたい．月経周期3日目の血中FSH基礎値が8～10 IU/$l$を超える場合[8-10]や月経周期3日目の血中エストロゲン値が，75～80 pg/m$l$を超える場合[11,12]は，卵巣予備能の低下が示唆されている．血中エストロゲン値が，75～80 pg/m$l$を超える場合，FSH値が正常範囲内であっても，IVFの妊娠例は少なくなる[12]．FSH基礎値の上昇は，卵巣予備能力低下の初期マーカーではなく，すでに卵巣予備能が低下していることを示すもので，卵巣刺激に反応しにくいことが多い．卵胞期初

期から分泌されるインヒビンBは，卵胞の発育数を下垂体に伝達し，FSHの分泌を調節していると考えられている[13]が，卵巣機能が低下すると，まず，インヒビンBが低下し[14]，FSHが上昇してくる．月経周期3〜5日目のインヒビンBは，GnRHアゴニストで，下垂体の抑制がかかっていても参考になるといわれている[15]．最近では，月経周期5日目のAMHの低下も卵巣予備能のマーカーとして，認知されている[16]．また，CCCT[17]や，exogenous FSH ovarian reserve test（EFORT）[18]や，GnRH agonist stimulation test[19]など，刺激して内分泌予備能を検討する方法も報告されているが，手技が若干煩雑になる．簡便な方法としては，月経周期3日目頃の，2〜6 mmのAFCが，年齢非依存的に卵巣予備能と関連があるといわれている[20]．

## B 正常群に対する卵巣刺激法

卵巣の反応性が正常な場合，どんな方法を用いてもよいと思われるが，基本的には，GnRHアゴニストによる長期法を選択する．短期法（ショート法）に比べて成績がよいことが報告されている[21]．図2-1にGnRHアゴニスト法（長期法）の1例を示す．前周期にホルモン採血を行い，卵巣予備能を確認しておく．正常範囲内であれば，長期法を選択する．まず，経口避妊薬 oral contraceptive（OC）を14〜28日間投与する．一相性低用量ピルが望ま

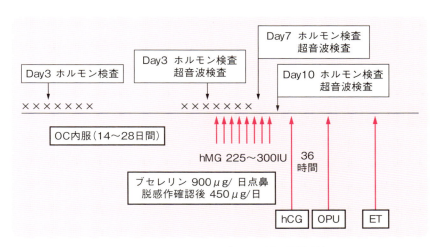

●図2-1●GnRHアゴニスト法（長期法）

しい．OC を投与することによって，baseline ovarian cyst の形成を抑制することこと，妊娠周期に GnRH アゴニストを使用する心配がないこと，胞状卵胞のサイズが均一化すること，ある程度採卵日を調整することができることなどの利点があげられる．OC とブセレリンは5日間ほどオーバーラップして使用する．ただし，高齢者の場合，OC を用いると，卵巣の反応性がさらに低下するといわれているので，注意を要する．OC を用いない場合は，高温相中期からブセレリンの経鼻投与を開始する．

　月経周期3日目頃に来院してもらい，ホルモン採血および超音波検査を行う．まず，ブセレリンによる下垂体の脱感作が完了しているかを確認する．すなわち，血中エストラジオール値が 80 pg/m$l$ 未満であること，子宮内膜が薄くなっていること，baseline ovarian cyst（直径 10 mm 以上）がないことを確認する．baseline ovarian cyst は GnRH アゴニストの flare up によるものであるが，これが存在すると，卵巣刺激の効果[22]や妊娠率などが低下するという報告もあれば，関連がないとする報告もある[23]．血中エストラジオール値が 80 pg/m$l$ 未満であれば，baseline ovarian cyst を吸引してから，卵巣刺激を開始する．

　下垂体の脱感作が完了してからは，ブセレリンの投与量を半量にする．ゴナドトロピンを連日投与し，一般に，直径 18 mm の卵胞が少なくとも2つ以上確認できたら，hCG 5000〜10000 単位投与して，34〜36 時間後に採卵する．

　長期法で妊娠しなかった場合や，不良胚が多い場合，次回の卵巣刺激法は，アンタゴニスト法などを選択する．Cochrane database[24]によると，アンタゴニスト法と長期法とでは，生産率に差は認められず，アンタゴニスト法で有意に OHSS の発生頻度が少ないことが示されている．

## C 低反応群に対する卵巣刺激法

　卵巣予備能が低下している場合，GnRH アゴニストによる短期法か，アンタゴニスト法を選択する．ゴナドトロピンに対する反応が悪い場合は，CC 療法を選択する．短期法は，卵胞期初期に GnRH アゴニストの flare up 効果を利用して，卵胞発育を促進させ発育卵胞数の増加と最終的には下垂体の脱感作を期待するものだが，卵胞初期の LH の上昇が卵の質に悪影響を与えるとされている．

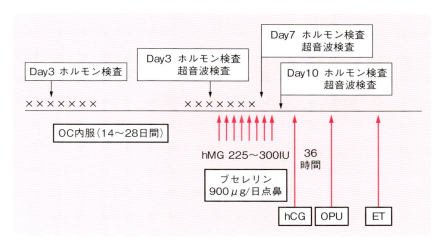

●図 2-2●GnRH アゴニスト法（短期法）

　図 2-2 に GnRH アゴニストによる短期法を示す．まず，長期法と同様に OC を 14～28 日間投与し，消退出血が発来した時点で，ブセレリンの投与を開始し，月経周期 3 日目頃に来院してもらい，ホルモン採血および超音波検査を行う．ホルモン環境が，初期化していることを確認する．すなわち，血中エストラジオール値が 80 pg/ml 未満であること，子宮内膜が薄くなっていること，baseline ovarian cyst（直径 10 mm 以上）がないことを確認する．ゴナドトロピンを連日投与し，一般に，直径 16 mm の卵胞が少なくとも 2 つ以上確認できたら，hCG 5000～10000 単位投与して，35～36 時間後に採卵する．長期法よりやや早めに hCG の投与を行う．また，ゴナドトロピンに反応する症例では GnRH アンタゴニスト法を選択してもよい．

　CC 療法（図 2-3）は，寺元ら[25]が詳しいが，月経周期 3 日目に来院してもらい，ホルモン採血および超音波検査を行う．ホルモン環境が，初期化していることを確認する．すなわち，血中エストラジオール値が 80 pg/ml 未満であること，baseline ovarian cyst（直径 10 mm 以上）がないことを確認する．異常がある場合は，カウフマン療法を施行する．FSH が 15 mIU/ml を超える場合も，カウフマン療法を施行したほうがよい．CC 50 mg を連日投与し，月経 8 日目に卵胞径，血中エストラジオール値，LH 値を測定し，複数個卵胞が発育する可能性がある症例では，hMG 150 単位を隔日投与し，月経

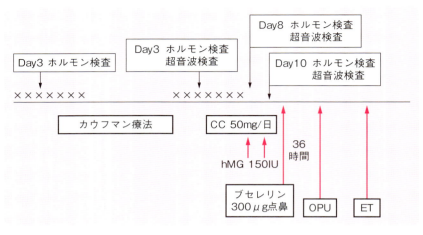

●図 2-3●CC 療法

10 日目以降に，主席卵胞径 18 mm 以上，血中エストラジオール値が，卵胞当たり 300 pg/ml 以上をめどにして，採卵 34 時間前に GnRH アゴニストを，1 時間ごとに 1 回ずつ噴霧する．排卵の trigger に，GnRH アゴニストを使用した場合，黄体補充療法は必須である．

### D 高反応群に対する卵巣刺激法

　高反応群は多嚢胞性卵巣症候群 polycystic ovary syndrome（PCOS）であることが多いので，卵巣刺激前に，インスリン抵抗性指数 homeostasis model assessment insulin resistance index（HOMA-R）[26]などを測定し，空腹時血糖（mg/dl）×空腹時血中インスリン濃度（μU/ml）/405 が，1.6 を超える場合は，インスリンへの抵抗性が高いとして，メトフォルミンを 500～2000 mg/日投与しておく．高反応群の場合，卵巣過剰刺激症候群（OHSS）の発症が問題となる．OHSS 発症のリスクを下げるための 1 つの方法として，GnRH アンタゴニスト法に GnRH アゴニストを卵子の最終成熟の trigger として用いる方法が推奨されている[27,28]．この場合，最終 GnRH アンタゴニスト投与から 8 時間以上経過していることが必要である．ただし，Cochrane database によると，アンタゴニスト法において，GnRH アゴニストを卵子の最終成熟の trigger として用いた場合，hCG に比べて，生産率が

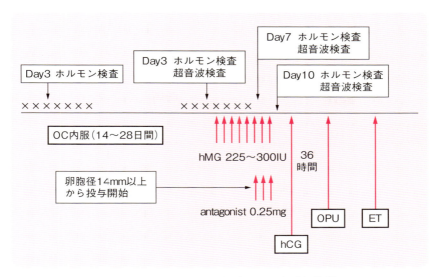

●図2-4●GnRHアンタゴニスト法（変動法）

低下するのでOHSSの危険がない限りルーチンに用いるべきではないとしている[29]．GnRHアンタゴニスト法には，3 mgを1回投与する1回投与法と，0.25 mgを連日投与する複数回投与法とがある．妊娠率に有意差はないが，1回投与法では，内因性のLHが過度に抑制され，悪影響を及ぼす可能性がある．また，卵巣刺激6日目に投与する固定法と，卵胞径が14 mmを超えた時点から投与する変動法とがある．変動法のほうが妊娠率は高い[30]．症例によっては，14 mmより前にアンタゴニストを投与しなければならない場合もある．直径18 mmの卵胞が少なくとも2つ以上確認できたら，GnRHアゴニスト（あるいはhCG）を投与して，35～36時間後に採卵する．hCGを投与する場合は5000単位未満が望ましい．GnRHアンタゴニストの投与は，hCG投与の30時間以内まで継続しなければならない．また，アンタゴニスト投与時から，FSH/hMGに加えて，少量のhCG 50単位を併用して，小卵胞を閉鎖に陥らせ，卵巣過剰刺激症候群を軽減させる方法もある[31]．

## E ゴナドトロピン製剤について

卵巣刺激初期には，recombinant FSHを用いて，徐々にLH成分が含まれ

るhMG製剤に変えていく方法が，生理的なゴナドトロピンの分泌に近いが，LH高値の症例では，最後までFSH製剤を用いる．投与量は症例によるが，卵巣の反応性が正常の場合，225単位を基本する．低反応の場合，300〜450単位用いることもある．高反応な場合，150単位である．長期法において，recombinant FSHのhMGに対する優位性は特に証明されていない[32]．

## F 卵胞発育のモニタリング

卵巣刺激4日目，卵胞径の計測と数の確認と，血中エストラジオール値，プロゲステロン値，LH値を測定し，ゴナドトロピンの投与量を調節する．血中エストラジオール値が上昇しない症例や，途中で低下する症例ではキャンセルしたほうがよい．OHSSを起こしそうな症例では，ゴナドトロピンの投与をスキップして，coastingを行う[33]．

## G 黄体期管理

黄体は，LHの持続した作用により維持されるので，GnRHアゴニスト，アンタゴニストを使用した場合，LHの分泌は抑制されてしまうため，黄体補充療法は必ず必要である．また，hMG周期の場合，持続した高エストロゲン状態は，さらにLHの分泌を抑制しやすい．ARTでは，採卵時に顆粒膜細胞を吸引してしまうことも黄体機能不全に陥りやすい原因の1つである[34]．実際に，GnRHアゴニストを使用した場合も，実際にhCG黄体補充を行ったほうが妊娠率が高いことは証明されている[35,36]．黄体補充は，プロゲステロンを補充する方法と，hCGで黄体を刺激する方法とがある．

また，hCG投与とプロゲステロン投与では，GnRHアゴニストを使用した周期では，hCGを投与したほうが，明らかに妊娠率が高い．しかし，OHSSの頻度が上昇する[37]ので，漫然とhCGを投与してはならない．ガイドライン婦人科外来編[38]によると，ARTの卵巣刺激中にOHSSのリスクが高いと判断したら，ルテアールサポートにhCGを使用しないようにと，レベルAで推奨されている．OHSSの発症のリスクが高い症例では，hCGは使用せず，プロゲステロンを投与する[36]．プロゲステロンの投与経路は，経口，筋注，経腟とがあるが，妊娠率は，筋注＞経腟＞経口の順で高い[39]．妊娠反応陽性の場合，妊娠7週頃まで，黄体補充を継続することが多い．図2-5に各

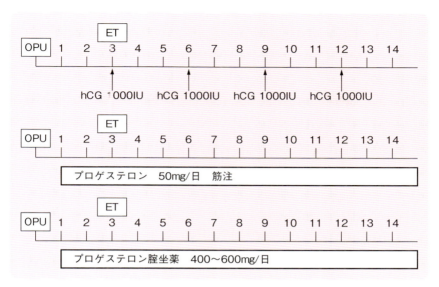

●図 2-5●黄体補充療法

黄体補充療法を示すが,それぞれ併用して行うこともある.

エストラジオールの補充は,GnRH アゴニスト周期の場合,妊娠率を上げるとする報告[40,41]もあれば,効果はないとする報告[42,43]もあり,議論の多いところである.GnRH アンタゴニスト周期の場合,hCG 投与から 7 日目までは,エストラジオールの補充の有無でホルモンプロファイルには差はないが,hCG 投与 10 日目頃から,差が出始めるといわれている[44].

## H 妊娠判定

採卵より 14 日目に来院してもらい,血中エストラジオール値,プロゲステロン値,hCG 値を測定し,測定系にもよるが,hCG 値が 100 IU/$l$ 位まで上昇している症例では,黄体補充を継続する.採卵日を排卵日とすると,14 日目が妊娠 4 週 0 日となる.妊娠の確定は,最終的には GS の確認をもって行うが,妊娠 5 週には,ほとんどの症例で胎嚢が観察される.

■文献

1) Timeva T, Milachich T, Antonova I, et al. Correlation between number of retrieved oocytes and pregnancy rate after in vitro fertilization/intracytoplasmic sperm infection. Scientific World Journal. 2006; 6: 686-90.
2) Laufer N, DeCherney AH, Haseltine FP, et al. The use of high-dose human menopausal gonadotropin in an in vitro fertilization program. Fertil Steril. 1983; 40: 734-41.
3) Steptoe PC, Edwards RG. Birth after the reimplantation of a human embryo. Lancet. 1978; 2: 366.
4) 京野廣一. 卵子の基礎と臨床. 5. 卵巣刺激法, 生命の誕生に向けて. In: 日本哺乳動物卵子学会, 編. 生殖補助医療（ART）胚培養の理論と実際. 東京: 近代出版; 2005. p. 75-80.
5) Hughes EG, Fedorkow DM, Daya S, et al. The routine use of gonadotropin-releasing hormone agonists prior to in vitro fertilization and gamete intrafallopian transfer: a meta-analysis of randomized controlled trials. Fertil Steril. 1992; 58: 888-96.
6) Evers JL. Female subfertility. Lancet. 2002; 360: 151-9.
7) Faddy MJ, Gosden RG, Gougeon A, et al. Accelerated disappearance of ovarian follicles in mid-life: implications for forecasting menopause. Hum Reprod. 1992; 7: 1342-6.
8) Scott RT, Toner JP, Muasher SJ, et al. Follicle-stimulating hormone levels on cycle day 3 are predictive of in vitro fertilization outcome. Fertil Steril. 1989; 51: 651-4.
9) Scott RT Jr, Hofmann GE. Prognostic assessment of ovarian reserve. Fertil Steril. 1995; 63: 1-11.
10) van der Steeg JW, Steures P, Eijkemans MJ, et al. Predictive value and clinical impact of basal FSH in subfertile, ovulatory women. J Clin Endocrinol Metab. 2007. (online version)
11) Licciardi FL, Liu HC, Rosenwaks Z. Day 3 estradiol serum concentrations as prognosticators of ovarian stimulation response and pregnancy outcome in patients undergoing in vitro fertilization. Fertil Steril. 1995; 64: 991-4.
12) Buyalos RP, Daneshmand S, Brzechffa PR. Basal estradiol and follicle-stimulating hormone predict fecundity in women of advanced reproductive age undergoing ovulation induction therapy. Fertil Steril. 1997; 68: 272-7.
13) 田谷一善. インヒビンとエストラジオールによる視床下部・下垂体・卵巣軸の調節機構. 日本生殖内分泌学会雑誌. 2003; 8: 11-7.

14) Welt CK, McNicholl DJ, Taylor AE, et al. Female reproductive aging is marked by decreased secretion of dimeric inhibin. J Clin Endocrinol Metab. 1999; 84: 105-11.
15) Penarrubia J, Balasch J, Fabregues F, et al. Day 5 inhibin B serum concentrations as predictors of assisted reproductive technology outcome in cycles stimulated with gonadotrophin-releasing hormone agonist-gonadotrophin treatment. Hum Reprod. 2000; 15: 1499-504.
16) Penarrubia J, Fabregues F, Manau D, et al. Basal and stimulation day 5 anti-Mullerian hormone serum concentrations as predictors of ovarian response and pregnancy in assisted reproductive technology cycles stimulated with gonadotropin-releasing hormone agonist--gonadotropin treatment. Hum Reprod. 2005; 20: 915-22.
17) Nader S, Berkowitz AS. Use of the hormonal response to clomiphene citrate as an endocrinological indicator of ovarian ageing. Hum Reprod. 1991; 6: 931-3.
18) Fanchin R, de Ziegler D, Olivennes F, et al. Exogenous follicle stimulating hormone ovarian reserve test (EFORT): a simple and reliable screening test for detecting 'poor responders' in in-vitro fertilization. Hum Reprod. 1994; 9: 1607-11.
19) Ranieri DM, Quinn F, Makhlouf A, et al. Simultaneous evaluation of basal follicle-stimulating hormone and 17 beta-estradiol response to gonadotropin-releasing hormone analogue stimulation: an improved predictor of ovarian reserve. Fertil Steril. 1998; 70: 227-33.
20) Haadsma ML, Bukman A, Groen H, et al. The number of small antral follicles (2-6 mm) determines the outcome of endocrine ovarian reserve tests in a subfertile population. Hum Reprod. 2007. 22: 1925-31.
21) Daya S. Gonadotropin releasing hormone agonist protocols for pituitary desensitization in in vitro fertilization and gamete intrafallopian transfer cycles. Cochrane Database Syst Rev. 2000; 2: CD001299.
22) Levi R, Ozcakir HT, Adakan S, et al. Effect of ovarian cysts detected on the beginning day of ovulation induction to the success rates in ART cycles. J Obstet Gynaecol Res. 2003; 29: 257-61.
23) Penzias AS, Jones EE, Seifer DB, et al. Baseline ovarian cysts do not affect clinical response to controlled ovarian hyperstimulation for in vitro fertilization. Fertil Steril. 1992; 57: 1017-21.
24) Al-Inany HG, Youssef MA, Aboulghar M, et al. Gonadotrophin-releasing hormone antagonists for assisted reproductive technology. Cochrane Database Syst Rev. 2011; 11: CD001750.
25) 寺元章吉. クロミフェン療法. In: 今日の不妊診療. 東京: 医歯薬出版;

2004. p. 144-56.
26) Matthews DR, Hosker JP, Rudenski AS, et al. Homeostasis model assessment: insulin resistance and beta-cell function from fasting plasma glucose and insulin concentrations in man. Diabetologia. 1985; 28: 412-9.
27) Engmann L, Siano L, Schmidt D, et al. GnRH agonist to induce oocyte maturation during IVF in patients at high risk of OHSS. Reprod Biomed Online. 2006; 13: 639-44.
28) Engmann L, Diluigi A, Schmidt D, et al. The use of gonadotropin-releasing hormone (GnRH) agonist to induce oocyte maturation after cotreatment with GnRH antagonist in high-risk patients undergoing in vitro fertilization prevents the risk of ovarian hyperstimulation syndrome: a prospective randomized controlled study. Fertil Steril. 2008; 89: 84-91.
29) Youssef MA, Van der Veen F, Al-Inany HG, et al. Gonadotropin-releasing hormone agonist versus HCG for oocyte triggering in antagonist assisted reproductive technology cycles. Cochrane Database Syst Rev. 2011; 19: CD008046.
30) Tarlatzis BC, Fauser BC, Kolibianakis EM, et al. GnRH antagonists in ovarian stimulation for IVF. Hum Reprod Update. 2006; 12: 333-40.
31) Filicori M, Cognigni GE, Gamberini E, et al. Efficacy of low-dose human chorionic gonadotropin alone to complete controlled ovarian stimulation. Fertil Steril. 2005; 84: 394-401.
32) van Wely M, Bayram N, van der Veen F. Recombinant FSH in alternative doses or versus urinary gonadotropins for ovulation induction in subfertility associated with polycystic ovary syndrome: a systematic review based on a Cochrane review. Hum Reprod. 2003; 18: 1143-9.
33) Nardo LG, Cheema P, Gelbaya TA, et al. The optimal length of 'coasting protocol' in women at risk of ovarian hyperstimulation syndrome undergoing in vitro fertilization. Hum Fertil (Camb). 2006; 9: 175-80.
34) Garcia J, Jones GS, Acosta AA, et al. Corpus luteum function after follicle aspiration for oocyte retrieval. Fertil Steril. 1981; 36: 565-72.
35) Soliman S, Daya S, Collins J, et al. The role of luteal phase support in infertility treatment: a meta-analysis of randomized trials. Fertil Steril. 1994; 61: 1068-76.
36) Pritts EA, Atwood AK. Luteal phase support in infertility treatment: a meta-analysis of the randomized trials. Hum Reprod. 2002; 17: 2287-99.
37) Posaci C, Smitz J, Camus M, et al. Progesterone for the luteal support of

assisted reproductive technologies: clinical options. Hum Reprod. 2000; 15 Suppl 1: 129-48.
38) 日本産科婦人科学会/日本産婦人科医会, 編. 産婦人科診療ガイドライン（婦人科外来編　2011). 2011. p. 110.
39) Daya S, Gunby J, et al. Luteal phase support in assisted reproduction cycles. Cochrane Database Syst Rev. 2004; 3: CD004830.
40) Farhi J, Weissman A, Steinfeld Z, et al. Estradiol supplementation during the luteal phase may improve the pregnancy rate in patients undergoing in vitro fertilization-embryo transfer cycles. Fertil Steril. 2000; 73: 761-6.
41) Lukaszuk K, Liss J, Lukaszuk M, et al. Optimization of estradiol supplementation during the luteal phase improves the pregnancy rate in women undergoing in vitro fertilization-embryo transfer cycles. Fertil Steril. 2005; 83: 1372-6.
42) Smitz J, Bourgain C, Van Waesberghe L, et al. A prospective randomized study on oestradiol valerate supplementation in addition to intravaginal micronized progesterone in buserelin and HMG induced superovulation. Hum Reprod. 1993; 8: 40-5.
43) Lewin A, Benshushan A, Mezker E, et al. The role of estrogen support during the luteal phase of in vitro fertilization-embryo transplant cycles: a comparative study between progesterone alone and estrogen and progesterone support. Fertil Steril. 1994; 62: 121-5.
44) Fatemi HM, Camus M, Kolibianakis EM, et al. The luteal phase of recombinant follicle-stimulating hormone/gonadotropin-releasing hormone antagonist in vitro fertilization cycles during supplementation with progesterone or progesterone and estradiol. Fertil Steril. 2007; 87: 504-8.

【笠井　剛】

【2】ART の実践

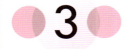

# 3 採卵法

　採卵は，卵巣内の卵胞から成熟卵を体の外に取り出す基本的な手技である．採卵は当初，開腹下に卵巣から回収された．1968 年頃より Patrick Steptoe により腹腔鏡下に採卵が行われるようになり，世界初の体外受精出産成功がもたらされた．1985 年頃からは経腟超音波下採卵にとってかわりその容易性・正確性より広く受け入れられ，患者の負担も軽減した．本項ではこれまでの文献ならびに著者の経験より安全かつ確実で妊娠成功率を高める最良の採卵について述べてみたい．

## A 採卵時に使用する資材

### 1 採卵針

　長さ 30〜35 cm，single lumen（17〜21 G）と double lumen（14〜17 G）の 2 種類がある．卵丘細胞・卵子かつ腟壁・卵巣・骨盤内組織への侵襲をできるだけ最小限にした吸引圧，針を選択した採卵が望ましい．現在は，single lumen が主体である．当院では single lumen（Kitazato OPU Needle，北里コーポレーション社）を採用しており，通常 35 cm，20 G の採卵針を使用している．症例により，19 G や 21 G も使用している．未成熟卵子の成熟体外培養（IVM）の場合は，20 G の single lumen（Kitazato OPU Needle，北里コーポレーション社）を使用している（図 2-6）．

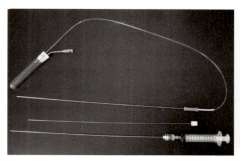

●図 2-6● 採卵針（上：吸引ポンプ用，下：手引き用）

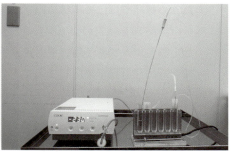

●図 2-7● 吸引器とチューブヒーターと採卵針の連結の様子（COOK 社）

## 2　超音波診断装置（B-mode と Color Doppler）

### a）B-mode

通常，B-mode 下に卵巣内の卵胞を確認しながら採卵している．

### b）Color Doppler

Color Doppler による血管像を確認しながら採卵すると，理論的には血管損傷を最小限にできると推測される．しかし，Color Doppler を使用する場合，採卵針を穿刺した際に，モーションアーチファクトのため，針先が確認できなくなる欠点がある．機種によってはこの欠点を補うべく，2 画面にして片画面で Color Doppler による血管像を確認しながら，他画面の B-mode で針先をきちんと確認，採卵することも可能である[1,2]．

## 3　吸引方法（図 2-7）

吸引ポンプを使用する場合と注射筒を接続して手引きで行う 2 方法がある．当院では複数の医師が採卵を担当しており，採卵率（採卵数/穿刺卵胞数）を一定に保つため，吸引ポンプを使用して採卵している．

### a）吸引ポンプ使用（吸引式）

採卵針が長さ 35 cm，太さ 19〜21 G の際には吸引圧は 230 mmHg を必要とする．採卵針の長さが長く，内径が細くなるにつれて吸引速度が遅くなるので，針の径が細くなるにつれて高い吸引圧が必要となり，22 G では，350〜400 mmHg を要することもある．吸引圧がほぼ一定で，誰が実施しても卵胞

あたりの採卵率はほぼ同様という長所がある．未成熟卵体外培養（IVM）の場合は，卵・卵丘細胞の損傷を最小限にするため100 mmHgで吸引している．

### b）吸引ポンプ非使用（手引き・手動式）

採卵針に注射器を接続して人の手で吸引するのが手動式である．デッドスペースがなく，通常はflushもしないので迅速に採卵可能である．術者によって穿刺卵胞あたりの採卵率が異なる．極度に高い圧で吸引すると卵が変形したり，卵丘細胞がはがれたり，透明帯や卵細胞質の破損の可能性があるので極力，一定で弱い圧力で静かに吸引する必要がある．

## B 採卵のタイミング

生殖補助技術による妊娠・出産成功の秘訣はいかにして成熟した良質の卵を得るかにかかっている．そのためには患者にあったテーラーメードの卵巣刺激法が必要である．実際にはGnRHアゴニストを用いたロング法やショート法，GnRHアンタゴニスト法が基本となる．患者の年齢，AMH値，月経中の小卵胞数や過去の治療歴を参考に，低刺激や自然周期を選択する場合もある．3個以上の平均卵胞径が18 mmを超え，血中エストラジオール値が1卵胞あたり200～300 pg/mlになった日にtriggerとしてのurinary hCG（uhCG）2500～10000 IU，recombinant hCG（rhCG）250 $\mu$gやGnRHアゴニスト：点鼻150～300 $\mu$g，皮下注射1 mg（Leuproide Acetate）（GnRHアンタゴニスト法の場合）を投与し，34～36時間後に採卵を実施する．卵巣過剰刺激症候群（OHSS）が予想される場合は，triggerとしてGnRHアゴニスト使用を考慮し（ロング法やショート法では不可），同時に全胚凍結（Freeze-all Strategy）とする．

## C 麻酔法

経腟超音波下採卵施行時の麻酔は，nonsteroidal anti-inflammatory drugs（NSAIDs），局所麻酔（傍頸管麻酔や経腟超音波下卵巣穿刺ライン上の腟壁局所麻酔），静脈麻酔などが主である．麻酔専門医が担当する施設もあるが，多くは婦人科医が担当している．患者にとって安全かつ苦痛が少なく，採卵後2時間以内に帰宅できるのが理想である．採卵前日24時以降の絶飲食を徹底させる．採卵の30分前には来院，手術着に着替え，排尿後に血管確保す

る．採卵時は，モニター（血圧，脈拍，心電図，呼吸，経皮的酸素飽和度）を装着する．

## 1 NSAIDs

採卵20分前にボルタレン坐薬50 mgを挿入する．当院では，発育卵胞5個以下では，基本的にボルタレン坐薬使用のみで採卵を施行している．

## 2 局所麻酔

経腟超音波下に採卵する際に穿刺する部位を確認しながら，左右の腟粘膜・卵巣の穿刺部位にあたる場所に1％リドカイン10 mlを23 GのKitazato Catherlin Needle（北里コーポレーション社）で局所麻酔をしている．施術前に局所麻酔のアレルギー既往の確認は重要であり，血圧，舌のしびれや耳鳴などに注意して管理する．

## 3 静脈麻酔

マスク下に酸素3 l/minを開始し，ペンタゾシン15 mg，プロポフォール1〜2 mg/kgを初期投与し，必要に応じて20 mgずつ追加する．静脈麻酔では，嘔気・嘔吐のほかに，呼吸抑制，血圧低下（循環不全）などの重篤な副作用が認められることがあり，注意して管理する必要がある．

## 4 麻酔液の卵胞液中への移行と妊娠率・児への影響

プロポフォールでも局所麻酔薬（1％リドカイン，0.25％ブピバカイン塩酸塩水和物）でも卵胞液中に検出されるが，受精率，着床率，児の安全性には影響しないとされている[3,4]．

## D 採卵の実際

### 1 採卵の準備

採卵予定日の1週間前より感染予防目的のため原則的に抗生物質（塩酸ドキシサイクリンなど）を服用させる．採卵前日あるいは当日にスタッフ全員でミーティングを行い，患者を充分に把握して採卵に臨む．採卵する患者の名前，年齢，不妊原因，既往歴，治療の既往があればその結果，アレルギー

の有無，子宮筋腫，子宮内膜症，卵管水腫の有無，卵巣の位置，癒着，卵巣刺激法，ホルモン値，卵胞数，麻酔法，夫の精液所見〔無精子症の場合は凍結精子の状況，ホルモン値，精巣容量，染色体検査・無精子症因子（AZF）の結果〕，体外受精か顕微授精かスプリット法か，卵子活性化の有無，胚の時期や個数，胚凍結希望の有無，全胚凍結の可能性（卵巣過剰刺激症候群の可能性），透明帯開口法の有無などの最終確認を行う．

## 2　採卵の実際・採卵の手順

採卵は，手術室内で，麻酔担当者，採卵術者，卵胞液をラボに渡す者の3名で行っている．

超音波診断装置はシーメンス（株）SONOVISTA FX premium edition を用いている（図2-8）．採卵室（培養室も）は空気清浄度，明るさ，温度（25～27℃），湿度に対し，採卵に用いる培養液は浸透圧，pH，温度（37℃）に，試験管，注射器，針は直前まで37℃に保温するなど卵子にとって快適な状態であるように気を配る必要がある．

手術開始に際し，採卵担当医師，看護師，胚培養士の立ち会いのもとに，患者自身が名前，生年月日を自己申告することおよび，バーコードによる本人認証システムにより本人確認を行っている．腟内を生理的食塩水に浸した綿球で洗浄（妊孕性温存目的の白血病患者など感染症により注意が必要な患者や内膜症・卵管水腫を要する患者では，ポピドンヨード消毒後に生理食塩水で洗浄してから実施）．経腟超音波プローブを腟内に挿入し，子宮，左右の卵巣の位置，卵胞数を確認する．その際，血管，腸管，卵巣嚢腫，卵管水腫，子宮筋腫などを識別しておく．吸引ポンプに連結した採卵針で37℃のHepes入り培養液を吸引し，針とチューブ内を培養液で満たしておく．培養液は，Vitrolife 社のG-MOPSにヘパリンを添加したものを使っている．最初に採卵する卵巣は，採卵しやすい位置にあるほうを選択する．超音波プローブを腟壁に強く押し付け，卵巣とプローブができるだけ接近した位置で固定し，モニターの刺入ガイドライン上に腸管や血管がないことを確認して一番近くの卵胞より穿刺する．針先は常に卵胞の中心に位置するように心がけ，卵胞液を完全に吸引する．続いて下の卵胞へと進む．最後に採卵針を抜いてから，採卵針でデッドスペースの部分の分量の培養液を吸引してから試

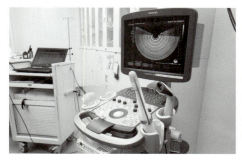

●図 2-8● 採卵に使用する超音波診断装置と経腟プローブに採卵用アダプター装着の様子（シーメンス社）

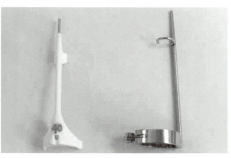

●図 2-9● 採卵用アダプター（シーメンス社）

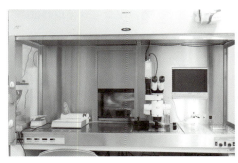

●図 2-10● 検卵用クリーンベンチの様子

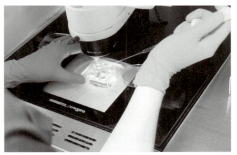

●図 2-11● 検卵の様子

験管ごと胚培養士に渡し，すぐに鏡顕・卵の確認後，迅速にインキュベーターに収納する．何度も腟壁を刺すことは出血・感染の原因となるので避けるべきである．一度卵巣内に穿刺した針はできるだけ抜かないようにし，次のラインに移るときは，針の先は腟壁内に留めてプローベの面の角度を変えるだけで同様に穿刺する．

## 3 採卵終了後の処置

経腟超音波にて腹腔内への血液の貯留，卵巣内の血腫の有無を観察する．同時に子宮内膜の厚さを測定，子宮の屈曲が強かったり子宮頸管が狭かった

り，円錐切除後などで外子宮口がわかりにくいなど，胚移植困難が予測される症例では，患者に合うカテーテルを確認しておく．また腟壁からの出血の有無を確認し，出血が認められたら出血点をしばらく圧迫，止血する．穿刺数が多い場合や出血量が多いと推測される場合は，採卵2時間後に末梢血採血で貧血の有無を確認し，さらに必要があれば経腟超音波検査で卵巣周囲やダグラス窩の出血の有無を確認する．

### 4 その他

#### a）穿刺ガイド用アタッチメントならびにプローブの消毒

金属製の場合はオートクレーブが望ましい．金属性でない場合はガス滅菌が推奨される．薬液消毒としてグルタルアルデヒド系消毒剤（サイデックス®），グルコン酸クロルヘキシジン系消毒剤（ヒビテン®）に20分浸す方法が一般的である．最近はディスポ製品も発売されている．プローブ使用時はカバーを2枚重ねにする．カバーが破れたときは流水で洗浄，0.025％のベンクロジド液に10分間浸漬し，その後流水で充分に洗浄する．感染症の場合はベンクロジド液のかわりにサイデックス28に60分浸漬する．まれにゴムアレルギーの患者がいるので天然ゴムラテックスアレルギーフリーのプローブカバーの準備しておくことも必要である．

#### b）採卵時の望ましい環境

採卵してから卵の観察，インキュベーター内へ収納するまでの動線を短くすることが重要である．保温庫で事前に温めておいた採卵針で卵胞液吸引し，手術室から渡された試験管内の卵胞液を，ホットプレート上のdishに移して，直ちに実体顕微鏡下に確認する．ホットプレートの設定温度が，必ずしもホットプレート上の培養液の温度と一致しないことがあり，ホットプレート上の環境が実測で37.0℃になるように，クリーンベンチごとにホットプレートの設定温度を微調整するとよい．卵を確認，洗浄したら，前培養用の培養液（U-IVF lifeglobal社）入りのdishに移し替え，直ちに37℃のインキュベーターに収納する．低温環境下では紡錘体を損傷する可能性があるため，体内から取り出したら少なくとも10分以内にインキュベーターに収納すべきである．その他，光度，浸透圧，pHにも常に気を配る必要がある．当院では，定期的に培養液のpH測定を実施している．

### c）Follicle flushing[5]

卵胞数が少ない場合，Follicle flushing を行うこともあるが，感染の危険があり，ART の結果を改善しないという報告が多く，当院では実施していない．

### d）穿刺困難例，子宮内膜症，子宮筋腫，卵管水腫

子宮筋腫により卵巣が子宮底部側にある場合，癒着などで卵巣が挙上している場合，妊孕性温存目的採卵の患者が思春期で腟にプローブを挿入できない場合などに経腟超音波プローブにアダプターを装着し，腹部に垂直にあてて，超音波下に卵胞を確認し，穿刺，吸引することも可能である．子宮を一部貫通して針を進める場合は子宮内膜や血管を損傷しないように十分な注意が必要である．癒着している場合は事前に腹腔鏡下手術にて癒着剥離を行い，血行を改善し，採卵しやすい位置に卵巣を固定しておくことも考慮される．チョコレート嚢腫や粘度の高い嚢腫，卵管水腫は感染を引き起こすリスクがあり，極力穿刺しないように心がける．穿刺した場合は卵，胚に毒性があるので，よく洗浄して使用するとともに，感染予防のため，抗生物質を投与する．

不妊治療と子宮内膜症・子宮筋腫の治療のどちらを優先するかについては，内膜症性嚢胞や子宮筋腫の大きさや位置，妊娠や採卵への影響，癒着の有無などにもよるが，女性年齢も重要であり，35 歳未満は子宮内膜症・子宮筋腫の治療を，35 歳以上は不妊治療を優先する．

卵管水腫を認め，子宮内に液貯留を認める例や，胚移植反復不成功症例では，クリッピングや卵管切除も考慮される．

### e）Empty follicle syndrome[6,7]

採卵しても卵子が採取できない Empty follicle syndrome（EFS）には，①真性と②偽性の 2 種類がある．

① 真性の EFS とは，排卵誘発後正常な卵胞ができて，採卵日の血中 hCG 濃度が上昇しているにもかかわらず，採卵できなかった，本当に空胞である症例である．

② 偽性の EFS とは，真性の定義以外の，trigger の uhCG 注射や GnRH アゴニストが正しく投与されていなかった症例や使用した薬剤（uhCG）の不備を含む．

EFSの症例にtriggerとして採卵の40時間前にGnRHアゴニスト1mgを，採卵の34時間前にrhCG 250 μgを注射し，採卵数18個，11個の受精卵ができ，妊娠に至った報告もあり，triggerの変更が考慮される．

### f）全く成熟卵子が得られない場合

成熟卵子が採取できない場合，triggerとしてuhCG注射が確実に打たれているか否かを，卵胞液あるいは血中hCG値の測定で確認する．確認できない場合は，偽性EFSとして再度uhCGを注射して36時間後に採卵することも可能である．triggerとしてGnRHアゴニストを用いた場合（GnRHアンタゴニスト法）に成熟卵子が得られないことも経験している．また頻度は少ないが，逆にGnRHアゴニストロング法でuhCG投与して成熟卵子が得られない場合も経験する．その場合，次回にGnRHアンタゴニスト法でtriggerとしてGnRHアゴニストやロットの違ったuhCG注射やrhCG注射を用いる．この方法で成熟卵子が得られ，妊娠した症例も経験している．

### g）採卵針（19, 20, 21 G）・出血量・採卵時間・穿刺卵胞あたりの採卵率の検討[8]

3種類の太さの採卵針を用い，19 G 28例，20 G 28例，21 G 25例を前方視的に検討した結果，各々，出血量，採卵時間，穿刺卵胞あたりの採卵率は145±70, 142±51, 130±53 m$l$, 4±1, 5±2, 8±3分, 62.5, 55.6, 44.2%であった．18 Gを使用していた頃と比べ，出血のために入院管理を要することがなくなったこと，21 Gでは有意に採卵率が低く採卵時間が長くなる（表2-5, 図2-12〜14）．現在は，20 Gの採卵針を主に使用し，入院管理を要することはほとんどなくなった．また易出血性を伴う患者（血小板減少症の患者や，

●表 2-5● 3種類の採卵針毎の成績

| | 19 G | 20 G | 21 G | p value |
|---|---|---|---|---|
| n | 28 | 28 | 25 | NS |
| 既往回数 | 0.6±2.1 | 1.1±1.4 | 1.0±1.3 | NS |
| 年齢（歳） | 33.5±4.0 | 35.2±3.1 | 34.1±3.8 | NS |
| 不妊期間（月） | 82.9±43.1 | 88.4±42.0 | 88.8±38.3 | NS |
| BMI（kg/m$^2$） | 21.8±4.1 | 21.3±3.9 | 22.1±2.7 | NS |
| 血中 E$_2$値（pg/m$l$） | 1917.1±931.6 | 1782.5±1019.3 | 1620.9±745.8 | NS |
| 採卵数 | 8.0±5.0 | 8.1±5.2 | 7.3±2.6 | NS |

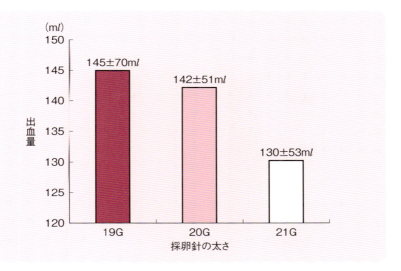

●図 2-12●出血量の比較

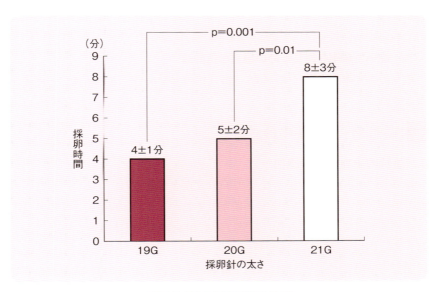

●図 2-13●採卵時間の比較

3．採卵法

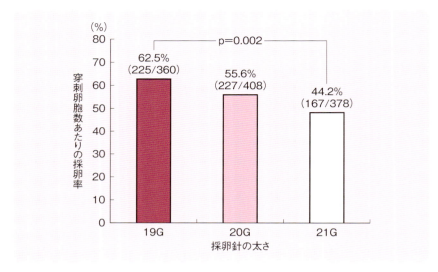

●図 2-14● 穿刺卵胞数あたりの採卵率の比較

妊孕性温存目的の白血病患者)の場合は,出血を考慮し,21〜22 G 針で採卵している[9,10].

### h) 高い生産率を得るための最適な採卵数[11]

最高の生産率を得るには,400,135 症例の分析から,15 個前後が至適採卵数とされる.

## E 採卵時・採卵後の合併症

### 1 腹腔内出血,腟壁出血

採卵 24 時間後の平均出血量は 230 ml 程度と報告されている[12].腹腔内出血の場合,多くは補液による経過観察ですむが,まれに腹腔鏡下や開腹による止血を要する場合もある.腟壁からの出血は 1.4〜18.4％の頻度で起きる.多くの場合は圧迫止血で対応可能である.また,小林らは 17〜18 G の採卵針を使用していた時期には約 200 例に 1 例が出血のために入院が必要であったが,20 G と細くなるにつれて約 5,000 例に 1 例まで改善したと報告しており,採卵針の選択・改良を重要視している[13].入院を要する腹腔内出血の場合,上腹部膨満感や腹痛を訴えるので,経腟超音波検査や末梢血液検査

で早期に診断することが重要である.

## 2 膀胱出血, 尿管損傷, 腸管損傷

膀胱穿刺を避けるため, 直前に排尿をすませてから採卵する. 前日までに（必要であれば下剤を用いて）排便させておくことも大切である. 膀胱穿刺となった場合, 一過性の血尿ですむことが多いが, ごくまれに膀胱内の動脈性出血および凝血塊による膀胱タンポナーデの危険がある. その際, 泌尿器科医師に硬膜外麻酔下・経尿道的に膀胱内の出血点の電気凝固止血処置を要した経験がある.

## 3 感染, 膿瘍

骨盤内の感染はまれで周期あたり約 0.3%[14] の頻度で起こる. 骨盤腹膜炎, 卵巣膿瘍, 卵管膿瘍に至った場合, 抗生物質投与の保存的治療や保存的治療が奏効しない場合, 腹腔鏡または開腹手術によりドレナージや付属器摘出を要する場合もある. 採卵後の感染のリスクファクターとして, 骨盤腹膜炎の既往[15]や子宮内膜症[16]があげられる. 感染予防のため卵胞以外は極力穿刺しないようにする. 採卵後, 内服の抗生物質はルーチンで投与しているが, やむをえず内膜症性嚢胞や卵管水腫を穿刺した場合は, 予防的に抗生物質点滴投与を併用している.

## 4 アナフィラキシーショック

培養液中の抗生物質が関与している可能性が高く, 注意を要する. Follicle flushing を行わなくなったことで起こる頻度はかなり低くなっていると予想される.

## 5 麻酔による中毒・ショック

局所麻酔薬を投与後 5～10 分して不安, 舌や口周辺のしびれ, 多弁, 嘔吐, 呼吸促進がみられる. 進行すると筋肉の痙攣, 意識喪失, 全身痙攣を起こす. 多くは点滴を全開し, 酸素投与, セルシン 5～10 mg 静脈注射で回復する. ショックに対しては副腎皮質ホルモンなどの救急薬剤・器具を準備しておく. 施術前に局所麻酔のアレルギー既往の確認は重要である. 静脈麻酔でも, 呼

吸抑制，血圧低下（循環不全）などの重篤な副作用が認められることがあり，注意して管理する必要がある．

## 6　採卵終了後帰宅時，帰宅後の管理[17-21]

　帰宅する条件として腹腔内・腟壁の出血がない，バイタルサインが1時間以上安定している，呼吸抑制がない，見当識がある，自立歩行が可能であることを確認してから帰宅を許可する．また帰宅する際，特に静脈麻酔の場合には，夫に付き添ってもらうことを原則としている．当院では入院施設がないこともあり帰宅後17〜19時にこちらから患者に電話連絡して異常のないことを確認するとともに，その後の連絡方法についても再確認している．また緊急事態が生じても容易に搬送が可能になるように搬送病院と常に連絡を緊密にしておき，相談できるようにしておくことが肝要である．

## 7　卵巣過剰刺激症候群（OHSS）の管理

　多嚢胞性卵巣症候群（PCOS），35歳未満の若年者，やせ型，血栓性素因のある患者，穿刺卵胞数20個以上，採卵数20個以上，uhCG投与時の血中エストラジオール値3000 pg/m$l$ 以上のとき，厳重な管理が必要である．血栓症素因があるかどうかは，詳細な既往歴・家族歴の聴取のほか，スクリーニングとして，抗リン脂質抗体の有無，プロテインS，プロテインC，凝固因子XII因子．重症なOHSSが予測される場合，triggerとしてGnRHアゴニストを投与するか，やむを得ずuhCGを使用する場合は最小投与量の2500 IUを用いる．同時にカベルゴリンを1日2錠8日間投与する．OHSSの悪化が予想される場合は全胚凍結（Freeze-all Strategy）とし，D-dimerをはじめとする凝固因子検査や血算，アルブミン値，電解質，肝機能などの末梢血採血や診察をこまめに行い，血栓症の早期発見・早期対応に努める．D-dimerは外注することなく院内迅速で測定することが可能であり，血栓症の早期発見に有用である．低用量アスピリンやヘパリンを投与する場合は，採卵当日には出血量を増すので，必要な場合は採卵翌日から投与開始することが肝要である．未成熟卵体外培養（IVM）もPCOS患者には良好な成績が得られており，OHSS発症の可能性は皆無であり，推奨される．

■文献

1) 京野廣一, 淵ノ上康平, 中條友紀子, 他. カラードップラーを用いた採卵を試みて. 第42回日本不妊学会東北支部総会. 2004.
2) 京野廣一, 中條友紀子, 熊谷志麻, 他. 採卵と胚移植. 日哺卵誌. 2005; 22: 198-205.
3) Ben-Sholomo I, Moskovich R, Golan J, et al. The effect of propofol anaesthesia on oocyte fertilization and early embryo quality. Hum Reprod. 2000; 15: 2197-9.
4) Christaents F, Jansseswillen C, Van Steirteghem AC, et al. Comparison of assisted reproductive technology performance after oocyte retrieval under general anaesthesia (propofol) versus paracervical local anaesthetic block: a case-controlled study. Hum Reprod. 1998; 13: 2456-60.
5) Levy G, Hill MJ, Ramirez CI, et al. The use of follicle flushing during oocyte retrieval in assisted reproductive technologies: a systematic review and meta-analysis. Hum Reprod. 2012; 27: 2373-9.
6) Stevenson TL, Lashen H, Empty follicle syndrome: the reality of a controversial syndrome, a systematic review. Fertil Steril. 2008; 90: 691-8.
7) Beck-Fruchter R, Weiss A, Lavee M, et al. Empty follile syndrome: successful treatment in a recurrent case and review of the literature. Hum Reprod. 2012; 27: 1357-67.
8) 宇都博文, 熊谷志麻, 京野廣一, 他. 最適な採卵針の検討. 日生殖医会誌. 2006; 51: 222.
9) Doshida M, Nakajo Y, Toya M, et al. Alive birth from vitrified-warmed oocytes in a Philadelphia chromosome-positive acute lymphoid leukemia patient 5 years following allogenic bone marrow transplantation and after a magnitude 9.0 earthquake in Japan. Reprod Med Biol. 2013; 12: 187-91.
10) Kyono K. Fertility preservation. J Mamm Ova Res. 2013; 30: 101-8.
11) Sunkara SK, Rittenberg V, Raine-Fenning N, et al. Association between the number of eggs and live birth in IVF treatment: an analysis of 400135 treatment cycles. Hum Reprod. 2011; 26: 1768-74.
12) Bodri D, Guillén JJ, Polo A, et al. Complications related to ovarian stimulation and oocyte retrieval in 4052 oocyte donor cycleas. Reprod Biomed Online. 2008; 17: 237-43.
13) 小林　保, 加藤　修. 私たちはこうしている―採卵法. 産婦治療. 2005; 90: 67-70.
14) Asemota OA, Girda E, Dueñas O, et al. Actiomycosis pelvic abscess after in vitro fertilization. Fertil Steril. 2013; 100: 408-11.

15) Dicker D, Ashkenazi J, Feldberg D, et al. Severe abdominal complications after transvaginal ultrasonographically guided retrieval of oocytes for in vitro fertilization and embryo transfer. Fertil Steril. 1993; 59: 1313-5.
16) Moini A, Riazi K, Amid V, et al. Endometriosis may contribute to oocyte retrieval-induced pelvic inflammatory disease: report of eight cases. J Assist Reprod Genet. 2005; 22: 307-9.
17) 京野廣一．PCOSにおける生殖補助医療. 産科と婦人科. 2014; 81: 865-70.
18) Ou YC, Kao YL, Kung FT, et al. Thromboembolism after ovarian stimuiation: successful management of a woman with superior sagittal sinus thrombpsis after IVF and embryo transfer: Casc report. Hum Reprod. 2003; 18: 2375-81.
19) Palomba S, Falbo A, Carrillo L, et al. Metformin reduces risk of ovarian hyperstimulation syndrome in patients with polycystic ovary syndrome during gonadotropin-stimulates in vitro fertilization cycles: a randomized, controlled trial. Fertil Steril. 2011; 96: 1384-90.
20) Youssef MA, van Wely M, Hassan MA, et al. Can dopamine agonists reduce the incidence and severity of OHSS in IVF/ICSI treatment cycles? A systematic review and meta-analysis. Hum Reprod Update. 2010; 16: 459-66.
21) Kyono K, Nakajo Y, Hattori H, et al. Examination of in vitro maturation (IVM) of immature oocytes. Fertil Steril. 2013; 100 (Suppl.): 716 (S355).

【戸屋真由美・土信田雅一・京野廣一】

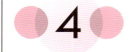

【2】ARTの実践

# 体外受精に用いる培養液

　生殖補助医療において，培養液は卵子や精子の採取，洗浄，受精や受精後の胚培養，胚移植などに用いられる．特に受精卵から胚盤胞期胚までの発生をサポートする胚培養液は，胚の発生だけではなく，着床率や妊娠率，胎児の発育に大きく影響する．また，培養液以外にも培養液に添加する血清アルブミンや微小滴培養に用いるミネラルオイル，気相，温度など，様々な要因が胚発生に影響を及ぼす．

　本項では，IVF-ETに用いる培養液の種類や成分について触れた後，培養液の組成以外に培養成績に影響を与える因子について解説する．

## A 胚培養液の種類

　ヒト胚培養液はその組成から2つのタイプに，さらに，その使用時期から2つのタイプに分類できる．過去における培養液開発の経緯と各種培養液の性質を学ぶことは，最適な培養液を選択するために重要なことである．

### 1　胚培養液の組成からの分類

#### a）複雑な組成の培養液

　1978年，世界初の体外受精児が誕生した．この時期に使用されていた胚培養液はHam's F-10と呼ばれるもので，電解質，エネルギー基質，アミノ酸，ビタミン，核酸前駆体（ヒポキサンチン），微量元素を含有するものであり，

● 表 2-6 ● 主な胚培養液の組成　　　　　　　　　　　　　　　　(mM)

| 年代 | | 1963 | 1968 | 1985 | 1995 | 1995 | 1995 |
|---|---|---|---|---|---|---|---|
| 名称 | | Ham's F-10* | Whitten & Biggers | HTF | G1 | G2 | KSOM[AA] |
| 無機塩類 | NaCl | 126.63 | 68.49 | 101.60 | 85.16 | 85.16 | 95.00 |
| | KCl | 3.82 | 4.78 | 4.69 | 5.50 | 5.50 | 2.50 |
| | $CaCl_2$ | 0.30 | — | 2.04 | 1.80 | 1.80 | 1.71 |
| | $MgSO_4$ | 0.62 | 1.19 | 0.20 | 1.00 | 1.00 | 0.20 |
| | $KH_2PO_4$ | 0.61 | 1.19 | 0.37 | — | — | 0.35 |
| | $Na_2HPO_4$ | 1.10 | — | — | 0.50 | 0.50 | — |
| | $NaHCO_3$ | 14.28 | 25.07 | 25.00 | 25.00 | 25.00 | 25.00 |
| エネルギー基質 | グルコース | 6.11 | 5.55 | 2.78 | 0.50 | 3.15 | 0.20 |
| | 乳酸カルシウム | — | 1.71 | — | — | — | — |
| | 乳酸ナトリウム | — | 21.58 | 21.40 | 10.50 | 5.87 | 10.00 |
| | ピルビン酸ナトリウム | 1.00 | 0.33 | 0.33 | 0.32 | 0.10 | 0.20 |
| アミノ酸 | L-グルタミン | 1.00 | — | — | 1.00 | 1.00 | 1.00 |
| | その他 | 表2-7参照 | — | — | 表2-7参照 | 表2-7参照 | 表2-7参照 |
| キレート剤 | EDTA | — | — | — | 0.01 | — | 0.01 |
| 生体由来成分 | 血清 (%) | 20.00 | — | — | — | — | — |
| | 血清アルブミン (%) | — | 0.40 | 0.50 | 0.50 | 0.50 | 0.10 |

胚培養液は，上記の成分以外に抗菌薬や pH 指示薬を含む
*Ham's F-10 は，上記の成分以外にビタミン，微量元素，核酸前駆体，リポ酸，pH 指示薬を含む

これに血清を添加して使用していた（表 2-6，2-7）．この種の培養液は主に体細胞の培養用にデザインされたものであり，多くの栄養素を含んでいる．しかし，初期胚の代謝能は未熟であり，過剰な栄養素は胚にとって有害となる場合がある．また，Ham's F-10 に含まれているヒポキサンチンや $Fe^{2+}$，$Cu^{2+}$ は活性酸素の発生源となり，胚発生を抑制する．さらに，分解しやすい物質を含んでいるなどの理由で，必ずしも安定した成績は得られなかった．そのため，この種の培養液はヒト胚培養用としては使用されなくなった．

● 表 2-7 ● アミノ酸の分類と濃度　(μM)

| | | Ham's F-10 アミノ酸 | Eagle の アミノ酸* | シーケンシャルメディア | | シングルメディウム |
|---|---|---|---|---|---|---|
| | | | | G1 | G2 | KSOM^AA |
| 必須アミノ酸 | アルギニン | 1000 | 600 | 0 | 600 | 300 |
| | イソロイシン | 20 | 400 | 0 | 400 | 200 |
| | グルタミン | 1000 | 2000 | 1000 | 1000 | 1000 |
| | シスチン | 100** | 100 | 0 | 100 | 50 |
| | スレオニン | 30 | 400 | 0 | 400 | 200 |
| | チロシン | 10 | 200 | 0 | 200 | 100 |
| | トリプトファン | 3 | 50 | 0 | 50 | 25 |
| | バリン | 30 | 400 | 0 | 400 | 200 |
| | ヒスチジン | 100 | 200 | 0 | 200 | 100 |
| | フェニルアラニン | 30 | 200 | 0 | 200 | 100 |
| | メチオニン | 30 | 100 | 0 | 100 | 50 |
| | リジン | 100 | 400 | 0 | 400 | 200 |
| | ロイシン | 100 | 400 | 0 | 400 | 200 |
| 非必須アミノ酸 | アスパラギン | 100 | 100 | 100 | 100 | 50 |
| | アスパラギン酸 | 100 | 100 | 100 | 100 | 50 |
| | アラニン | 100 | 100 | 100 | 100 | 50 |
| | グリシン | 100 | 100 | 100 | 100 | 50 |
| | グルタミン酸 | 100 | 100 | 100 | 100 | 50 |
| | セリン | 100 | 100 | 100 | 100 | 50 |
| | プロリン | 100 | 100 | 100 | 100 | 50 |
| その他 | タウリン | 0 | 0 | 100 | 0 | 0 |

*Harry Eagle が 1959 年に開発した Minimal essential medium（MEM）に配合されているアミノ酸
**システインとして 200 μM 添加

## b）単純な組成の培養液

1956 年，Whitten がグルコースとウシ血清アルブミンを添加した Krebs-Ringer-bicarbonate 平衡塩類溶液の中でマウス 8 細胞期胚を胚盤胞期胚まで発生させることに成功した．その後，受精卵の発生には乳酸やピルビン酸の添加が重要であること，さらに，4～8 細胞期の胚発生にはグルコースが必要であることが明らかにされ，塩類溶液にエネルギー源として乳酸，ピルビン酸，グルコースを添加した単純な組成の培養液の基本骨格ができあがった

4．体外受精に用いる培養液

(例：Whitten & Biggers 培地，表 2-6)．しかし，これらの組成は完成されたものではなく，動物種や発生段階の違いによって含量を変更するなどの工夫が必要であった．その後，この種の培養液がヒト IVF に使用されるようになったのは，1985 年，Quinn らがヒト卵管液組成を基に開発した HTF 培養液（表 2-6）がヒト胚発生に有効であることを示してからである．HTF 培養液は単純な組成のため，品質管理が容易であり，安定した成績が得られたことから広く使用されるようになった．その後，HTF 培養液は排卵期の卵管液組成とは異なること，胚発生に重要な因子であるアミノ酸などを含んでいないことから，胚発生をサポートするには不充分であることが指摘された．現在では組成に変更を加え，さらにアミノ酸を添加したものが考案され，使用されている．

## 2 使用時期からの分類

### a）シーケンシャルメディア

胚のアミノ酸要求性は発生時期特異的に変化する．8 細胞期以前は Eagle の非必須アミノ酸とグルタミン（表 2-7）が有効であるのに対し[1]，それ以降は Eagle の非必須アミノ酸とグルタミンに加え Eagle の必須アミノ酸（表 2-7）の添加が有効である[2]と報告されている．ヒト胚において受精後から 4～8 細胞期までは，主に母性由来の遺伝子に依存しているが，4～8 細胞期以降は胚自身の遺伝子が活性化し，自らを制御するようになる[3,4]（図 2-15）．それに伴い胚の栄養要求性は大きく変化する．8 細胞期までの主なエネルギー源はピルビン酸と乳酸であるが，それ以降はグルコースが主なエネルギー源となる[5]（図 2-15）．このヒト胚の栄養要求性を満たすかのごとく生体内環境も変化する．卵管液は高濃度のピルビン酸・乳酸と低濃度のグルコースを含んでいるが，子宮液は低濃度のピルビン酸と乳酸および高濃度のグルコースを含んでいる[6]（図 2-15）．

このように，胚の栄養要求性は変化するので，受精卵から胚盤胞期胚まで培養するためには，生理的変化に合わせた 2 種類の培養液が必要だと考えられた．そこで開発されたのが G1 および G2 培養液であり[7]（表 2-6, 2-7），同様の特徴を有する培養液は現在シーケンシャルメディアと呼ばれている．シーケンシャルメディアは，分割期胚用培養液と胚盤胞期胚用培養液を一対

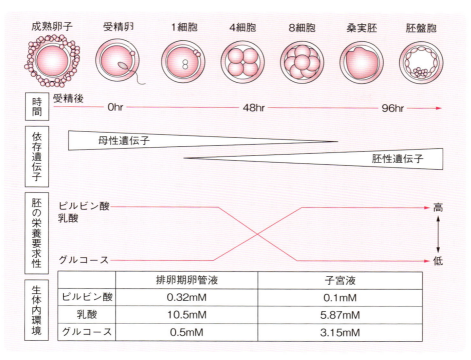

●図2-15●生体内環境と胚の栄養要求性の変化

とした培養液システムであり，その組成は生理的変化に対応している．分割期胚用培養液にはピルビン酸，乳酸に加えて低濃度のグルコース，非必須アミノ酸およびグルタミン（またはアラニルグルタミンなど）が添加されている．また，製品によっては分割期胚の発生に有効とされているEDTAが添加されている．一方，胚盤胞期胚用培養液にはピルビン酸，乳酸に加えて高濃度のグルコース，非必須アミノ酸とグルタミン，および必須アミノ酸が添加されている．この培養液の登場により，それまで低率であったヒト胚の胚盤胞到達率が向上した．

b）シングルメディウム（シングルステップメディウム，ワンステップメディウム）

上記のシーケンシャルメディアは，「胚の栄養要求性およびその周辺環境の時期による変化に応じた培養液が必要である」という概念に基づき，デザ

● 表2-8 ● シーケンシャルメディアとシングルメディウムの比較

| 特徴 | シーケンシャルメディア | シングルメディウム（培地交換あり） | シングルメディウム（培地交換なし） |
|---|---|---|---|
| 胚の栄養要求性変化に合わせた培地組成の変更 | する | しない | しない |
| 培地交換時の環境変化（培地組成・pH・温度・気相の変化，光線への曝露，胚のピペッティングなど） | 大きい | 中程度 | なし |
| オートクライン因子 | 培地交換により消失 | 培地交換により消失 | 蓄積 |
| 老廃物・毒性物質 | 培地交換により除去 | 培地交換により除去 | 蓄積 |
| 胚培養液の管理本数 | 2本 | 1本 | 1本 |
| 相対的なコスト | 高い | 中程度 | 安い |
| 胚培養士の作業量 | 多い | 中程度 | 少ない |

インされたものである．一方，「胚自身が発生段階に応じて必要成分を選択的に摂取するため，生体内環境の変化に応じた培養液組成の変更は必要ではない」という概念[8]に基づき，シングルメディウムが開発された．この培養液は，*in vitro* でのマウス胚発生能を指標に開発されたKSOM$^{AA}$培養液[9]（表2-6, 2-7）をベースにしたもので，ヒト胚培養用として修正が加えられている[10]．

シングルメディウムの大きな特徴として，1種類の培養液で受精直後から胚盤胞期まで全ステージの胚培養が可能なことである．また，シーケンシャルメディアのように培地組成の変更が必要ではないため，環境変化による胚へのストレスが少ない．さらに，全ステージの胚を1つの培養液でまかなえるため，ランニングコストの削減や品質管理を簡略化できる（表2-8）．

### c）シーケンシャルメディア，シングルメディウムのどちらがより有用であるか？

現在，ヒト胚培養用にシーケンシャルメディアとシングルメディウムの2

つのタイプの培養液が市場に供給されているが，実際どちらのタイプが優れているのであろうか？　この問いに対し，シーケンシャルメディアを開発したGardnerとLaneは，「胚のために特別にデザインされたシーケンシャルメディアのみが，胚の正常な発生を支持することができる」と主張している[11]．その根拠になるデータとして，ウシ胚をシーケンシャルメディアで培養するとシングルメディウムで培養した場合と比較して細胞数の多い胚盤胞が得られたこと，また，マウス胚をシーケンシャルメディアで培養するとシングルメディウムより胚盤胞到達率が高かったことなどを例にあげている[12]．

　一方，シングルメディウムを開発したBiggersらは，Gardnerらの主張に矛盾があることを指摘したうえで，ヒト胚培養にシングルメディウムを用いた場合，シーケンシャルメディアと同程度，もしくはそれ以上の胚盤胞到達率が得られていることを示している．また，様々な施設で検討された移植成績を引用し，シングルメディウムとシーケンシャルメディアに明確な差はないとしている[13]．

　シングルメディウムは，通常，胚が産生する老廃物や培地成分の分解に伴う毒性物質（アンモニアなど）の蓄積を避けるため，培養2～3日目で培地交換を行うが，最近は培地交換を必要としないシングルメディウムも市販されている[14]．培養2～3日目に培地交換を行わないことで，培地交換時の環境変化によるストレスを避けることができ，さらに胚自身が産生するオートクライン因子を有効利用できるため，検討の価値がある方法だと考えられる（表2-6）．ただし，培地交換しない場合，栄養素の枯渇または老廃物や毒性物質の蓄積に注意を要する．

　今後さらに詳細な検討は必要だが，現在まで集積されたエビデンスに基づくと，どちらのタイプの培養液もヒト胚の培養に有効であり，それぞれの培養液の特徴をしっかりと把握した上で，各施設のプロトコールに合わせていずれかの培養液を選択すればよいだろう．

## B 培養液中の成分

　培養液には，無機塩や乳酸，ピルビン酸，グルコースのほか，様々な物質が含まれおり，それぞれが配偶子や胚に影響を与える．以下に代表的なもの

をいくつか紹介する．

## 1 アミノ酸

　アミノ酸は胚に対し，①エネルギー源[15]，②エネルギー代謝の調整因子[16]，③生合成の前駆体[17]，④細胞内 pH 調整剤[18]，⑤浸透圧調整剤[19]，⑥キレーター[20]，⑦抗酸化剤[21]として働く．アミノ酸の添加は着床前胚のすべての時期に有効であるが，特に卵子やごく初期の胚は機能的に未成熟であり，pH や温度変化に非常に敏感であるため，浸透圧調整能，pH 調整能をもつアミノ酸を配合することの意義は大きい．実際，マウス胚をアミノ酸不含培養液で一時的に培養すると，その時間が 5 分以内でさえその後の発生能が低下するとの報告がある[1]．また，アミノ酸は精子や卵子にも影響を及ぼし，ハムスター精子の運動性維持や[22]，卵子の成熟[23]，雄性前核形成[24]に有効であることが明らかとなっている．しかしながら，現在市販されているほとんどの培養液のアミノ酸濃度は，体細胞用に開発された Eagle のアミノ酸濃度（表 2-7）に基づき設定されている．そのため，雌性生殖器内のアミノ酸濃度とはかけ離れており，生理的条件に近い環境であるとは言いがたい．そこで Nakazawa らはヒト卵胞液組成の分析データ[25]を基に，卵胞液のアミノ酸濃度に近似させた培養液「HFF99」を開発した．HFF99 はアミノ酸濃度以外にエネルギー基質などもヒト卵胞液組成と近似させている．現在，前培養や媒精，分割期胚の培養に用いられており，良好な成績が得られている[26,27]．

### アミノ酸とアンモニアの発生

　アミノ酸の一種であるグルタミンはエネルギー基質として働くほかに，核酸塩基であるプリン・ピリミジンの生合成に関与するなど細胞培養に重要なアミノ酸である．そのため，比較的高濃度のグルタミンが培養液に配合されるようになった．しかし，グルタミンは溶液中で非常に不安定で，室温や 37℃のインキュベーター内だけではなく，冷蔵保存条件下でも分解が進み，細胞毒であるアンモニアが発生する（図 2-16）．培養液中に存在するアンモニウムイオンは，胚の分化や代謝，遺伝子発現を変化させるだけではなく，移植率や胎児発育率を低下させる．また，マウス胎児の異常を誘発する[28]．さらに，ヒト胚の発生に有害であるとの報告もある[29]．そこで最近は，グルタミンを安定化させたアラニルグルタミンやグリシルグルタミンという形で

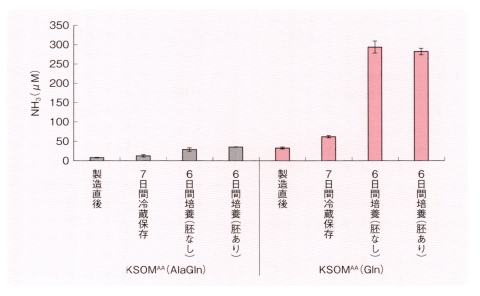

●図2-16●培養中のアンモニアの発生

1 mM グルタミン（Gln）もしくは1 mM アラニルグルタミン（AlaGln）を添加したKSOM$^{AA}$培養液を4℃で7日間冷蔵保存した．また，37℃，6% $CO_2$，5% $O_2$インキュベーター内で胚を加えずに培養，もしくは15個のC57BL/6N系マウス前核期胚を15 $\mu l$ の培養液に加えて6日間培養した．グルタミン添加培地の場合，冷蔵保存中もアンモニア濃度が上昇し，6日間培養すると胚の有無にかかわらずアンモニア濃度は血中濃度（およそ15～45 $\mu M$）の数倍になる．試験は3回繰り返した．

添加される場合が多い．グルタミンをそのまま添加している製品を使用する場合は，最新のロットを使用する，培地交換を頻繁に行う，輸送時も含めできる限り低温で保存するなど，取扱いには細心の注意を払う必要がある．

## 2　EDTA

　胚にとって有害なヒドロキシルラジカル（・OH）は，図2-17に示すように鉄や銅などの微量元素と過酸化水素が反応することにより生成する〔Fenton反応：$H_2O_2 + Fe^{2+}$（$Cu^+$）→ ・OH + $OH^-$ + $Fe^{3+}$（$Cu^{2+}$）〕．EDTAはこれらの微量元素とキレートを形成し，その生成を抑制する．また，EDTAは解糖系酵素である3-ホスホグリセリン酸キナーゼの補因子であるマグネシウムイオンとキレートを形成し，その濃度を低下させることにより解糖系

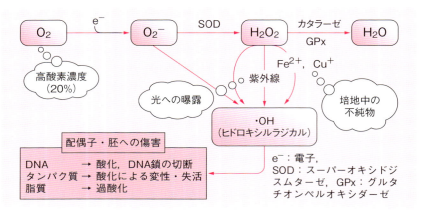

● 図 2-17 ● 活性酸素の発生メカニズム

の異常な活性化を抑制して胚発生を促進させると考えられている[30]．一方，将来胎児となる胚盤胞期胚の内部細胞塊は主要なエネルギー産生経路として解糖系を利用しているため[31]，解糖系を抑制する可能性のある EDTA を添加するのは好ましくないという考えに基づき，シーケンシャルメディアの胚盤胞期胚培養液には EDTA が添加されていない．

　一方シングルメディウムの場合，低濃度の EDTA であればマウス分割期胚から胚盤胞期胚までの発生や，移植率，胎児発育，胎児の体重に影響しないとの報告に基づき，10 µM 程度の低濃度の EDTA が添加されている[32]．

## 3　緩衝系

　体液の主要な緩衝系は重炭酸緩衝系であり，これとごくわずかのリン酸緩衝系により体液の pH を 7.4 付近に維持している．重炭酸緩衝系は，一般的な体細胞の培養において実績があることから，現在ほとんどの胚培養液はこの緩衝系を利用している．血中の重炭酸イオン濃度は通常 22〜26 mM であるため，培養液には 25 mM 程度の重炭酸イオンが添加されている．この濃度の重炭酸緩衝系を pH 7.2〜7.4 に維持するには 5〜7％の $CO_2$ が必要となる．そのため通常，胚培養は $CO_2$ インキュベーター内で行う．しかし，重炭酸緩衝系の欠点として，胚の評価などの際に培養チャンバーをインキュベーター外に取り出したとき，酸である $CO_2$ が不足し（空気中の $CO_2$ 濃度は約

0.04％），急激な pH 上昇が起こる（$CO_2 + H_2O \Leftrightarrow H_2CO_3 \Leftrightarrow H^+ + HCO_3^-$：培養液中の $CO_2$ が気相に移行し平衡が左にシフトするため，水溶液中の $H^+$ は減少する）．その結果，胚は傷害を受ける．そこで，培養液と気相とのガス交換を減少させるために，培養液をオイルで覆う方法が考案された．この方法によりインキュベーター外での急激な pH 変化は防止できるようになったが，卵子や精子，胚を長時間空気中で操作する場合は，pH の上昇は免れない．そのため，空気中でのヒト卵子や精子の回収，胚の操作時には，緩衝能に $CO_2$ を必要とせず，細胞毒性が低い HEPES 緩衝系が用いられるようになった．この際，大部分の重炭酸イオンは HEPES に置き換えられるが，胚発生には重炭酸イオンがある程度必要なため[33]，数 mM 程度の重炭酸イオンを添加しておく．また，重炭酸イオンはアデニル酸シクラーゼの活性化を介して精子の受精能獲得に関与するため[34]，精子前処理用の培養液にも有効である．大部分の重炭酸イオンを HEPES に置き換えた培養液は，5〜7％の $CO_2$ にさらすと $CO_2$ を吸収して pH が大幅に低下するので $CO_2$ インキュベーター内に入れてはならない．この他に $CO_2$ を必要としない緩衝系として PBS などのリン酸緩衝系があるが，リン酸緩衝系培地は *in vitro* において胚発生を阻害することが明らかとなっているため[35]，胚培養には使用するべきではない．

## C 培養成績に影響する因子

培養液の組成以外にヒト胚の培養成績に影響を与える主な因子を以下に示す．

### 1　血清，血清アルブミン，代替血清

#### a）血清

血清には，成長因子，サイトカイン，ホルモン，毒性中和因子，抗酸化物質，搬送体タンパク質，脂質など，細胞の増殖や機能発現に必要な様々な有効成分が含まれている．これらの成分を補給するため，以前はヒト胚培養液に患者血清などが加えられていた．しかし，血清には有効成分の他に胚に悪影響を及ぼす成分や抗精子抗体が含まれている場合があり，その程度は血清ごとに異なるため，培養成績は不安定であった[36]．また，患者血清は，採取に手間がかかり，ウイルス感染の危険性があるなど，様々な問題を有してい

た．近年の胚培養液の進歩に伴い，ヒト血清アルブミンもしくは代替血清を添加することで良好な成績が得られるようになり，胚培養の際に血清が用いられることはほとんどなくなった．

### b）血清アルブミン，代替血清

血清には多種多様な数多くのタンパク質が含まれているが，それらを電気泳動するとアルブミン分画と $α_1, α_2, β, γ$-グロブリン分画の5種類に分類することができる（図2-18）．そのなかで最も多く含まれているのが血清アルブミンであり，全血清タンパク質の50〜70%を占める．血清アルブミンは生体内の様々な物質（脂肪酸，ホルモン，ビタミン，アミノ酸，薬物など）と結合し，それらの物質を搬送する役割を担っている．同様に毒性物質と結合することにより，その毒性を中和する作用がある．また，血清アルブミンは分子内のチオール基（SH基）の作用および微量元素との結合能を介して抗酸化作用を発揮する．さらに血清アルブミンは，配偶子や胚がガラスやプラスチックに接着するのを防ぐいわゆる吸着防止剤として作用するほか，精子細胞膜の流動性を増加させ受精を促す作用がある．このような血清アルブミンの作用を期待して，現在ほとんどの胚培養液にはヒト血清アルブミン，もしくは $α, β$-グロブリン分画を10〜20%程度含むヒト血清アルブミン製剤（代替血清）が添加されている．ただし，ヒト血清アルブミンや代替血清には様々な夾雑物質や未知物質が含まれており，培養成績変動の主な原因となる

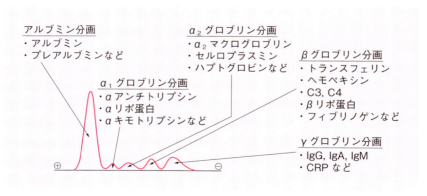

● 図2-18 ● 血清のタンパク質分画（電気泳動法）

ため[37]，使用するヒト血清アルブミンや代替血清のロットは各施設でよく検討のうえ決定すべきである．また，その精製過程でウイルスの不活化処理がなされるなどの安全対策が実施されており，これまで感染例は報告されていないが，ウイルス感染の危険性は完全に否定できないことを理解しておく必要がある．最近は，ロット間差が少なく，ウイルス感染の危険性がない遺伝子組換えヒトアルブミンが利用可能になっているが，高価であり使用している施設は少ないのが現状である．

## 2　活性酸素

図 2-17 に示したごとく，生体中の酸素の一部（数％）は一電子還元を受けて活性酸素であるスーパーオキシド（$O_2^-$）や過酸化水素（$H_2O_2$）になる．生成した活性酸素は通常，スーパーオキシドジスムターゼやカタラーゼ，グルタチオンペルオキシダーゼにより還元され水分子になる．しかし，これらの活性酸素を充分に消去できなかった場合，過酸化水素とスーパーオキシドの相互作用による Harber-Weiss 反応や，過酸化水素から微量元素を触媒とする Fenton 反応，過酸化水素と紫外線との反応によりヒドロキシルラジカル（・OH）が産生される．このヒドロキシルラジカルは非常に反応性に富み，DNA 鎖の切断やタンパク質の酸化による不活性化，脂質の過酸化を誘導する．

ヒドロキシルラジカルの生成は，胚培養時の非生理的な条件下（高酸素濃度での培養，培養液に含まれている微量元素や光への曝露など）で促進され，胚に悪影響を与える．そのため，できる限り低酸素・低照明下で培養や操作を行い，高品質の培養液を用いることが望ましい．

## 3　細胞内 pH

細胞内水素イオンは細胞内 Ca イオンなどと共に細胞機能の調整因子として働く．また，酵素や細胞骨格を形成するタンパク質の構造や機能は細胞内 pH により変化する．そのため，細胞内 pH の恒常性維持は生命活動にとって大きな意味を持つ．胚発生に関しても同様で，細胞内 pH の比較的小さな変動でさえ，その後の発生に大幅な遅延を生じさせるといわれている．特に，ヒト受精卵は細胞内 pH を調整するための機能的な輸送系を欠いていること

が報告されており[38]，培養する際は培地のpH変化を避けるよう細心の注意を払う必要がある．また，この時期の培養液にはアミノ酸などの胚の細胞内pH緩衝能を有する物質を添加することが有効である．

## 4　二酸化炭素（$CO_2$）

$CO_2$は重炭酸緩衝系培養液のpH維持に必要なだけではなく，胚のタンパク質や核酸に取り込まれるために胚発生に重要な因子である．通常，25 mMの重炭酸イオンを含んだ培養液には5%か6%濃度の$CO_2$が用いられる．最近は，平衡化時間の短縮，pH上昇防止のために6% $CO_2$を推奨しているメーカーが多い．しかし，実際には各種培養液や施設により最適な$CO_2$濃度が異なるため，各施設でpHを測定して$CO_2$濃度を調整する．

## 5　温度

分割期における温度変化は *in vitro* での胚発生能に悪影響を与える．例えば，マウス胚を室温に5分間曝すと，分割速度が減少し，10～15分間室温に曝露すると分割速度だけではなく，胚盤胞到達率も減少する[39]．また，ヒト卵子を室温に曝すと紡錘体が不安定になり，異常な染色体が増加する．その結果，受精不全や異常な受精を引き起こす[40,41]．そのため，ヒト卵子や胚を扱う際は常に温度を37℃に維持することが重要だが，実際のラボワークを考えると，厳密に37℃に保つのは難しい．操作に慣れ37℃以外の時間を極力短くするよう心がけるべきである．

## 6　インキュベーター

インキュベーターは培養液のpHと温度を一定に保つために必要不可欠な装置である．インキュベーターの開閉回数は胚発生に大きく影響を及ぼすので，各施設において充分な台数を準備し，胚培養中の開閉回数を制限することが望ましい．

## 7　浸透圧

マウスやハムスターの胚は幅広い範囲の浸透圧条件下で発生する（200～350 mOsm/kg）．マウス胚の発生促進には浸透圧を下げるほうがよいとの報

告があるが[42]．ヒト胚に対する最適な浸透圧については現在のところ明らかとなっていない．いずれにせよ，浸透圧の急激な変化は胚にとって好ましくないので，培養液をオイルで覆うなどの手段により水分蒸散による浸透圧上昇を防止する．

## D IVF-ET に用いる各種培養液

IVF-ET に用いる培養液は目的に応じ，様々な種類が用意されている（図2-19）．同じ目的に用いる培養液でもメーカーにより組成が異なるので，各施設で組成や性能を吟味したうえで適切な培養液を選択する必要がある．また，血清アルブミンなどのタンパク源や，抗菌薬，フェノールレッドなどは添加されている培養液とそうでない培養液があるので注意する．

### 1 配偶子の前処理用

HTF 培養液のようなアミノ酸を含まない単純組成培養液や胚培養液（シーケンシャルメディア，シングルメディウム）に類似の培養液が販売されている．精子や卵子に対するアミノ酸の重要性が明らかとなっていることから，アミノ酸含有培養液の使用が望ましい．

### 2 空気中での配偶子の前処理用

重炭酸緩衝系を HEPES 緩衝系に置き換えた，HTF 培養液のようなアミノ酸を含まない単純組成培養液や胚培養液（シーケンシャルメディア，シングルメディウム）に類似の培養液が販売されている．

### 3 前培養，媒精用

シーケンシャルメディアの分割期胚用培養液を兼用する場合もあるが，メーカーによっては専用の培養液を販売している．その成分のほとんどはシーケンシャルメディアの分割期胚用培養液やシングルメディウムと同一であるが，精子や卵丘細胞へのエネルギー源としてグルコース濃度を高めにするなどの工夫をしている場合が多い．

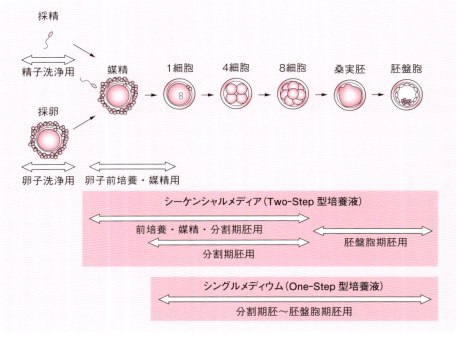

●図 2-19●IVF-ET の各ステップにおいて使用される培養液

### 4 分割期胚培養用

　シーケンシャルメディアの分割期胚用培養液，シングルメディウムのほかに，HTF のような単純な組成の培養液が販売されている．

### 5 胚盤胞期胚培養用

　シーケンシャルメディアの胚盤胞期胚用培養液，シングルメディウムが販売されている．本目的に HTF のようなアミノ酸を含まない単純な組成の培養液は適していない．

## E 微小滴培養法とミネラルオイル

### 1 微小滴培養法

　本法はミネラルオイルで覆った微量の培養液中で胚を培養する方法であ

A) ミネラルオイルの純度試験（硫酸呈色物試験）

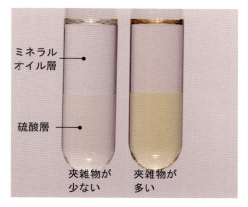

ミネラルオイルに硫酸を加え沸騰した水浴中で加熱後，転倒混和した．この操作を4回繰り返すと，夾雑物が多いものは硫酸層が呈色する．

B) 硫酸呈色物試験による呈色度と胚発生との関連性

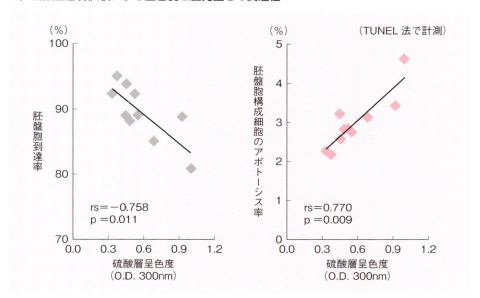

硫酸層の呈色度の異なる10種類のミネラルオイルを用いてICR系マウス胚（約200個/群）を37℃，6% $CO_2$，5% $O_2$インキュベーターで5日間培養し，胚盤胞到達率と胚盤胞構成細胞のアポトーシスを観察した．その結果，ミネラルオイルの純度低下に伴い，胚盤胞到達率は低下し（左図），アポトーシス率は上昇する傾向が認められた（右図）．

●図2-20●ミネラルオイルの純度が胚に及ぼす影響

り，現在ヒト胚の培養法として広く使用されている．胚はグループで培養するか，培養液容量を減少させると胚盤胞への発生，細胞数，さらに移植後の生存率が増加する．この効果は，胚が自らの発生を促進する因子を産生する，オートクライン・パラクライン効果によるものだといわれている．また，胚は生体内において数 $\mu l$ の極少量の卵管液中に存在しているため，微小環境下での培養の方が生理学的にも好ましいといえる．

## 2 ミネラルオイル（流動パラフィン）

ミネラルオイルは，培養液の蒸発防止や $CO_2$ のロスによる pH 変動の抑制，落下細菌による汚染の防止など，培養環境維持のため微小滴培養法に欠かせないものである．ミネラルオイルは直接培養液と接触するため，その品質は培養成績に影響を与える．現在，ヒト IVF 用に各メーカーからミネラルオイルが販売されているが，その中にはマウス胚培養試験で「適」と判定されているにもかかわらず，胚発生を著しく抑制するものが存在する．その原因の１つとしてミネラルオイルの精製過程で除去しきれなかった不純物の関与が示唆されている[43]（図 2-20）．また，ミネラルオイル中に生じた過酸化物の影響による品質の低下が示されている[44]．ミネラルオイルの純度や過酸化物の量を測定するのは一般的な不妊治療施設では困難なため，製造ごとに純度や過酸化物の量を確認しているメーカーの製品を選択することが重要である．また，ミネラルオイルは常に安定というわけではなく，光や熱の影響を受け劣化することがわかっている．購入後のミネラルオイルは冷暗所に保存してできる限り劣化を抑制し，速やかに使用することが望ましい．

また，ミネラルオイルは卵の成熟などに関与する脂溶性ホルモンなどを吸収してしまうため，未成熟卵子の成熟培養を行う際は注意を要する．

■文献

1) Gardner DK, Lane M. Alleviation of the '2-cell block' and development to the blastocyst of CF1 mouse embryos: role of amino acids, EDTA and physical parameters. Hum Reprod. 1996; 11: 2703.
2) Lane M, Gardner DK. Differential regulation of mouse embryo development and viability by amino acids. J Reprod Fertil. 1997; 109: 153.

3) Braude P, Bolton V, Moore S. Human gene expression first occurs between the four- and eight-cell stages of preimplantation development. Nature. 1988; 332: 459.
4) Tesarik J, Kopecny V, Plachot M, et al. Early morphological signs of embryonic genome expression in human preimplantation development as revealed by quantitative electron microscopy. Dev Biol. 1988; 128: 15.
5) Gott AL, Hardy K, Winston RM, et al. Non-invasive measurement of pyruvate and glucose uptake and lactate production by single human preimplantation embryos. Hum Reprod. 1990; 5: 104.
6) Gardner DK, Lane M, Calderon I, et al. Environment of the preimplantation human embryo in vivo: metabolite analysis of oviduct and uterine fluids and metabolism of cumulus cells. Fertil Steril. 1996; 65: 349.
7) Barnes FL, Crombie A, Gardner DK, et al. Blastocyst development and birth after in-vitro maturation of human primary oocytes, intracytoplasmic sperm injection and assisted hatching. Hum Reprod. 1995; 10: 3243.
8) Biggers JD. Thoughts on embryo culture conditions. Reprod Biomed Online. 2002; 4: 30.
9) Erbach GT, Lawitts JA, Papaioannou VE, et al. Differential growth of the mouse preimplantation embryo in chemically defined media. Biol Reprod. 1994; 50: 1027.
10) Biggers JD, Racowsky C. The development of fertilized human ova to the blastocyst stage in KSOM (AA) medium: is a two-step protocol necessary? Reprod Biomed Online. 2002; 5: 133.
11) Lane M, Gardner DK. Embryo culture medium: which is the best? Best Pract Res Clin Obstet Gynaecol. 2007; 21: 83.
12) Gardner DK, Lane M. Culture systems for the human embryo. In: Gardner DK, Weissman A, Howles CM, et al, editors. Textbook of assisted reproductive techniques: Laboratory and clinical perspectives. United Kingdom: Taylor & Francis; 2004. p. 211.
13) Biggers JD, Summers MC. Choosing a culture medium: making informed choices. Fertil Steril. 2008; 90: 473.
14) Reed ML, Hamic A, Thompson DJ, et al. Continuous uninterrupted single medium culture without medium renewal versus sequential media culture: a sibling embryo study. Fertil Steril. 2009; 92: 1783.
15) Rieger D, Loskutoff NM, Betteridge KJ. Developmentally related changes in the metabolism of glucose and glutamine by cattle embryos produced and co-cultured in vitro. J Reprod Fertil. 1992; 95: 585.

16) Gardner DK, Lane M. The 2-cell block in CF1 mouse embryos is associated with an increase in glycolysis and a decrease in tricarboxylic acid (TCA) cycle activity: alleviation of the 2-cell block is associated with the restoration of in vivo metabolic pathway activities. Biol Reprod. 1993; 48: 152.
17) Crosby IM, Gandolfi F, Moor RM. Control of protein synthesis during early cleavage of sheep embryos. J Reprod Fertil. 1988; 82: 769.
18) Edwards LJ, Williams DA, Gardner DK. Intracellular pH of the mouse preimplantation embryo: amino acids act as buffers of intracellular pH. Hum Reprod. 1998; 13: 3441.
19) Van Winkle LJ, Haghighat N, Campione AL. Glycine protects preimplantation mouse conceptuses from a detrimental effect on development of the inorganic ions in oviductal fluid. J Exp Zool. 1990; 253: 215.
20) Lindenbaum A. A survey of naturally occurring chelating ligands. Adv Exp Med Biol. 1973; 40: 67.
21) Liu Z, Foote RH. Development of bovine embryos in KSOM with added superoxide dismutase and taurine and with five and twenty percent $O_2$. Biol Reprod. 1995; 53: 786.
22) Mrsny RJ, Waxman L, Meizel S. Taurine maintains and stimulates motility of hamster sperm during capacitation in vitro. J Exp Zool. 1979; 210: 123.
23) Gawtkin RB, Haidi AA. Requirements for the maturation of hamster oocytes in vitro. Exp Cell Res. 1973; 76: 1.
24) Kito S, Bavister BD. Male pronuclear formation and early embryonic development of hamster oocytes matured in vitro with gonadotrophins, amino acids and cysteamine. J Reprod Fertil. 1997; 10: 35.
25) Nakazawa T, Ohashi K, Yamada M, et al. Effect of different concentrations of amino acids in human serum and follicular fluid on the development of one-cell mouse embryos in vitro. J Reprod Fertil. 1997; 111: 327.
26) Ohashi K, Nakazawa T, Kawamoto A, et al. Mouse oocyte maturation and blastocyst culture in vitro in medium adjusted to human follicular fluid composition. J Mamm Ova Res. 2000; 17: 42.
27) 平井香里, 宇津宮隆史, 荒木康久. 新しく開発された HFF99 のヒト体外受精への臨床応用. 日本不妊学会雑誌. 2003; 48: 17.
28) Sinawat S, Hsaio WC, Flockhart JH, et al. Fetal abnormalities produced after preimplantation exposure of mouse embryos to ammonium chloride. Hum Reprod. 2003; 18: 2157.
29) Virant-Klun I, Tomazevic T, Vrtacnik-Bokal E, et al. Increased

ammonium in culture medium reduces the development of human embryos to the blastocyst stage. Fertil Steril. 2006; 85: 526.
30) Lane M, Gardner DK. Inhibiting 3-phosphoglycerate kinase by EDTA stimulates the development of the cleavage stages mouse embryo. Mol Reprod Dev. 2001; 60: 233.
31) Hewitson LC, Leese HJ. Energy metabolism of the trophectoderm and inner cell mass of the mouse blastocyst. J Exp Zool. 1993; 267: 337.
32) Biggers JD, McGinnis L, Summers MC. Reply: One-step versus two-step culture of mouse preimplantaion embryos. Hum Reprod. 2006; 21: 1936.
33) Mahadevan MM, Fleetham J, Church RB, et al. Growth of mouse embryos in bicarbonate media buffered by carbon dioxide, hepes, or phosphate. J In Vitro Fert Embryo Transf. 1986; 3: 304.
34) Chen Y, Cann MJ, Litvin TN, et al. Soluble adenylyl cyclase as an evolutionarily conserved bicarbonate sensor. Science. 2000; 289: 625.
35) Quinn P, Wales RG. Growth and metabolism of preimplantation mouse embryos cultured in phosphate-buffered medium. J Reprod Fertil. 1973; 35: 289.
36) Dokras A, Sargent IL, Redman CW, et al. Sera from women with unexplained infertility inhibit both mouse and human embryo growth in vitro. Fertil Steril. 1993; 60: 285.
37) 中澤照喜, 木佐木博, 荒木康久, 他. エンブリオロジストのためのART必須マニュアル. 東京: 医歯薬出版; 2004. p.135.
38) Dale B, Menezo Y, Cohen J, et al. Intracellular pH regulation in the human oocyte. Hum Reprod. 1998; 13: 964.
39) Scott LF, Sundaram SG, Smith S. The relevance and use of mouse embryos bioassays for quality control in an assisted reproductive technology program. Fertil Steril. 1993; 60: 559.
40) Pickering SJ, Braude PR, Johnson MH, et al. Transient cooling to room temperature can cause irreversible disruption of the meiotic spindle in the human oocyte. Fertil Steril. 1990; 54: 102.
41) Almeida PA, Bolton VN. The effect of temperature fluctuations on the cytoskeletal organisation and chromosomal constitution of the human oocyte. Zygote. 1995; 3: 357.
42) Lawitts JA, Biggers JD. Joint effects of sodium chloride, glutamine, and glucose in mouse preimplantation embryo culture media. Mol Reprod Dev. 1992; 31: 189.
43) 中澤照喜, 香月英喜, 木佐木博, 他. 胚培養用ミネラルオイルの品質及び品質に影響する因子に関する検討. 日本受精着床学会誌. 2004; 21: 76.

44) Otsuki J, Nagai Y, Chiba K. Peroxidation of mineral oil used in droplet culture is detrimental to fertilization and embryo development. Fertil Steril. 2007; 88: 741.

【八尾竜馬・朝山雄太】

【2】ARTの実践

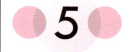

# 精子調製と精子機能評価

## A 精子調製と精子機能評価における基本知識

　ヒト精子は2回の減数分裂を経て形成され，74日をかけて成熟精子になる．第2減数分裂以後，精子はDNA修復酵素を失うため，その後に生じたDNA損傷を修復することはできない．その損傷は蓄積されるため，DNA損傷精子が射精精液中に混在してくる．また，ヒト造精過程にはアポトーシス（DNA切断を伴う細胞死）による精細胞消去系が存在する．この生理学的機構を踏まえれば，DNA損傷が軽度なものは消滅を免れて射出に至り，射精精液中にDNA損傷精子が混在してくることはむしろ自然な現象である．このようなヒト造精過程からも理解できるが，ヒト精子は粗製濫造な細胞であり，ARTの治療対象になる造精機能障害は産生量（精子数）の低下という量的な面にとどまらず，DNA損傷をはじめとする多様な機能異常，言い換えれば質的な異常精子をもたらす．

　ARTにおいて，IUIからIVF-ET，ICSIへと授精法が高度化されたことにより，より少ない精子数で受精が可能になった．IVF-ETが臨床応用された当初は，低い媒精濃度で対応できるため男性不妊（とくに乏精子症）治療の切り札と考えられたが，運動精子を分離・濃縮して媒精しても受精率が低く，その治療成績は低迷した．そこで，精子1匹を卵子細胞質内に直接穿刺注入して人為的に授精させるICSIが登場した．本法は受精胚を得やすいと

いう利点があり,「1匹でも精子がいればあなたは妊娠できる」というキャッチフレーズが定着し，ART 授精法の 70% 以上を占めるまで急速に普及した．これまで ICSI における主な検討は,「どのように精子を卵子に穿刺するか」という卵子穿刺法に関する論議であり,「どのような性質を持った精子を卵子に穿刺するか」という穿刺精子の選別と質的評価に関して議論することはなかった．現状，単に顕微鏡下に運動精子を 1 匹 pick up しているにすぎず，穿刺精子の選別・評価に関して科学的根拠に基づいた明確な基準は存在していない．

一例をあげれば，ICSI の実施に際し，顕微鏡下に把持した運動精子には DNA 損傷が存在しないことを前提としている．上述しているが，ART の治療対象になる造精機能障害は，産生量（精子数）の低下という量的な異常にとどまらず，DNA 損傷をはじめとする多様な質的な異常（精子機能異常）をもたらす．また ICSI という技術は，精子の量的な不足（きわめて少ない精子数）をカバーできるが，質的な異常（DNA 損傷などの精子機能異常）を補償できるわけでない．以上の解説からもわかるように，現状では"精子が悪いから ICSI を選択する"という説明が定着しているが，本来は以下の言葉が付帯する．ICSI の選択は,"精液段階では穿刺可能な精子の比率がきわめて低かったが，高度な精子選別ならびに厳密な精子品質管理を行い，穿刺可能な精子比率が向上したが，ごく僅かしか確保できなかった"場合に限られる．

一方で，ICSI 児の長期予後について楽観的な見解が述べられてきたが，IVF・ICSI により出生した児の先天異常率が高い可能性が指摘されている[1]．ART の目的は挙児希望であるが，治療により生まれた児は両親が治療法を選択した時点では存在しておらず，人権保護の観点から治療過程の安全性（患者の保護）とともに治療結果の安全性（出生児の健常性保証）への配慮が重要である．出生児の健常性に関与する精子機能（染色体・DNA 構造を含む）の評価法の高精度化，およびそれらを指標とした精子選別精度の高度化，さらには ICSI における穿刺精子の品質基準の策定が急務である．

「どのような性質を持った精子を受精に供すれば，ART の安全性向上に寄与できるか」すなわち本項で解説している「精子の質の選別と評価」は,「自然に性交で腟内に射精された精液中の精子が卵管内の卵子まで遡上して到達するまでの間に精子の質の選別が自然に行われていることを再現すること」

である．よって，「精子の質の選別と評価」は「自然界に近づける精子側の技術努力」であり，精子に優劣を付けて人為的に命を選択することではない．

## B 精子調製

　精子は雌性生殖路を遡上して卵子へ侵入するまでに運動精子が分離され，精漿および異物（細菌，ウイルス，繊維，結石，ムチン様物質など）の除去，capacitation，先体反応などの生理的・形態的変化を誘起して受精する．ICSI をはじめ，ART における授精法の高度化は必要精子数の低減化を可能にしたが，in vivo における雌性生殖路で自然と行われている精子の質的な選別（機能正常な精子の選別）までを可能としていない．そこで，ART における精子調製の目的は，上述した雌性生殖路における「精子の質の選別」ならびに「精子の生理的・形態的変化」を代行することである．

### 1　精液の前処理

　精液には微小な結石，ムチンなどが含まれている．さらに射精に際して外尿道口の常在菌で汚染され，亀頭に付着した下着に由来する繊維も精液に混入し，これらの表面には細菌のコロニーがみられる場合が多い．
　Percoll 密度勾配遠心分離法（精液を Percoll 密度勾配に層積して遠心分離する手法）ならびに swim up 法（詳細は後述）などの技術を組み合わせることにより，精液中に浮遊する細菌を除去する．同時に，必要に応じて抗生物質を用いた積極的な殺菌を行う．しかし，繊維などの異物（細菌のコロニー）は沈澱中に回収されてしまうため，図 2-21 に示したように，精液の前処理を行うことが必須になる．具体的には，①精液を Hanks 液で 2～3 倍に希釈した後，10 分間程度静置して微小結石を自重沈降させる．②その上清を孔径 20 μm のナイロンメッシュで濾過した後に密度勾配に層積する．③液量が多い場合には，Percoll を 0.1 ml 程度管底に導入して，2000 rpm で 10 分間程度遠心分離（クッション法）して濃縮する．

### 2　Inner-column・Percoll 密度勾配遠心分離法

　本法は，成熟した運動精子の選別とともに精漿，細菌の除去を可能とする．あらかじめキャピラリーを挿入した遠心分離管内に，Percoll 連続密度勾配

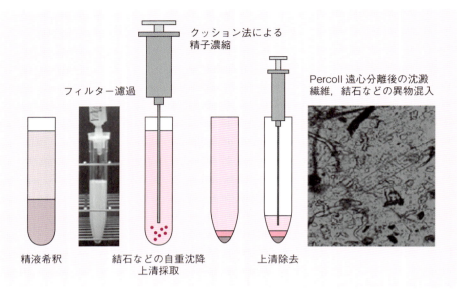

● 図 2-21 ● 精液の前処理

を作成する．前処理した精液を層積し，600×g で 30 分間程度遠心分離した後，沈殿画分をキャピラリーから直接回収し得るので，無菌的に精子の分離・濃縮が可能になる．

## 3　Separable Fine Neck Tube を用いる連続密度勾配遠心分離法

　抗ウイルス薬の開発に伴い AIDS 患者の予後は著しく改善され，HIV 陽性男性の挙児希望が寄せられるようになった．性感染症病原体を保有している男性が ART を希望する場合には，最初に薬物療法による性感染症治療が優先されるが，薬物による根治が困難な場合には，精液から病原体を物理的に除去することが必須になる．

　ウイルス除去に際しては，精漿中に浮遊しているウイルス粒子と感染リンパ球の両者を除去する必要がある．HIV を例にとると，ウイルス粒子の除去は，精子との粒子サイズと密度差を利用した沈降速度差遠心分離法，沈降平衡法，さらに精子の運動性に基づく swim up 法などを組み合わせることにより可能になる[2]．さらに感染リンパ球は，精子との浮遊密度差を利用して

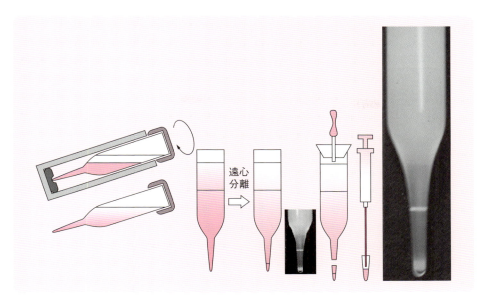

●図 2-22● SFNT を用いる精子洗浄濃縮法

除去する．最終的には洗浄精子懸濁液内残存ウイルスを超高感度測定し，ウイルス除去の確認を行う必要がある．抗ウイルス薬は精子濃度低下を招く場合が多いため，極少数精子の分離を可能とする Separable Fine Neck Tube（SFNT）を用いて精子調製をする．

　SFNT は従来用いられてきた遠心分離管と比してその底部が細く絞られており（狭部の直径は数 mm），その中程にカットラインを有するため，沈殿画分を無菌的に約 10 μl まで濃縮可能である．図 2-22 に方法をまとめた．80〜98％等張化 Percoll 液（Percoll 濃度は目的に応じて調整する：濃度が濃いほうが良好精子分離能は高く，細菌除去能が優れているが，回収率は低下する）4.0〜5.0 ml を SFNT に注ぎ，さらに Hanks 液 1.0〜2.0 ml を層積し，簡易密度勾配作成装置を用いて連続密度勾配を形成する．そこに，Hanks 液で希釈し，ナイロンメッシュで濾過した精液を層積して 25〜30 分間程度遠心分離を行う．

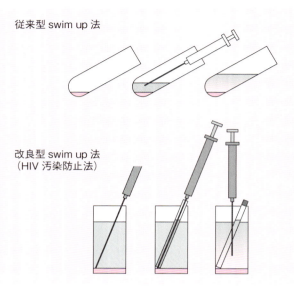

●図 2-23● swim up 法（従来法および改良法）

## 4　swim up 法（従来法・改良法）

　自然に性交で腟内に射精された精液中の精子は自身の運動能により子宮頸管粘液を通過し，卵管内の卵子まで遡上して到達する．精子運動能は卵子侵入に不可欠である．

　一般に運動精子の選別には swim up 法，swim down 法，swim side 法などが用いられる．これらの方法は，精子の中片ミトコンドリアの代謝活性が高く，尾部構造が解剖学的に正常な精子の選別に有効であるが，必ずしも他の精子機能の向上には結びつかない．図 2-23 に swim up 法をまとめた．従来型 swim up 法は，単純な希釈・低速遠心法で濃縮した精子懸濁液に培養液を層積し，遠心分離管を傾けて培養液中に swim up した精子を回収する手法である．この遠心法では細菌も同時に沈殿中に濃縮され，また沈殿した精子懸濁液と層積する培養液との間に比重差がないため，層積時に精子懸濁液が培養液に舞い上がり，細菌が混入しやすい．また試験管を傾けても界面の表面積はそれほど大きくならないため，回収率が低くなる．その点を改良した swim up 法では，平底チューブにまず培養液を入れ，その底部に Percoll に

懸濁した遠心沈澱をカテラン針などで挿入する．その際，精子懸濁液に浸した針の外周が汚染するので，洗浄してから挿入する．HIV分離時にはさらに厳密な操作を行う．すなわち，平底試験管にまず培養液を入れた後，内径2 mm程度のガラスキャピラールを挿入し，その中を通して精子懸濁液を底部に導入する．したがって，改良型swim up法では，キャピラール内部は汚染するが，層積した培養液は全く汚染しない．

## 5　micro-swim up（swim side）法

micro-swim up dishは中央に小さな窪みを有する培養用シャーレであり，極少数精子の回収に特化した微小環境swim up法である．micro-swim up dish凹部は約100 $\mu l$ の培養液で満たし，周辺はミネラルオイルで覆う．その凹部に約10 $\mu l$ に濃縮されたSFNT沈澱画分を導入する．この際，SFNT沈澱画分は容量が極少量のため，精子所見の測定を行わずに全量を導入する．swim sideした運動精子は倒立顕微鏡下に観察可能であり，必要十分な精子数が得られたことを確認した上で回収する．

## C　精子評価

ヒト生殖医療技術の多くは，実験動物の生殖生理学や畜産動物における家畜繁殖学で開発された技術を導入したものである．マウスなどの実験動物は同腹間で交配が繰り返される純系動物であり，この中から高い繁殖力を維持する系統が実験動物として提供される．またウシなどの畜産動物では繁殖力が高い種オスが厳選され，多くの雌に一括して精液を提供している．一方，ヒトは一夫一婦制であることから，男性不妊はヒト病態における独自の問題となっている．ヒト不妊原因の遺伝的背景は多様であり，上述したように動物を対象とする生殖医療技術は，必ずしもヒト不妊病態モデルとして適合性が高くない場合が多いことを留意しなくてはならない．

### 1　精子先体の観察

精子先体は，精子頭部前半部を覆うCap状の構造物である．その先体の機能，先体反応は，卵子に侵入する際に誘起されることが不可欠である．
先体反応を誘起できる精子は，WHO基準により正常形態精子とされる楕

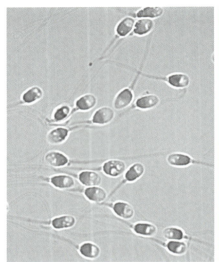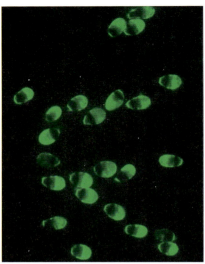

●図 2-24●蛍光ラベル標識 Concanavalin A を用いた先体局在の可視化

円形頭部を有する精子先体の形態，局在が良好である場合が多い．しかし，先体反応誘起精子は先体内膜の露出として形態学的に観察されるが，死滅変性精子においても同様な形態学的変化をきたすため，両者の鑑別には注意を要する．

### a）蛍光 Concanavalin A 法

先体反応が起きることにより露出される先体内膜上のタンパク質はマンノースが反復するリン酸化高マンノース型糖鎖を有し，Concanavalin A はこれに高親和性を持つ．図 2-24 は，蛍光ラベル標識 Concanavalin A を用いた先体局在の可視化を示す[3,4]．項目 3 で後述する頭部空胞と先体局在を同一視野で観察した結果，空胞は先体の下側に存在しており，一部でいわれているように凹みであるから安全であるという説と矛盾した．

### b）精子形態（Diff-Quick 法）

本法はもともと血液細胞の簡易染色法であり，利便性がよく精子頭部形態観察には適しているが，精子頭部空胞の観察には後述する希薄染色法を用いる．

## 2 非特異的精子DNA損傷の評価

上述しているが，ARTの治療対象になる造精機能障害は，精子の量的な異常（精子数の低下）にとどまらず，多様な質的異常（DNA損傷をはじめとする精子機能異常）をもたらす．またICSIは精子の量的な不足をカバーできるが，質的異常を補償できない．よって，とくにICSIの対象となる重度な造精機能障害例においては，治療の安全性向上の観点から，運動能とともに精子DNA損傷を検査することが必須である．

これまでに①COMET法，②アクリジンオレンジを用いるsperm chromatin structure assy（SCSA），③TUNEL assay，④Dispersion testなどが報告され，汎用されてきた．①COMET法は，薄膜状に形成したアガロース内に播種した精子を融解して電気泳動的にDNA断片化を検出する方法である．すでにキットが市販されているが，標本作成法，細胞溶解法，電気泳動条件などの観察条件をヒト精子に対して最適化しないと偽陽性，偽陰性，さらに操作中におけるDNA切断がみられる．②アクリジンオレンジ蛍光染色による（SCSA）は，アクリジンオレンジが2重鎖DNAと結合すると緑色蛍光を発し，単鎖DNAと結合すると赤色蛍光を発するという理論に基づいて組織化学的にDNA断端を検出する方法である．③TUNEL法は，断片化DNAの3'-OH末端にterminal deoxynucleotidyl transferaseを用いて標識塩基を結合し，DNA断端を組織化学的に検出する方法である．④Dispersion testは，COMET法と同様にアガロース内に包埋した精子を融解し，周囲に拡散した粒子状DNA断片を観察する．

上述したようにART領域における精子DNA断片化検査は，媒精，穿刺に供する運動精子中にDNA断片化の初期段階のものがどれくらい混在しているかを測定することに意義がある．言い換えれば，DNA鎖に数十カ所の切断があれば，受精，発生は不可能であるため，むしろ初期段階のDNA断片化の残存がART臨床応用において問題になる．精子DNA損傷と先天異常の関連が論じられている現況を踏まえれば，精子DNA断片化検査は定量的に検出できる高感度が求められる．しかし，上述した①〜④の方法は，いずれも検出感度が低く，診断的意義は低い．

### a) single cell pulse field gel electrophoresis（SCPFGE）

我々は，single cell pulse field gel electrophoresis（SCPFGE）を開発した．

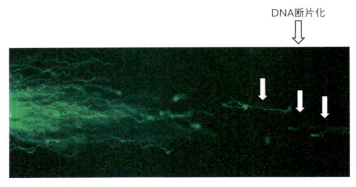

●図 2-25● SCPFGE 電気泳動像

　本法は播種した精子をアガロース薄膜内に包埋した後，核タンパク，核骨核を酵素消化し，巨大 DNA 分離に用いられるパルスフィールドゲル電気泳動を応用し，単一精子の全 DNA から数本の長鎖 DNA 離脱を検出できる[5-7]．図 2-25 に泳動像を示した．

　ヒト射精精液には 2 重鎖切断による DNA 損傷精子が混在し，その DNA 断片化の頻度と程度は個人差がきわめて大きい．我々が，DNA 断片化像の出現頻度と一般精液所見の相関を SCPFGE 法により観察した結果，顕微鏡による一般精液所見により精子 DNA 断片化率を予測することは困難であった．言い換えれば，分離した頭部形態と運動能が良好な精子の中にも，数本から数十本の長鎖 DNA 鎖断片を認める初期段階のものが残存していた．この結果は，現状の ART，特に ICSI において運動能を指標とする精子選択が行われているが，精子機能の評価も含めたさらなる精子選別の高精度化が求められることを示唆している．

## 3　精子頭部空胞の観察

　射精された精子の多くには頭部に空胞変性を認め，これらは造精過程のリモデリング時に生じた空隙（生理的空胞）と変性過程における構造異常に大別される．DNA を収納する頭部の空胞が ART の安全性にどのように影響するか不明な現状では，まず頭部空胞の高精度検出法を確立し，それを指標として頭部空胞精子の除去法を確立することが精子品質管理上，必須である．

これまで High Magnification ICSI（IMSI）の登場により，①ヒト精子には頭部空胞を有するものが多数存在する，②200～400倍で穿刺精子を観察する従来の ICSI は，空胞を確認できないから危険である，③微分干渉光学系（DIC），油浸100倍対物レンズ，デジタルズームにより6000倍で観察するIMSI は，空胞の検出が可能である，④空胞精子を排除することで妊娠率向上，流産率低下が実現する，と提唱された．IMSI は初めて穿刺精子の質に言及し，ICSI が"どのように精子を穿刺するか"から"どのような精子を穿刺するか"に転換する第一歩となった．しかし，DIC は擬似的な陰影（レリーフコントラスト）により細胞に立体感を与え，主として表面の凸凹を検出しているにとどまり，DIC による内部空胞の検出感度は低い．

### a）希薄染色法

我々はリアクティブブルーを用いる精子希薄染色法を開発した[8]．本法は精子頭部を半透明に染色し，空胞をネガティブ染色により顕微鏡観察する．

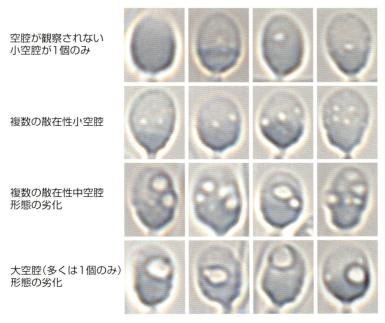

●図2-26● リアクティブブルーを用いた精子希薄染色法による頭部空胞のサイズ・数の分類

5．精子調製と精子機能評価

頭部空胞の出現頻度は個人差が大きく，また同一精液内でも精子間差が大きい．図 2-26 は頭部空胞のサイズ，数を分類した．

## むすび

これまで単純に運動精子＝良好精子と考えられてきたが，本項で紹介した内容は「運動性が他の精子機能の正常性を保証するものではない」ことを示唆している．ART 臨床応用において卵子，胚の侵襲的な観察や評価が困難である現状では，分離された運動精子にみられる多様な機能異常を把握することは，ART の安全性向上に不可欠である．

### ■文献

1) Hansen M, Kurinczuk JJ, Bower C, et. al. The risk of major birth defects after intracytoplasmic sperm injection and in vitro fertilization. N Engl J Med. 2012; 346: 725-79.
2) Kato S, Hanabusa H, Kaneko S, et al. Complete removal of HIV-1 RNA and proviral DNA from semen by the swim-up method: assisted reproduction technique using spermatozoa free from HIV-1. AIDS. 2006; 20: 967-73.
3) Kuroda Y, Kaneko S, Matsuda Y, et al. Selective isolation of acrosome reacted human sperm with progressive motility by using cell affinity chromatography on concanavalin A Sepharose. Andrologia. 1996; 28: 7-13.
4) Kuroda Y, Kaneko S, Matsuda Y, et al. Quantitative assessment of human sperm acrosome reaction by using fluorescein isothiocyanate conjugated Concanavalin A- Comparison between highly purified acrosome reacted sperm and those non-reacted. Arch. Androl. 1998; 40: 215-24.
5) Kaneko S, Yoshida J, Ishikawa H, et al. Single-cell pulsed-field gel electrophoresis to detect the early stage of DNA fragmentation in human sperm nuclei. PLoS ONE. 2012; 7: e42257.
6) Kaneko S, Yoshida J, Ishikawa H, et al. Single-nuclear DNA instability analyses by means of single-cell pulsed-field gel electrophoresis-technical problems of the comet assay and their solutions for quantitative measurements. J Mol Biomark Diagn. 2013; S5: 005.
7) Kaneko S, Yoshida J, Takamatsu K. Direct visualization of ascorbic acid inducing double-stranded breaks in single nuclear DNA using single-

cell pulsed field gel electrophoresis. Indian J App Res. 2015; 5: 249-52.
8) Kaneko S, Yoshida J, Takamatsu K. Low density regions of DNA in human sperm appear as vacuoles after translucent staining with reactive blue 2. J Med Diagn Meth. 2015; 2: 145. doi: 10.4172/2168-9784.1000145.

【黒田優佳子】

【2】ART の実践

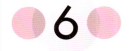

# 手術的精子採取法

　男性不妊症においていわゆる重症と考えられる無精子症の治療としては従来より閉塞性無精子症に対して精管精管吻合術などの精路再建術が行われてきたが，非閉塞性無精子症の治療としての薬物療法の予後は厳しいものであった．一方，1978年の体外受精成功以来ARTの進歩はめざましく無精子症においても精子さえ採取できれば治療可能な時代になってきた．その意味で1984年の先天性両側精管無形成患者より精巣上体精子が採取され体外受精で産児が得られたとの報告[1]は画期的であった．しかし精巣内精子に関しては以前より原因検索目的の精巣生検は行われていたものの，採精術としての精巣内精子採取術 testicular sperm extraction（TESE）[2]の意義は，1992年のICSIによる初めての妊娠成功の報告によりもたらされたといえる．現在では，TESE-ICSIはKlinefelter症候群を含む非閉塞性無精子症では標準の治療法になり，その他にも難治性の膿精液症や精子無力症，脊髄損傷に伴う射精障害などにも応用されている．本項では，精巣上体および精巣内精子の採取法について筆者らの術式を中心に概説する．

## A 精巣上体からの採取法

### 1 顕微鏡下精巣上体精子吸引術 microsurgical epididymal sperm aspiration（MESA）

#### a）体位と麻酔法
仰臥位，全身麻酔あるいは腰椎麻酔（局所麻酔でも可能な場合あり）．

#### b）準備器具など
先端を300〜500μmに加工したガラスピペット，1ccプラスチックシリンジ，25G金属製ニードル，顕微鏡手術セット，手術用対面顕微鏡，Makler計算盤，精子保存液（HTF），200〜400倍検鏡用倒立顕微鏡．

#### c）術式
①片側で採取し得ない場合の他側へのアプローチも考慮して，陰嚢皮膚正中切開をおく（図2-27A）．
②精巣を創外に脱転させ，前面で鞘膜腔を開き（図2-27B），精巣上体や精巣の状態（拡張度や緊張度，色，癒着の有無など）を観察する（図2-27C）．
③肉眼的に精巣上体の全体を観察し，閉塞部が明らかでそれより近位側（精巣側）の精巣上体管の拡張が認められる場合は，拡張部のなるべく遠位側より採取部位を決定するが，あまり閉塞部に近接しすぎないほうがよい．また，黄色などに変色した部位は穿刺しても膿性液のみが回収されることが大半であるので避けたほうがよい．上体管の拡張が認められない場合には，通常体部の精巣側半分ぐらいから始めて，精子が確認できなければより近位側へ移動する．
④これ以後顕微鏡下に進める．採取部位の精巣上体被膜を必要最小限に開き，拡張した上体管壁に顕微鏡手術用剪刀で小切開を加える（図2-27D）と乳白色の上体管内液が流出するので，すぐにガラスピペットにて毛細管現象によって吸引する（図2-27E）．このとき助手にも同時に別のピペットで吸引してもらうほうが採取効率がよい．ガラスピペットを使うのは吸引中の液の性状がよくわかる利点があるが，破損しやすいので金属製ニードルを併用してもよい．採取可能部位が限られている場合を別にして，吸引液に少しでも血液が混入した場合は止血して採取部位を変える．
⑤採取した上体管内液は直ちに精子培養液で希釈後検鏡し，正常形態の精

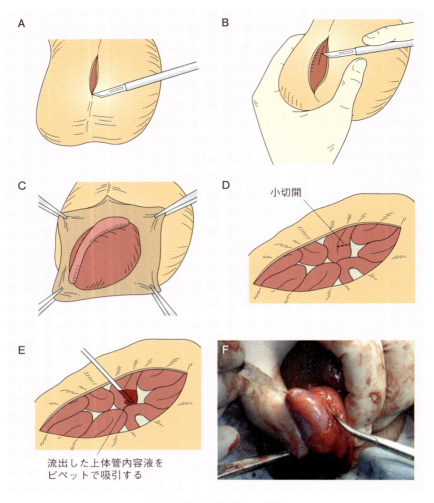

●図 2-27●MESA の実際
A：陰嚢皮膚正中の縫線にそって切開する．
B：施行側精巣を正中へ移動させてしっかり固定し，さらに鞘膜を切開していく．
C：精巣，精巣上体を観察して精巣上体被膜切開部位を決定する．
D：被膜を切開し，拡張した上体管に小切開を加える．
E：流出した内容液をピペットで吸引する．
F：MaESA 施行中の写真．

子が確認できなければ部位を変えて同様の操作を続ける．操作終了後は，被膜の切開部を 10-0 ナイロン糸で縫合しておく．

上体管に明らかな拡張を認める場合は通常は精子採取可能である．拡張を認めない場合に何回アプローチするかについては一定の見解はないが，筆者らは体部と頭部 1 カ所ずつ試みて内容液すら流出しない場合には，反対側の精巣上体を試みるか，ひきつづき TESE に移行する．

## 2 肉眼直視下精巣上体精子吸引術 macroscopic epididymal sperm aspiration（MaESA）

### a）体位と麻酔法
仰臥位，全身麻酔あるいは腰椎麻酔（局所麻酔でも可能な場合あり）．

### b）準備器具など
手術用顕微鏡が不要である以外は MESA と同様．

### c）術式
MESA は厳密には顕微鏡下に穿刺を行うが，筆者らのグループでは経験的に顕微鏡を使用せずにガラスピペットで上体管を，あるいは 25 G 金属製ニードルを用いた精巣上体被膜ごとの穿刺にて良好な精子を採取しており（図 2-27F），MaESA で精子を回収できない場合は MESA でも不可能であると考えている．しかしこの方法では 1 回穿刺した部位の精巣上体管は閉塞する可能性が大きいため，穿刺部位の決定がより重要である．

## 3 経皮的精巣上体精子吸引術 percutaneous epididymal sperm aspiration（PESA）

精巣上体精子採取術のうち，現在も頻用されている術式である．その理由は，局所麻酔での外来手術が可能なため患者への精神的，肉体的，経済的な負担が少ないこと，採取運動精子数が MESA（MaESA）より少ないにもかかわらず妊娠率はむしろ高い傾向がある[3]ことである．

### a）体位と麻酔法
仰臥位，局所麻酔のみで可能．

### b）準備器具など
局所麻酔セット，1 cc のプラスチックシリンジ，25 G 金属ニードル，精子

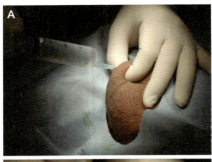
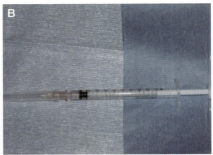
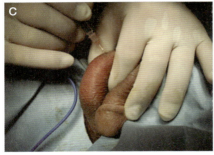

●図 2-28● PESA の実際
A：精巣上体穿刺部直上の陰嚢皮膚に浸潤麻酔を施行しているところ．
B：25 G 金属製ニードルを 1 cc のプラスチックシリンジに装着し，100～200 μl の精子培養液（HTF）を吸引して死腔をなくして穿刺に使用．
C：精巣上体の境界を触診で充分把握した後，ほぼ皮膚に直角に穿刺する．

培養液（HTF），Makler 計算盤，検鏡用倒立顕微鏡．

### c）術式

① 施行側鼠径部下方の精管周囲を精巣動脈損傷に充分注意しながら 1％キシロカインにてブロックし，精巣上体をしっかり保持固定し，穿刺部直上の陰嚢皮膚に浸潤麻酔を加える（図 2-28A）．

② 25 G 金属製ニードルを 1 cc のシリンジに装着し，200～400 μl の精子培養液を吸引することで先端からの死腔をなくし（図 2-28B），陰嚢皮膚にほぼ直角に刺入して精巣上体を穿刺する（図 2-28C）．

③ ニードル先端を固定し，軽い陰圧で数回シリンジを pumping する．

④ 通常培養液がやや白色に混濁するが，ほとんど変化のないこともある．血液の混入を防ぐために必ず陰圧を解除した後にニードルを抜去し，直

ちに回収液を Makler 計算盤などで検鏡する．
⑤正常形態の運動精子が確認されたらほぼ同部位から再度穿刺吸引してできるだけ多くの精子を確保する．
⑥頭体部の複数箇所の穿刺においても精子が得られない場合は反対側精巣上体あるいは TESE に移行する．
⑦穿刺部位を 5 分間圧迫止血した後，消毒と液体ガーゼをスプレーして終了する．

本術式は陰囊皮膚を介しての精巣上体の把握と，陰圧をかけたままニードルを抜去しないように注意する以外には特に手技的に困難ではなく，後日に前回より近位側に再施行することも可能である．

## B 精巣からの採取法

### 1 精巣内精子採取術（TESE）

後述する顕微鏡下アプローチに対して conventional TESE という場合もある．

予め精巣生検で充分な精子形成が確認されていたり精管結紮術後などで明らかに精子の回収が可能と考えられる場合には，施行側の皮膚の約 1 cm 切開により固有鞘膜を開窓してみえる範囲の白膜を小切開することがあるが，通常は MESA と同様に正中切開を加えて施行側精巣を創外に脱転させ，鞘膜を大きく切開して精巣上体と精巣の性状をよく観察する．本項では conventional TESE のうち脱転させない方法を概説する．なお，過去の精巣生検の結果は血中 FSH や精巣容量などと同様に精子採取の絶対的な予測因子にならないので，患者の利便性も考慮して精巣生検と TESE は同時に施行している．

#### a）体位と麻酔法
仰臥位，全身麻酔あるいは腰椎麻酔（局所麻酔でも可能）．

#### b）準備器具など
先端が鋭な眼科用剪刀 2 本（精巣組織採取専用とそれ以外）を含む一般的な小手術セット，組織懸濁用の培養液（HTF），検鏡用倒立顕微鏡，組織固定用ブアン液．

#### c）術式
①施行側鼠径部下方の精管周囲を 1% キシロカインにて精巣動脈損傷に注

意しながらブロック後，精巣を片手の母指と示指の間でしっかりと固定する．
② 陰嚢皮膚を伸展させて局所麻酔し，約2cmの切開を加える．
③ しっかり固定したまま順次精巣挙筋膜，総鞘膜，固有鞘膜を切開すると，通常少量の滲出液が排出され鞘膜腔が開く．精巣白膜が確認されたら鞘膜を数本の小鉗子にて牽引把持することにより視野を確保する．
④ 精巣を固定している指を動かすことにより精巣をゆっくり回転させて精巣上体を含めた全体像を調べる．通常精巣を創外に脱転させる必要はない．ただし精巣容量が小さい場合には脱転させるほうが特に精巣上体損傷の心配なく施行できる面がある．過去の生検などによる鞘膜と白膜の癒着があれば解除しておく．
⑤ 次に精巣組織採取のため白膜に小切開を加えるが，白膜直下に散見される貫通動脈の損傷を避けるために，最初の切開は精巣上部やや内側よりに横切開を加える．この領域で有効精子が採取できず他部位に切開を追加する場合は特に前記動脈に注意しあまりメスの角度を深くしない．
⑥ 精巣を軽く圧迫するようにして圧出されてくる実質組織を眼科用剪刀で切断し採取する．1回に検鏡用に5mm角大を採取しており，同時に採取部直近の組織を診断生検用にほぼ2mm角大採取してブアン液に固定している．
⑦ 予め37℃に温めておいたHTFを0.3〜0.5m$l$入れたeppendorfマイクロチューブあるいはFalcon dishに組織塊を入れ，眼科用曲剪刀で1〜3分くらい小さく刻む．
⑧ 組織細切法として，培養液中で2枚のスライドガラスにはさんだり，数回24Gエラスター針で針通しをしてもよい．
⑨ 組織懸濁液はFalcon dishに移し，直ちに400倍倒立顕微鏡下で観察し，精子がみつからない場合には顕微鏡下アプローチに進む．
⑩ 組織採取が終了したら白膜を5-0 vicril 糸で縫合する．精巣内の出血はこれで止血されるが，鞘膜の縫合前に精巣の固定をゆるめても白膜切開部に出血してこないことを必ず確認する．
⑪ 鞘膜層を3-0 vicril 糸，陰嚢皮膚を絹糸ないしは吸収糸にて縫合閉鎖し，TESEを終了する．

## 2 顕微鏡下精巣内精子採取術 microdissection TESE（MD-TESE）

精子の採取率向上と精巣組織への障害を可及的に少なくするという点で最も合理的な手技として 1998 年に初めて報告[4]されて以来，現在では Klinefelter 症候群患者のような精巣組織の保全がより重要な場合を含め，非閉塞性無精子症における TESE の標準術式ともいえる．

### a）体位と麻酔
仰臥位，原則として全身麻酔．

### b）準備器具等
手術用対面顕微鏡，顕微鏡手術セット以外は TESE と同様．

### c）術式
①Klinefelter 症候群や明らかな精巣容量の低下を認める場合を除いてはまず陰嚢皮膚正中切開にて片側の conventional TESE を行う．すなわち精巣を創外に脱転させて固有鞘膜を大きく開き，精巣の性状（大きさ，硬度，白膜の色など）を観察する．精巣前面中央で血管を避けて白膜を約 5 mm 縦切開し，組織を採取して検鏡する．精子が認められたら同部位から再度必要量の組織を採取して閉創する．精子が確認できなければ MD-TESE に移行する（図 2-29）．

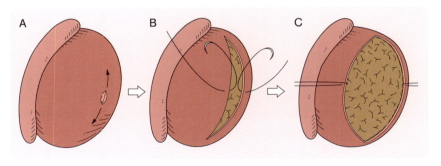

●図 2-29● conventional TESE から MD-TESE へ
A：前面の 5 mm の白膜縦切開での組織中に必要量の精子が確認されたら TESE を終了．精子を認めなければ顕微鏡下に縦切開を延長する．
B：支持糸をかけて両方向に開く．
C：容易に精巣組織が展開されるので精細管を観察する（MD-TESE）．

②以後顕微鏡下に進める．最初に加えた縦切開をそのまま，両方向に白膜の境界手前まで可及的に長く延長していく．この際できるだけ貫通動脈を避けるように切開線は適宜蛇行させてもよい（図2-30A）．出血はできるだけ圧迫で止め，電気メスの使用は最小限とする．

③支持糸を2本かけて白膜を切開線と直角方向に牽引すると自然に実質組織が展開される．

④採取部位の決定のために精巣全体にわたって生理食塩水で洗浄しながら精細管の状態を充分観察する．このステップが最重要である．

⑤採取候補部位は，より太く，白く（不透明で），蛇行した精細管である（図2-30B）．血管に注意し，1回採取組織はできるだけ少量にしたほうが検鏡の効率がよい．精細管1本を引っ張るように採取するのもよい（図2-

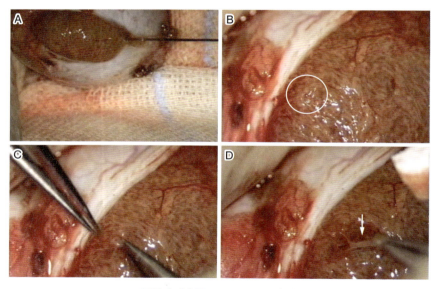

●図2-30●MD-TESEの実際

A：メスで精巣前面の白膜を可及的に長く縦切開していくが，貫通動脈は避けられるものは避けて切る．

B：手術用対面顕微鏡（20～40倍）にて割面の精巣組織の性状を観察．図では○印付近の精細管が周囲より太く白いと思われた．

C：その部分の精細管を顕微鏡手術用鑷子でほぐしていく．

D：精細管1本（矢印）を引っ張るようにすることにより最小限の出血にて採取できる．この例では精子が認められた．

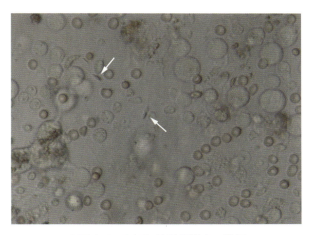

●図 2-31● 細切精巣組織内の精子
精細胞の近辺に精子（矢印）を確認できることが多い．

30C，D）．
⑥すべての候補部位の検鏡で精子が確認されないか，精子が確認できても（図 2-31）必要とする精子（形態良好精子あるいは運動精子など）の採取量が充分でない場合には採取部位直近の組織を診断用生検に提出した後，対側精巣に移る．
⑦MD-TESE も再施行をする時代となり，閉創では丁寧に組織を縫合し，創部の洗浄を行って癒着防止に努める．

## 3　精巣内精子吸引術　testicular sperm aspiration（TESA）

より非侵襲的にかつ容易に施行し得る方法としてのいわば PESA の精巣への応用であり 1995 年に初めて報告された[5]．精索ブロックと穿刺部皮膚の局所麻酔下に 20 G 吸引針を経皮的に前面から精巣に刺入する．かなり強い陰圧（20 ml シリンジで 10 ml 吸引）をかけた状態で 3 回精巣を突いた後に培養液中でフラッシュすると 2〜3 本の精細管が採取できる．数回繰り返し，できなければ対側精巣を試みる．しかしながら本法は身体への負担は軽微であるが精巣に対しての侵襲が開放手術に比べて少ないのかどうかは議論の余地があると思われる．

●表 2-9● 手術的精子採取法に関するポイント事項

1. 最小限の侵襲で最大の採精効率をめざす．
2. 精巣上体へのアプローチには常に精路閉塞が伴う可能性があることを認識しておく．
3. 精巣内精子による受精には顕微授精（ICSI）が必要と考えられる．
4. 精巣は，精子形成のみならず男性ホルモン分泌を中心とした雄性機能に大変重要な臓器であることを念頭におく必要がある．
5. 現在の精子凍結保存法の技術水準から考えると原則的には，凍結精子の利用が有益である．

## むすび

男性不妊症，特に非閉塞性無精子症においての採精の可否は治療予後に直結することであり，当該カップルにとって非常に大きな意味を持つ事項である．その意味で術前のインフォームドコンセントにおいて，各採精法の長所や短所さらに合併症および採精確率を過去のデータに基づいて客観的に説明し，採精法自体も1つにこだわらないことも伝えることが重要である．

最後に採精法に関する手技以外の重要ポイントを表2-9にあげておく．

### ■文献

1) Temple-Smith PD, Southwick GJ, Yates CA, et al. Human pregnancy by in vitro fertilization (IVF) using sperm aspirated from the epididymis. J in Vitro Fertil Embryo Transfer. 1985; 2: 119-22.
2) Schoysman R, Vanderzwalmen P, Nijis M, et al. Pregnancy after fertilization with human testicular spermatozoa. Lancet. 1993; 342: 1237.
3) 近藤宣幸, 島 博基. MESA, PESA, TESE の実際と医療連携. 日不妊会誌. 2000; 45: 339-42.
4) Schlegel PN, Li PS. Microdissection TESE: sperm retrieval in non-obstructive azoospermia. Hum Reprod Update. 1998; 4: 439.
5) Bourne H, Watkins W, Speirs A, et al. Pregnancy after intracytoplasmic injection of sperm collected by fine needle biopsy of the testis. Fertil Steril. 1995; 64: 433-6.

【近藤宣幸】

【2】ARTの実践

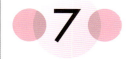

# 標準体外受精の手技

　生殖補助医療 assisted reproductive technology（ART）において，顕微鏡下にて卵子に精子を注入する顕微授精操作に対し，ディッシュ内で精子と卵子を混合することで受精を起こさせる方法は，通常体外受精や標準体外受精 conventional IVF（c-IVF）と呼ばれている．

　1978年にSteptoeとEdwardsにより世界で最初の体外受精-胚移植による妊娠・出産に成功して以来，ART関連手技は急速な進歩を遂げた．現在では，国内でも多くの施設で日常的にARTが行われているが，採卵から胚移植に至るまでの手技に標準とされる方法は存在せず，各施設において創意工夫された手順で実施されているのが現状である．

　本項では，c-IVFを行う上での基本的な手技（検卵—精子処理—媒精—受精確認—胚評価）について，自治医科大学附属病院・生殖医学センターで実施している方法を中心に概説する．

　採卵前日から胚移植に至るまでの胚発育と移植の概要を図2-32に，採卵前日から胚盤胞移植までの作業工程を図2-33に示す．当センターではART処置日が月，水，金曜日に固定されていることと，症例に合わせた胚齢での移植を行っていることから，採卵後の培養期間は2日間から5日間である．

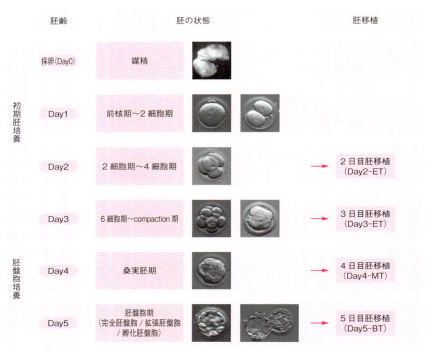

●図 2-32 ● 胚発育と移植の概要

## A  採卵前日の準備（Day −1）

### 1  使用機器, 消耗品

c-IVF を行う上で必要とされる主な機器類, 消耗品類を表 2-10 に示す.

### 2  培養液

以前は単試薬から培養液を自家作製して使用していたが, 近年では多くの種類の培養液がメーカー各社から販売されている. ほとんどの製品が ready to use であり, また品質管理も厳密に行われているため, 培養室の負担が軽減し, かつ培養成績の安定した向上に繋がっている. 市販培養液は, 胚発育に伴うアミノ酸要求性の変化を考慮して複数の培養液を交換しながら培養を行う Sequential medium と, 受精後の前核期胚から胚盤胞期胚までを一種類の培養液で培養を行う Single medium に大別される.

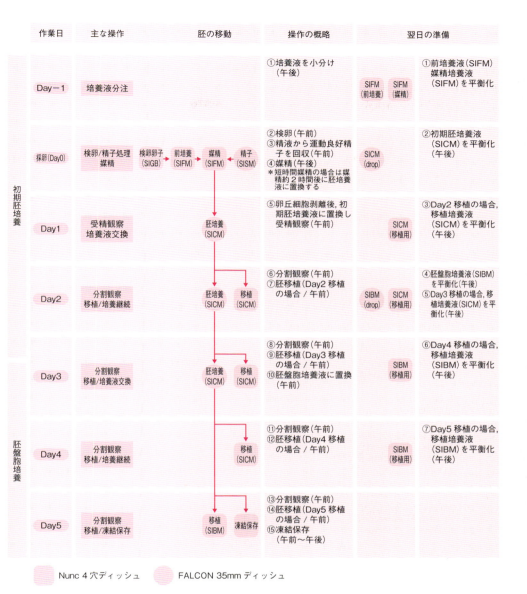

●図 2-33● 採卵前日から胚盤胞移植までの作業工程

● 表 2-10 ●　c-IVF で使用する主な機器・消耗品

| | 品　　　名 | 規　　　格 | メーカー | 主な使用目的 |
|---|---|---|---|---|
| 1 | ミニインキュベータ | K-MINC-1000 | COOK | 培養全般 |
| 2 | インキュベータ | NS-502 | BIO-LABO | スイムアップ |
| 3 | クリーンベンチ | NS-16B | BIO-LABO | 配偶子/胚操作 |
| 4 | 実体顕微鏡 | SZX16-3131 | OLYMPUS | 検卵，胚移動 |
| 5 | ホットプレート | TP-SZX2A | TOKAI HIT | 保温 |
| 6 | ホットプレート | HP-430J | BIO-LABO | 保温 |
| 7 | ヒートブロック各種 | | BIO-LABO | 保温 |
| 8 | 倒立型リサーチ顕微鏡 | IX73-SICSI | OLYMPUS | 高倍率観察 |
| 9 | ホットプレート | TP110R05 | TOKAI HIT | 保温 |
| 10 | 遠心機 | 4000 ST-480M | KUBOTA | 精液処理 |
| 11 | MS 管 | 特注品 | | スイムアップ |
| 12 | パスツールピペット 9″ | IK-PAS-9P | ASAHI TECHNO GLASS | 検卵，スイムアップ |
| 13 | シリコンスポイト 2 ml 用 | 9-863-02 | アズワン | 検卵，スイムアップ |
| 14 | シリコンチューブ 3×5 | 6-586-09 | アズワン | 検卵，スイムアップ |
| 15 | シリンジフィルター DISMIC-13CP | 13CP045AS | Toyo Roshi | 検卵，スイムアップ |
| 16 | ニチリョーピペット 10～100 $\mu l$ | NPX-100 | アズワン | drop 作製 |
| 17 | ニチリョーピペット 2～20 $\mu l$ | NPX-20 | アズワン | 媒精 |
| 18 | ART XLP 200 Pipet Tips | 2160P | Molecular BioProducts | 精液処理 |
| 19 | Filter Tips Gilson Style 100 $\mu l$ | 772288 | greiner bio-one | 媒精，drop 作製 |
| 20 | プラスチックディッシュ 60 mm | 351007 | FALCON | 検卵 |
| 21 | プラスチックディッシュ 35 mm | 353001 | FALCON | drop 培養 |
| 22 | マルチディッシュ 4 穴 | 176740 | Nunc | 前培養，胚移植 |
| 23 | 5 ml ラウンドチューブ | 352058 | FALCON | 培養液小分け |
| 24 | 14 ml ラウンドチューブ | 352057 | FALCON | 培養液小分け |
| 25 | 15 ml コニカルチューブ | 352095 | FALCON | 精液処理 |
| 26 | 2 ml ピペット | 357507 | FALCON | 培養液分注 |
| 27 | 5 ml ピペット | 357543 | FALCON | 精液処理 |
| 28 | 10 ml ピペット | 357551 | FALCON | 培養液分注 |
| 29 | ハミルトンマイクロシリンジ LT | AF0566-040 | アズワン | 胚移植 |
| 30 | 4 mm シリンジフィルター | 431212 | CORNING | 胚移植 |
| 31 | Kitazato OPU Needle | OPU-A80P19G350E2 | KITAZATO | 採卵 |
| 32 | OVIUM ASPIRATION NEEDLE DOUBLE LUMEN | K-OPSD-1735-A-L | COOK | フラッシュ採卵 |
| 33 | Sure-Pro Ultra Embryo Replacement Catheter with Obturator | PEB623 | wallace | 胚移植 |
| 34 | Malleable Stylet | 1816NST | wallace | 胚移植 |
| 35 | Kitazato ET Catheter | ET-C4040S-17 | KITAZATO | 胚移植 |
| 36 | Kitazato ET Catheter | ET-ST4017A | KITAZATO | 胚移植 |
| 37 | フレキシペットハンドル | K-MPH-1000 | COOK | ピペット本体 |
| 38 | フレキシペット 170 $\mu m$ | K-FPIP-1170-5 | COOK | 卵丘細胞剝離 |
| 39 | フレキシペット 300 $\mu m$ | K-FPIP-1300-5 | COOK | 胚移動 |
| 40 | ラベリングシール各種 | 6-698-01～ | アズワン | 患者識別 |

### 表2-11　Sydney-IVF（COOK）の組成

| 組成・特性 | Follicle Flushing Buffer (SIFB) | Gamete Buffer (SIGB) | Sperm Gradient (SISG) | Sperm Medium (SISM) | Fertilization Medium (SIFM) | Cleavage Medium (SICM) | Blastocyst Medium (SIBM) |
|---|---|---|---|---|---|---|---|
| Calcium lactate | ○ | ○ | ○ | ○ | ○ | ○ | ○ |
| Calcium pantothenate |  |  |  |  | ○ | ○ | ○ |
| D-Glucose | ○ | ○ |  | ○ | ○ | ○ | ○ |
| EDTA |  |  |  |  | ○ |  |  |
| Gentamicin | ○ | ○ | ○ | ○ | ○ | ○ | ○ |
| Glutamine-stabilized |  |  |  | ○ | ○ | ○ | ○ |
| Glycine |  |  |  |  | ○ | ○ | ○ |
| HEPES | ○ | ○ | ○ |  |  |  |  |
| Human Serum Albumin | ○ | ○ | ○ | ○ | ○ | ○ | ○ |
| L-Alanine |  |  |  |  | ○ | ○ | ○ |
| L-Arginine |  |  |  |  | ○ | ○ | ○ |
| L-Asparagine | ○ | ○ |  |  | ○ | ○ | ○ |
| L-Asparagine monohydrate |  |  |  |  | ○ | ○ | ○ |
| L-Aspartic acid | ○ | ○ |  |  | ○ | ○ | ○ |
| L-Cystine |  |  |  |  | ○ | ○ | ○ |
| L-Glutamic acid | ○ | ○ |  |  | ○ | ○ | ○ |
| L-Histidine |  |  |  |  | ○ | ○ | ○ |
| L-Isoleucine |  |  |  |  | ○ | ○ | ○ |
| L-Leucine |  |  |  |  | ○ | ○ | ○ |
| L-Lysine |  |  |  |  | ○ | ○ | ○ |
| L-Methionine |  |  |  |  | ○ | ○ | ○ |
| L-Proline | ○ |  |  |  | ○ | ○ | ○ |
| L-Phenylalanine |  |  |  |  | ○ | ○ | ○ |
| L-Serine | ○ | ○ |  |  | ○ | ○ | ○ |
| L-Taurine | ○ |  |  |  | ○ | ○ | ○ |
| L-Threonine |  |  |  |  | ○ | ○ | ○ |
| L-Tyrosine |  |  |  |  | ○ | ○ | ○ |
| L-Tryptophan |  |  |  |  | ○ | ○ | ○ |
| L-Valine |  |  |  |  | ○ | ○ | ○ |
| Magnesium chloride | ○ | ○ |  | ○ | ○ | ○ | ○ |
| Magnesium sulphate | ○ | ○ | ○ | ○ | ○ | ○ | ○ |
| Potassium chloride | ○ | ○ | ○ | ○ | ○ | ○ | ○ |
| Potassium phosphate | ○ | ○ | ○ | ○ | ○ | ○ | ○ |
| Purified water | ○ | ○ | ○ | ○ | ○ | ○ | ○ |
| Silane coated silica particles |  |  | ○ |  |  |  |  |
| Sodium chloride | ○ | ○ | ○ | ○ | ○ | ○ | ○ |
| Sodium bicarbonate | ○ | ○ |  | ○ | ○ | ○ | ○ |
| Sodium pyruvate |  |  |  |  | ○ | ○ | ○ |
| pH in air | 7.3〜7.5 | 7.3〜7.5 | 7.3〜7.5 | 7.5〜7.8 | 7.5〜7.8 | 7.5〜7.8 | 7.5〜7.8 |
| pH at 6% $CO_2$ | — | — | — | 7.3〜7.5 | 7.3〜7.5 | 7.3〜7.5 | 7.3〜7.5 |
| Osmolarity (mOsm/kg) | 285〜295 | 285〜295 | 285〜295 | 285〜295 | 285〜295 | 285〜295 | 285〜295 |
| Mouse embryo assay (MEA %) | >80 | >80 | >80 | >80 | >80 | >80 | >80 |
| Endotoxin (EU/m$l$) | <0.4 | <0.4 | <0.4 | <0.4 | <0.4 | <0.4 | <0.4 |
| 製造後有効期限 | 8週間 | 8週間 | 12週間 | 8週間 | 8週間 | 8週間 | 8週間 |
| 保存方法（℃） | 2〜8 | 2〜8 | 2〜8 | 2〜8 | 2〜8 | 2〜8 | 2〜8 |
| 無菌性保証水準（SAL） | $10^{-3}$ | $10^{-3}$ | $10^{-3}$ | $10^{-3}$ | $10^{-3}$ | $10^{-3}$ | $10^{-3}$ |

　HEPES緩衝系培養液．大気中で使用する
　重炭酸系培養液．混合ガス環境下（6% $CO_2$＋5% $O_2$，$N_2$ base）で使用する
*Cook Medical HP http://www.cookmedical.com/home.do より作成

●表 2-12● 培養液の主な用途

| 培養液種類 | 略名 | c-IVF における主な使用用途 |
|---|---|---|
| Follicle Flushing Buffer | SIFB | 採卵時の採卵針洗浄,卵胞フラッシュ |
| Gamete Buffer | SIGB | 検卵時の卵丘細胞複合体洗浄,良好精子回収処理 |
| Sperm Gradient | SISG | 精子の密度勾配分離 |
| Sperm Medium | SISM | 精子洗浄,swim up |
| Fertilization Medium | SIFM | 卵丘細胞複合体の前培養,媒精 |
| Cleavage Medium | SICM | 初期胚培養/移植(Day 3 まで) |
| Blastocyst Medium | SIBM | 胚盤胞培養/移植(Day 4 以降) |
| Culture Oil | SICO | 培養液に重層 |

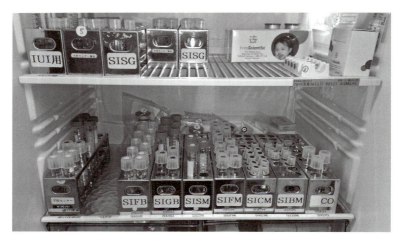

●図 2-34●分注後に冷蔵庫保存

　現在,当センターにて第一培養液として使用している Sydney-IVF (COOK) の組成を表 2-11 に,主な使用目的を表 2-12 に示す.使用にあたっては,培養液瓶を開栓後に直ちにチューブに小分けし,4℃冷蔵庫にて保存する(図 2-34).未開封の培養液瓶内に不活性ガスは充填されていない.小分け作業時の液温上昇に伴い培養液劣化が始まることや,小分け後の濃縮劣化を考慮し,分注後の使用期限は 1 週間としている.

| 呼称 | 内容 | 培養液 | 準備日 | 容器種類と分注方法 | |
|---|---|---|---|---|---|
| 検卵ディッシュ | 卵子を洗浄保存 | SIGB | 採卵当日 | 4穴ディッシュ（1枚） | 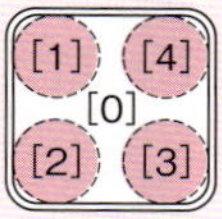 検卵開始直前にSIGBを[0]に2m*l*, [1]〜[4]に各1m*l*ずつ分注し、37℃保温する |
| 前培養ディッシュ | 卵子を媒精まで保存 | SIFM | 採卵前日 | 4穴ディッシュ（1枚） | 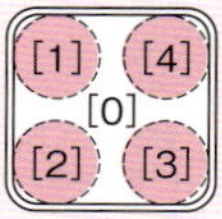 SIFMを[0]に2m*l*, [1]〜[4]に各1m*l*ずつ分注し、混合ガス下で平衡化する（最低4時間） |
| 受精ディッシュ（長時間媒精） | 精子と卵子を混合 | SIFM | 採卵前日 | 4穴ディッシュ（1〜2枚） | 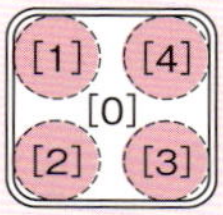 SIFMを[0]に2m*l*, [1]〜[4]に各0.5m*l*ずつ分注後、Oilを[1]〜[4]に各0.4m*l*ずつ重層し、混合ガス下で平衡化する（最低4時間） |
| 受精ディッシュ（短時間媒精） | 精子と卵子を混合 | SIFM SICM | 採卵前日 | 4穴ディッシュ（1〜2枚） | 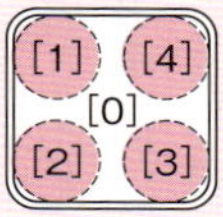 SIFMを[0]に2m*l*, [1][4]に各0.5m*l*ずつ分注、SICMを[2][3]に各0.5m*l*ずつ分注し、Oilを0.4m*l*重層し、混合ガス下で平衡化する（最低4時間） |
| 精子調製チューブ（濃縮） | 精子を濃縮洗浄 | SIGB | 採卵当日 | 15m*l*チューブ（1本） | 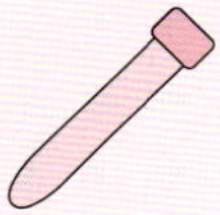 SIGBをチューブに5m*l*分注し、37℃保温する |
| 精子調製チューブ（洗浄） | 運動良好精子を選別 | SISM | 採卵前日 | 15m*l*チューブ（1本） | 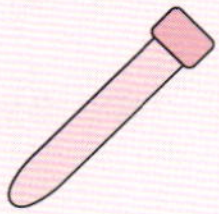 SISMをチューブに5m*l*分注し、混合ガス下で平衡化する（最低4時間） |
| 胚培養ディッシュ（Day3まで） | Day3までの培養 | SICM | 採卵当日 | 35mmディッシュ（胚5個まで/枚） | 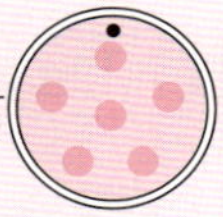 SICMで30μ*l*ドロップ5個＋洗浄用ドロップ1個を作り、Oilで覆い、混合ガス下で平衡化する（最低4時間） |
| 移植ディッシュ（Day3胚まで） | Day2/Day3胚の移植 | SICM | 移植前日 | 4穴ディッシュ（1枚） | 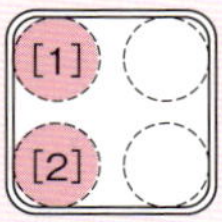 [1][2]に各1m*l*のSICMを分注し、混合ガス下で平衡化する（最低4時間） |
| 胚培養ディッシュ（Day3から） | Day3〜Day5培養 | SIBM | 使用前日 | 35mmディッシュ（胚5個まで/枚） | 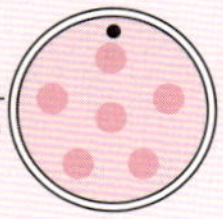 SIBMで30μ*l*ドロップ5個＋洗浄用ドロップ1個を作り、Oilで覆い、混合ガス下で平衡化する（最低4時間） |
| 移植ディッシュ（Day4胚から） | Day4以降胚の移植 | SIBM | 移植前日 | 4穴ディッシュ（1枚） | 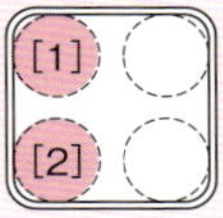 [1][2]に各1m*l*のSIBMを分注し、混合ガス下で平衡化する（最低4時間） |

● 図 2-35 ● 用途別の培養液準備方法
培養液の略名については表 2-12 を参照.

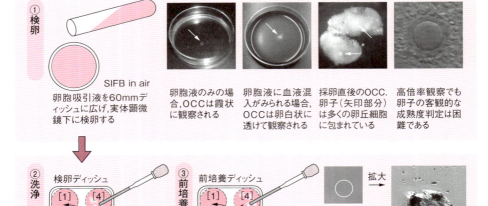

●図 2-36● 検卵手順と OCC 外観（Day 0）

## B 採卵当日の手技（Day 0）

　用途別の培養液準備方法を図 2-35 に示す．c-IVF では作業内容により使用容器や培養液が異なるため，作業目的に合わせた容器と培養液の組み合わせを準備することが重要である．HEPES 緩衝系培養液は，使用前日に小分けして使用当日に保温する．重炭酸緩衝系培養液は使用前日に小分けし，混合ガス環境下（6% $CO_2$ + 5% $O_2$，$N_2$ based）37℃孵卵器内にて一夜ガス飽和させる．

### 1　検卵

　卵胞吸引液からの卵子-卵丘細胞複合体 oocyte-cumulus complex（OCC）検出手順および外観を図 2-36 に示す．

> point

### フィブリンによる OCC の捕捉

検卵時に OCC 洗浄が不充分であると，卵胞液に混入した血液成分から析出したフィブリンが OCC に絡まってしまうので注意する．一度絡まるとフィブリン塊からの OCC 回収は非常に困難となる．

### 採卵時のフラッシュ液

卵胞数が少ないなどの理由で採卵時にフラッシュを行う場合はアルブミンフリーの培養液を使用する．血清成分を含む培養液を用いるとフラッシュ時に液が泡立ってしまい，OCC が気泡に紛れて見逃すおそれがある．また，エロゾール発生による室内環境の汚染にも繋がる．

### フラッシュ液へのヘパリン添加

フィブリン析出の抑制や採卵針の凝血閉鎖を防ぐ目的でフラッシュ液にヘパリンナトリウムを添加する場合があるが，卵胞フラッシュ時の過剰な出血に注意する．また，米国にて保存剤としてベンジルアルコールを含有するヘパリンナトリウム注射液の添付文書が改訂され，新生児・幼児・妊娠女性・授乳中母親への投与が禁忌とされた[1]．

## 2 精子調製

精巣精子や高度乏精子症症例を除き，ICSI 症例を含む全ての ART 症例に対し，単層密度勾配体処理と swim up 処理を併用することで良好精子を回収している（図 2-37）．

> point

### 密度勾配体処理

1.10 g/m$l$ の密度で分別する従来の 80% Percoll 法では形態良好精子の回収ロスが多くなるため，1.09 g/m$l$ と低い密度に調製されている密度勾配体（SISG）を使用している．また，密度勾配体処理後に swim up 処理を行うことで，運動率 90% 以上，進行速度平均（VCL）150.0 μm/s 以上の良好精子を選別可能である．

## 3 媒精

長時間媒精法と短時間媒精法の手順を図 2-38 に示す．長時間媒精では，

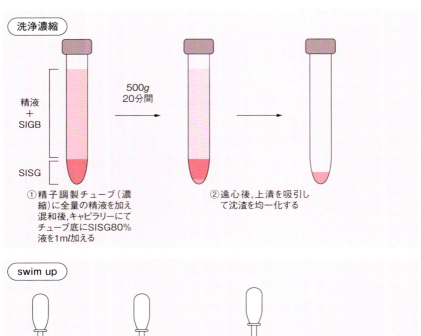

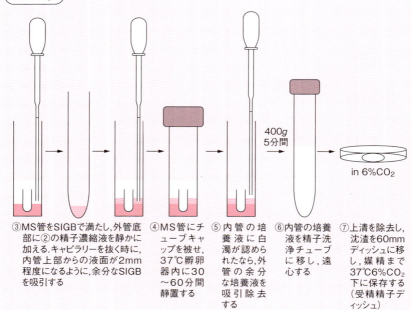

●図 2-37● 精子調整手順（Day 0）

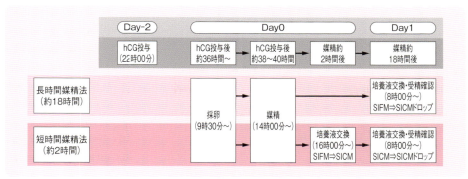

●図 2-38●長時間媒精法と短時間媒精法

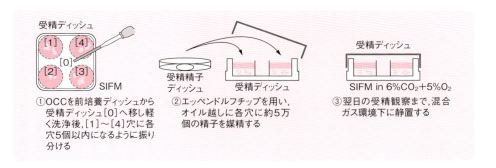

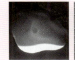
【媒精精子】
swim up後の精子浮遊液.運動率ほぼ100%の形態良好精子を回収できる.媒精する液量が5〜10μl程度となるように精子濃度を調整する

【媒精卵子】
検卵後に前培養を行った後,受精ディッシュに移されたOCC

【媒精】
OCCから離れたところに精子を注入する.運動性良好の精子は直ちに拡散していく

●図 2-39●長時間媒精手順(Day 0)

精子からの代謝産物に一夜曝露されるため胚発育に悪影響を及ぼすとの報告があり,近年では媒精時間を短くする短時間媒精法も行われている[2].長時間媒精法手順を図2-39に,短時間媒精法手順を図2-40に示す.

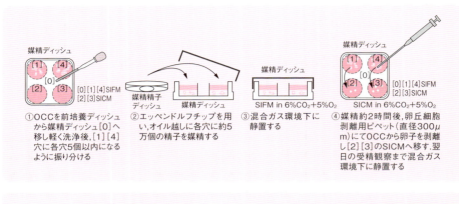

媒精約2時間後のOCC．卵丘細胞は拡散しており，放射冠細胞のみが卵子を覆っている

SICMに移し換えた卵子．卵子に付着している細胞は無理に剥離しない

● 図2-40 ● 短時間媒精手順（Day 0）

(point)

### OCC のカッティング

当初は，媒精前に26G針付きツベルクリンシリンジを用いて余分なOCCをカットしていたが，カットしなくても受精率に差は認められないため，現在ではカットしていない．ただし，OCCに血性組織が付着している場合は検卵後に取り除いている．

### 媒精精子量

媒精用ディッシュ1穴に入れるOCCは最大5個までとし，1穴あたり約5万個の精子を媒精する（濃度としては10万個/mL）．50 $\mu l$ 以上の精子浮遊液の添加は媒精液の成分濃度を変化させてしまうため，添加量が5〜10 $\mu l$ 程度となるように精子濃度を調整する．

### 前培養時間

検卵終了から媒精開始までは5時間以上の前培養を行ったほうが，受精率や良好胚獲得率が上昇するとの報告がある[3]．一方，採卵後30分から8時間

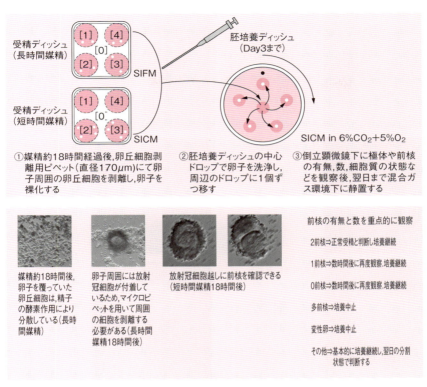

● 図 2-41 ● 受精確認手順（Day 1）

後に媒精を行っても，受精率や胚質などに差は認められないとの報告もある[4]．前培養は卵子細胞質を完全に成熟させるための時間であるため，当センターでは採卵後からの経過時間ではなく hCG 投与後約 38〜40 時間での媒精を行っている（前培養時間としては 3〜4 時間程度）．

## C 受精確認（Day 1）

媒精後 16〜18 時間（Day 1）に受精の有無および成熟度や卵質を観察する．受精確認の手順を図 2-41 に，観察時に認められる卵子や受精卵の形態的特徴を図 2-42 に示す[5-9]．

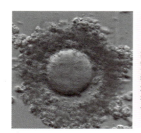

【剥離前卵子】　　　（Day1）

媒精18時間後の放射冠細胞剥離前の卵子．細胞内にうっすらと前核がみえるが，周囲の細胞を剥離して詳細に観察する必要がある

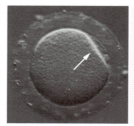

【第1極体未熟卵】　（Day1）

第1極体が卵子細胞膜から完全に放出されていない場合，受精率は低く，受精しても2細胞期から先への分割は進まないことが多い

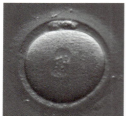

【正常受精卵】　　　（Day1）

卵細胞内に2個の前核が認められる

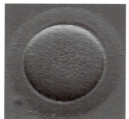

【未熟卵（MI期）】　（Day1）

第1極体の放出が確認できない未熟卵．囲卵腔が狭い．受精能力なし

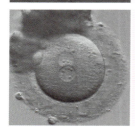

【透明帯肥厚卵】　　（Day1）

正常受精が認められるが，透明帯が厚いため孵化補助が必要となる場合がある

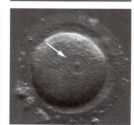

【未熟卵（GV期）】　（Day1）

細胞内に大きな卵核胞（germinal vesicle）を含む，最も未熟な卵．受精能力なし

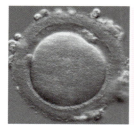

【未受精卵】　　　　（Day1）

第1極体の放出が認められるMetaphase II卵であるが，前核が認められない．翌日まで培養を継続し，分割の有無を観察する

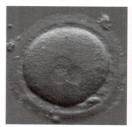

【多前核胚】　　　　（Day1）

前核が3個認められる．多精子進入，または第2極体の放出不全が考えられる．正常受精卵と同様の分割経過をとるが，移植対象からは除外する

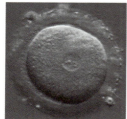

【1前核卵】　　　　（Day1）

第2極体の放出が認められる場合，凝縮した精子核を含んでいる可能性があるので，翌日まで継続培養して分割の進行を観察する

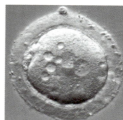

【液胞】　　　　　　（Day1）

2前核と共に多くの液胞（vacuole）が認められる．正常受精卵と同様の分割経過をとることが多いが，分割が進んでも液胞は消失しない

●図2-42●受精確認時における卵子・受精卵の形態的特徴
（ICSI裸化時のDay 0卵子を含む）

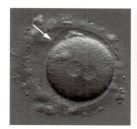

【透明帯の異常】
　　　　（Day1）

透明帯の内層と外層が剥離している

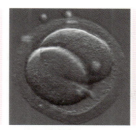

【2細胞卵】
　　（Day0/ICSI裸化時）

cIVFの受精観察時に2分割卵として確認されることもある.単為発生,第1極体への染色体放出失敗,老化卵による細胞質の急激な活性化などが考えられる

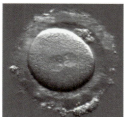

【極体のfragment化】
　　　　（Day1）

第1または第2極体がfragment化.分割が進むにつれて形態不良となることが予想される

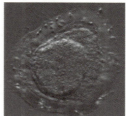

【変性卵】
　　　　（Day1）

卵細胞が既に変性している

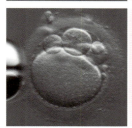

【極体のfragment化】
　　（Day0/ICSI裸化時）

良好な受精,分割は期待できない

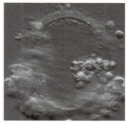

【変性卵】
　　　　（Day0）

採卵時,既に透明帯のみ

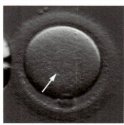

【滑面小胞体集合体】
　　（Day0/ICSI裸化時）

smooth endoplasmic reticulum cluster (sERCs).中央部に認められる前核と同程度の大きさの空胞.移植しても妊娠率は低いとされる

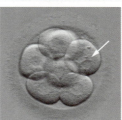

【多核胚】
　　　　（Day3）

multinuclear blastomere (MNB). 1個の割球内に2個以上の核が認められる.移植しても妊娠率が低く,流産率が高いとされる

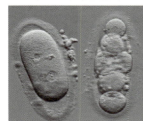

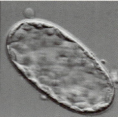

【透明帯の変形】
　　　　（Day1〜5）

受精が成立すれば,正常受精卵と同様の分割経過をとる

7. 標準体外受精の手技　　223

> point

**ハンドリングピペットの使用**

　ART を受ける患者群においては，*Chlamydia trachomatis*，HBV や HCV の肝炎ウイルスなどに罹患している確率が全くないとは考え難く[10]，ART 手技を行う側も感染に対しての自己防衛を図る必要がある．当センターでは，以前は卵丘細胞剝離時や胚の培養液移動をマウスアスピレーションにて行っていたが，standard precautions［患者由来の体液は伝播しうる感染性微生物を含んでいるかもしれない］の概念を導入し，現在ではハンドリングピペットを使用している．

**非増殖性粒子による汚染**

　マウスアスピレーション時のチューブラインに 0.22 μm フィルターを用いることで，*Mycoplasma orale* などの微小口腔内常在性微生物が培養系へ混入することは阻止可能と思われる．しかし，さらに微小な微生物以外のフィルター通過性粒子により培養系が汚染される危険性があることも考慮すべきである．

## D｜Day 2 における分割確認および Day 2 胚移植

　媒精後 40～48 時間（Day 2）に分割進行度を観察する．分割確認手順および Day 2 胚移植手順を図 2-43 に，Veeck 分類[11]をもとにした胚質評価基準を図 2-44 に示す．良質な胚は 4 細胞期に到達している．

> point

**Veeck 分類**

　原著での分類表示は算用数字であるが，割球数との混同を防ぐ目的でローマ数字で表記している（4cell Grade 1 の場合，「4cell-Ⅰ」または「4 Ⅰ」と表記）．Grade Ⅰおよび Ⅱ を良好胚として優先的に移植の対象とする．Grade が低い胚のみの場合は，多少の fragment が認められても割球数の多い胚を優先している．

## E｜Day 3 における分割確認および Day 3 胚移植

　媒精後 66～74 時間（Day 3）に分割進行度を観察する．分割確認手順および Day 3 胚移植手順を図 2-45 に示す．この時期に分割良好胚は 6～8 細胞

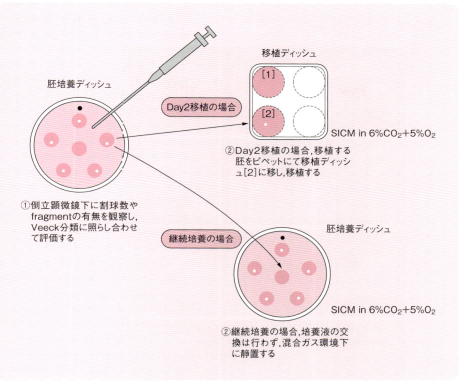

● 図 2-43 ● 分割確認および Day 2 胚移植手順（Day 2）

期に到達している.

(point)

### Day 3 胚の評価

Veeck 分類を主とし，compaction の形成がみられる胚は compaction 胚と表記している．移植胚の選択は，compaction 形成の有無ではなく分割速度と fragment 率を重要視している[12]．

### 胚盤胞培養液への移行

胚の栄養要求性が変化する 6〜8 細胞期に分割培養液から胚盤胞培養液に移し替える．

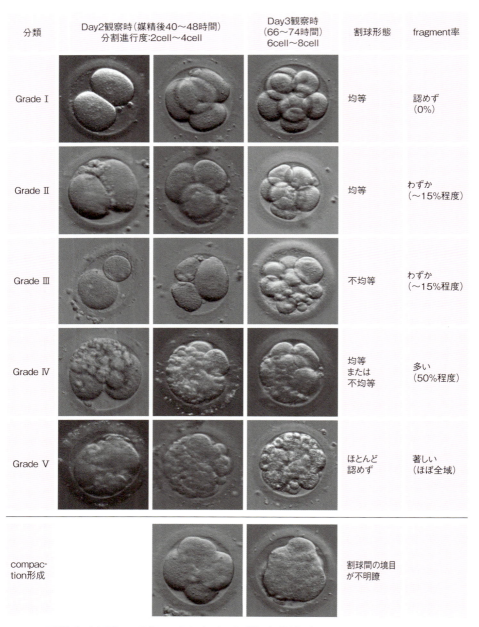

●図 2-44● Day 2/Day 3 における胚質評価基準（Veeck 分類より作成）

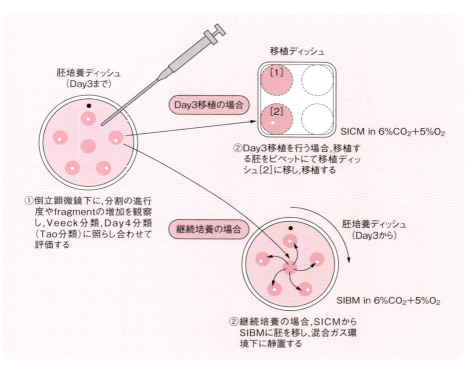

●図 2-45● 分割確認および Day 3 胚移植手順（Day 3）

## F Day 4 における分割確認および Day 4 胚移植

媒精後 4 日目での分割確認手順を図 2-46 に，胚質評価基準を図 2-47 に示す．

(point)

### Day 4 胚の評価

Tao 分類[13]を主とし，compaction 形成の認められない胚は Veeck 分類を用いている．Tao 分類では Day 4 までの発育経過も考慮して分類するが，判断に苦慮する胚もみられる．

## G Day 5 における分割確認および胚盤胞移植

媒精後 5 日目での分割確認手順を図 2-48 に，胚質評価基準を図 2-49 に示

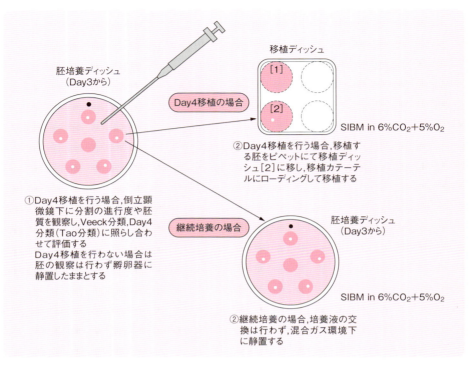

●図 2-46● 分割確認および Day 4 胚移植手順（Day 4）

す．

(point)

### Day 5 胚の評価

　Gardner 分類[14]に基づいて胚質評価を行う．Day 5 の時点で Grade 3BB 以上に到達した胚が良好とされる．しかし，この時期の胚は発育進行が速く，早朝観察時とその後の移植時で評価が変わる場合もあるため，移植時には再度すべての胚を観察する必要がある．

### 初期胚胚質と胚盤胞到達

　初期胚胚質が Veeck Ⅳ～Ⅴ と不良であっても，継続培養にて良好胚盤胞に到達する胚が多くみられるため[15]，初期胚移植後の余剰胚はすべて Day 5 まで継続培養し，胚盤胞に到達した時点で凍結保存を行っている．

| 分類 | 胚形態(Day4) | compaction率 | compaction胚の形態 | fragment率 | Day2～Day3での割球の大きさ |
|---|---|---|---|---|---|
| Day4 胚盤胞 | 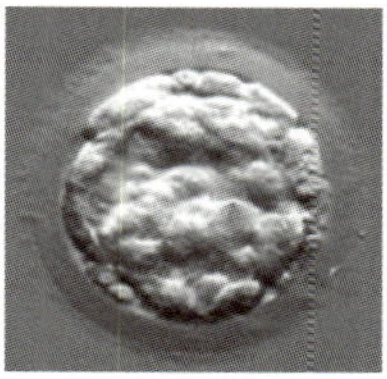 | | | 一定でない | 一定でない |
| Score-4 | 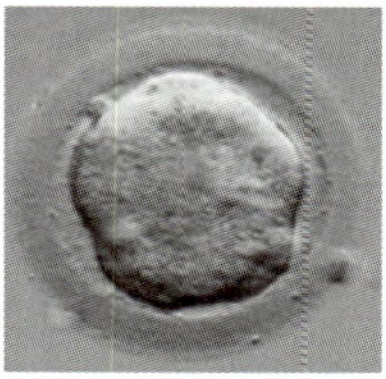 | 75%以上 | すべて 滑らかな輪郭の球形 | 5%未満 | 均一 |
| Score-3 | 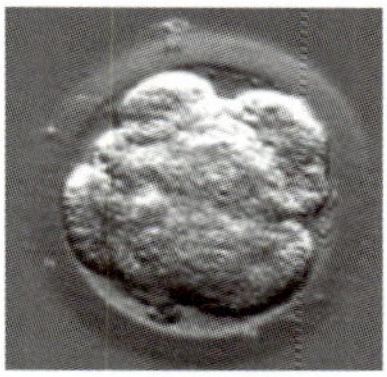 | 75%以上 | 3/4以上 浅い凹みのある球形 | 25%未満 | ほとんど均一 |
| | | 65～75% | 2/3～3/4 滑らかな輪郭の球形 | | |
| Score-2 | 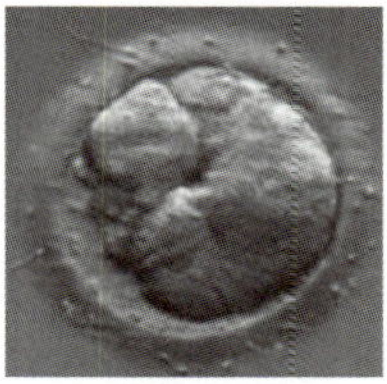 | すべて または 部分的 | 3/4以上に 深い凹みがあり分葉  2つに分葉 | 50%未満 | わずかに異なる |
| Score-1 | 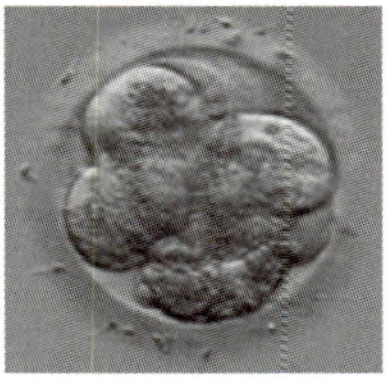 | すべて または 部分的 | 2～3に分葉 | 一定でない | 大きく異なる |
| Score-0 | 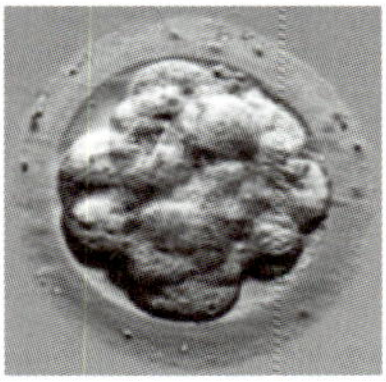 | ほとんど みられない | ほとんどみられない | 一定でない | 均一～ほとんど均一 |

●図 2-47●Day 4 における胚質評価基準（Tao 分類より作成）

7．標準体外受精の手技

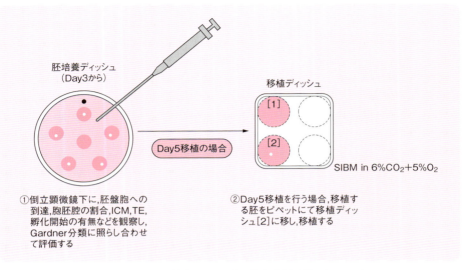

●図 2-48● 分割確認および胚盤胞移植手順（Day 5）

## H 胚評価基準

現時点においては，胚の品質評価を行う上で妊孕性の高い胚を的確に評価可能な方法は確立されておらず，主観要因が強く影響する光学顕微鏡下での形態学的スコアリングに頼っているのが現状である．さらに，スコアリング方法も各施設によりまちまちであり，このことが標準的な胚質評価法の設定を困難にしている一因となっている．

## I 安全管理

当センターでは，取り違え防止策として 2010 年より「ART 取り違え防止システム」（旭テクネイオン）を導入している．2 次元バーコードを用いた当システムにより，患者入室から培養全般の管理を行っている．また，培養室業務でのダブルチェックの補助として使用している（図 2-50）．

ART 実施施設は日本産科婦人科学会に対して登録する義務を負うが，平成 22 年 4 月に同学会の『生殖補助医療実施医療機関の登録と報告に関する見解』が改定され，ART 実施施設が満たすべき最小条件として以下の項目

| 分類 | 胚形態（Day5）分割進行度：Grade-3〜 | 胚胞腔の割合 | 透明帯拡張度 | 孵化状態 | 内細胞塊（ICM） | 栄養外胚葉（TE） | 評価記載方法（Grade-ICM-TE） |
|---|---|---|---|---|---|---|---|
| Grade-1 初期胚盤胞 early blastocyst | 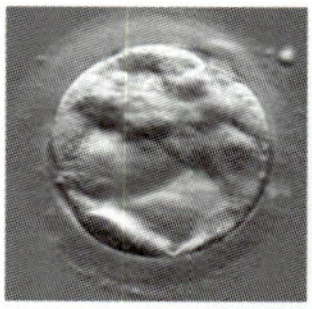 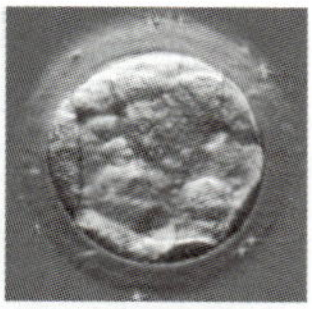 | 胚の体積の半分未満 | 認められない | 認められない | 評価できず | 評価できず | 1－－ |
| Grade-2 胚盤胞 blastocyst | 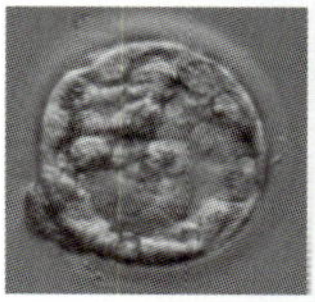 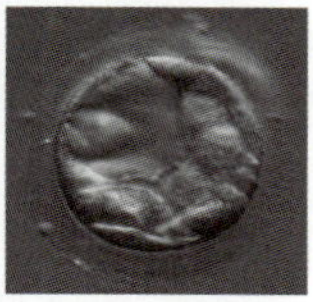 | 胚の体積の半分以上 | 認められない | 認められない | 評価できず | 評価できず | 2－－ |
| Grade-3 完全胚盤胞 full blastocyst | 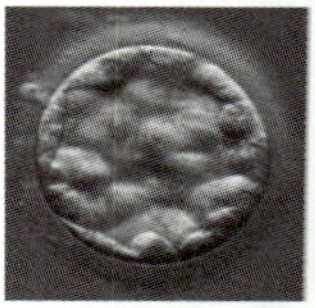 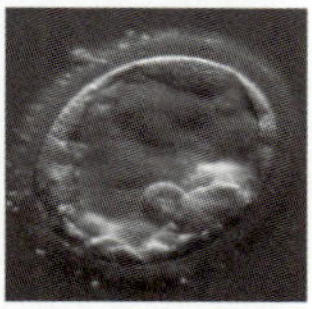 | 胚を完全に満たしている | 認められない | 認められない | | | 3AA 3BB 3CC など |
| Grade-4 拡張胚盤胞 expanded blastocyst | 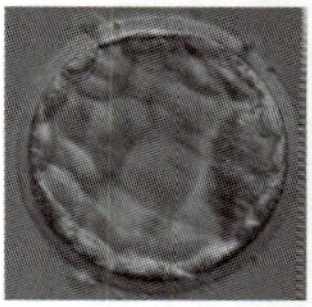 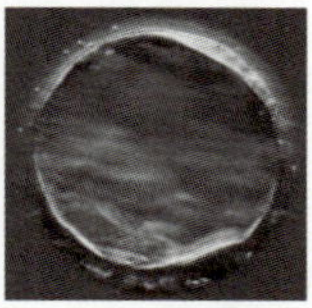 | 体積が初期胚時よりも大きくなる | 伸展し菲薄化する（AHA未実施胚のみ） | 認められない | A：密度が高く細胞数が多い  B：少数の細胞がまばらなグループを形成する  C：細胞がほとんどない | A：多くの細胞が密に存在する  B：少ない細胞が疎に存在する  C：細胞数は非常に少ない | 4AA 4BB 4CC など |
| Grade-5 孵化胚盤胞 hatching blastocyst | 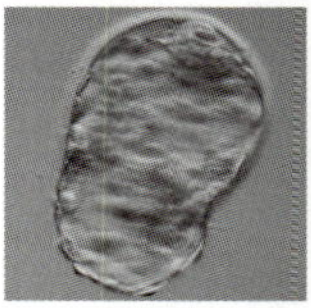 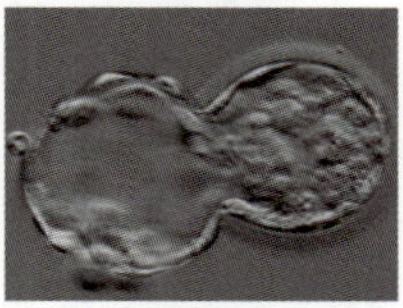 | 大きくなる | 一部開口している 左：自然孵化 右：AHA実施 | 開始している | | | 5AA 5BB 5CC など |
| Grade-6 孵化後胚盤胞 hatched blastocyst | 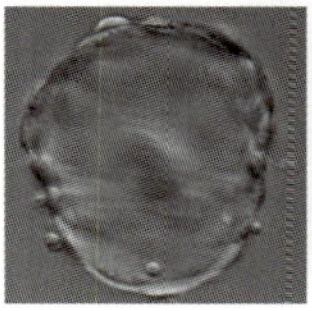 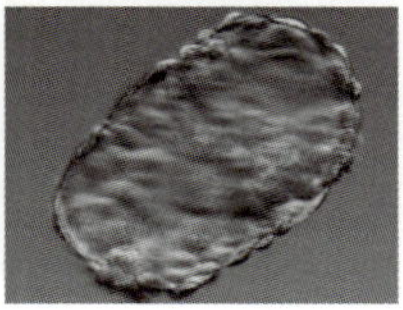 | 大きくなる | 胚盤胞から外れる | 完全に終了している | | | 6AA 6BB 6CC など |

●図 2-49●胚盤胞の評価基準（Gardner 分類より作成）

が追加された[16]．

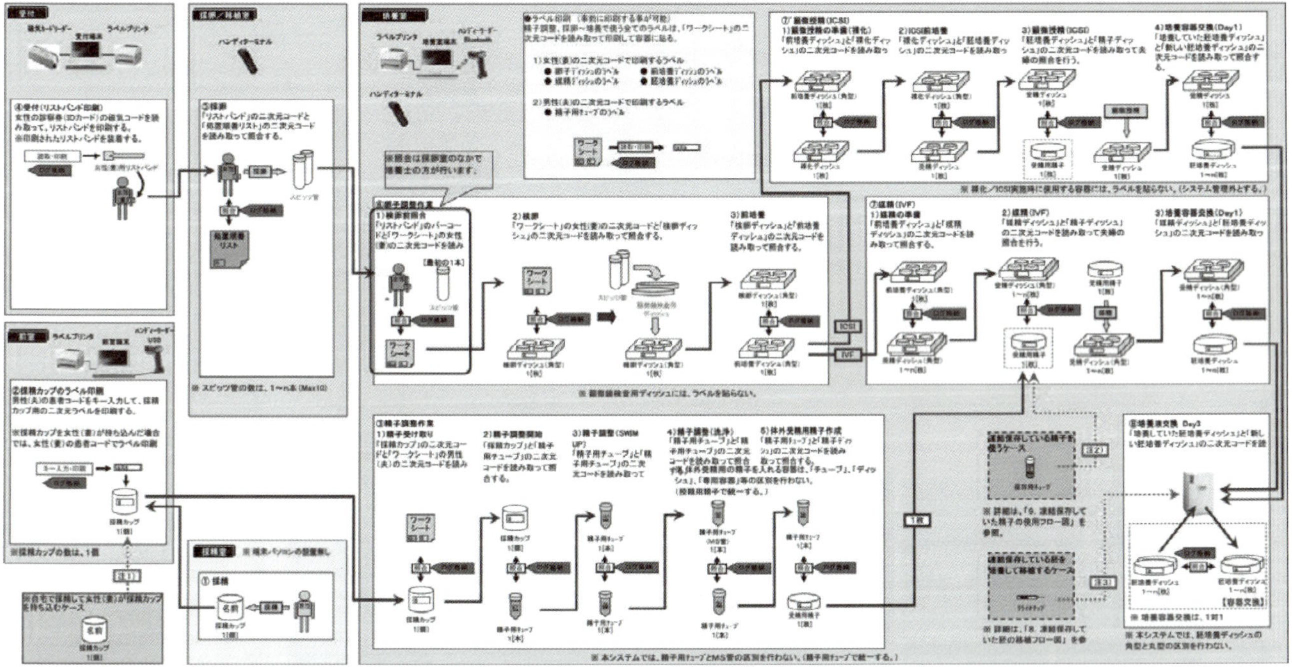

①ART取り違え防止プログラムフロー図（一部）

図 2-50 ● 取り違え防止策

【2】ART の実践

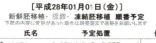

② 処置順番リスト

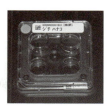
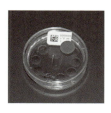
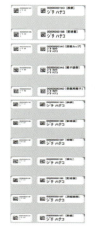

③ ラベルシールおよび使用例

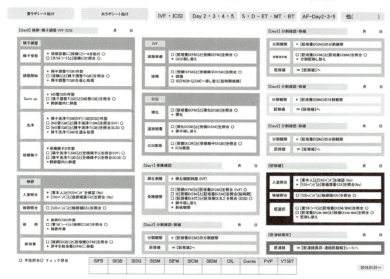

④ ダブルチェックノート

●図 2-50● つづき

［抜粋］
7 安全管理に関する留意事項
　④体外での配偶子・受精卵の操作にあたっては，安全確保の観点から必ずダブルチェックを行う体制を構築すること．なお，ダブルチェックは，実施責任者の監督下に，医師・看護師・いわゆる胚培養士のいずれかの職種の職員2名以上で行う必要がある．

■文献
1) 厚生労働省. 平成23年度第2回医薬品等安全対策部会資料 http://www.mhlw.go.jp/stf/shingi/2r9852000001vn7g.html
2) Zhang XD, Liu JX, Liu WW, et al. Time of insemination culture and outcomes of in vitro fertilization: a systematic review and meta-analysis. Hum Reprod Update. 2013; 19: 685-95.
3) Trounson AO, Mohr LR, Wood C, et al. Effect of delayed insemination on in-vitro fertilization, culture and transfer of human embryos. J Reprod Fertil. 1982; 64: 285-94.
4) Jacobs M, Stolwijk AA, Wetzels AM. The effect of insemination/injection time on the results of IVF and ICSI. Hum Reprod. 2001; 16: 1708-13.
5) Veeck LL. An atlas of human gametes and conceptuses. New York: Parthenon Publishing; 1999. p. 122-83.
6) Staessen C, Janssenswillen C, Devroey P, et al. Cytogenetic and morphological observations of single pronucleated human oocyte after in-vitro fertilization. Hum Reprod. 1993; 8: 221-3.
7) Serhal PF, Ranieri DM, Kinis A, et al. Oocyte morphology predicts outcome of intracytoplasmic sperm injection. Hum Reprod. 1997; 12: 1267-70.
8) Xia P. Intracytoplasmic sperm injection: correlation of oocyte grade based on polar body, perivitelline space and cytoplasmic inclusions with fertilization rate and embryo quality. Hum Reprod. 1997; 12: 1750-5.
9) Otsuki J, Okada A, Morimoto K, et al. The relationship between pregnancy outcome and smooth endoplasmic reticulum clusters in M2 human oocytes. Hum Reprod. 2004; 19: 1591-7.

10) Steyaert SR, Leroux-Roels GC, Dhont M. Infection in IVF: review and guidelines. Hum Reprod Update. 2000; 6: 432-41.
11) Veeck LL. Atlas of the human oocyte and early conceptus. vol. 2. Baltimore: Williams & Wilkins; 1991.
12) Skiadas CC, Jackson KV, Racowsky C. Ealy compaction on day 3 may be associated with increased implantation potential. Fertil Steril. 2006; 86: 1386-94.
13) Tao J, Tamis R, Fink K, et al. The neglected morula/compact stage embryo transfer. Hum Reprod. 2002; 17: 1513-8.
14) Trounson AO, Gardner DK. Handbook of in vitro fertilization. 2nd ed. Boca Raton: CRC Press; 1999. p. 248.
15) Balabar. B, Urman B, Alatas C, et al. Blastocyst-stage transfer of poor-quality cleavage-stade embryos results in higher implantatoim rate. Fertil Steril. 2001; 75: 514-8.
16) 日本産科婦人科学会. 生殖補助医療実施医療機関の登録と報告に関する見解. 2010. http://jsog.or.jp/

【角田啓道】

【2】ARTの実践

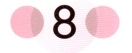

# ICSIの実際

　卵細胞質内精子注入法　intracytoplasmic sperm injection（ICSI）は1992年に臨床応用の成功（妊娠・分娩例）が報告された顕微授精の一法である[1]．ICSIは高度乏精子症，精子無力症などの重症男性因子による不妊症および，精液所見は正常でも通常のIVFでは受精が成立しない受精障害例などに対して，最も有効な治療法である．顕微授精法としてはこれまでに，透明帯開孔法や囲卵腔内精子注入法が考案されているが，ICSIでは高い受精率が得られること，少数の精子で治療が可能なこと，受精能獲得から先体反応，精子・卵子融合　sperm-egg fusionにおける精子機能異常でも有効なことから，現在ではICSIが選択され実施されている．ICSIの適応は体外受精で受精が成立しない場合である．無精子症に対しても精巣精子回収法　testicular sperm extraction（TESE）が行われ，良好な成績が得られている[2]．一方，ICSIは染色体異常や遺伝子異常の形質を児に伝える危惧が存在している[3,4]．また，ICSIによってでも成績が不良な症例が存在する．それらの症例は生存精子が得られない死滅精子症，生存精子を確実に回収できない不動精子症，卵活性化能を欠如する精子を持つ症例，TESEによっても成熟精子が得られない症例である．

## A　適応

　「難治性の受精障害で，これ以外の治療によっては妊娠の見込みがないか

きわめて少ないと判断される場合」が適応となる．具体的には IVF において受精障害が予測される乏精子症や精子無力症の場合，IVF での受精障害の場合，TESE を実施した場合などがある．

## 1 乏精子症，精子無力症

精液パラメーターが悪く受精障害が予測される場合である．IVF での精子回収法は施設によって異なるが，基本的には swim up 法や密度勾配遠心法を行う．原精液の精子濃度が $20 \times 10^6$/m$l$ 以下または運動率が 50% 以下では密度勾配遠心法を実施して濃縮精子浮遊液を作成することもある．ICSI の適応となるのはこれらの精液処理によって，IVF の最終媒精濃度 $1 \times 10^5$/m$l$〜$2 \times 10^5$/m$l$ が得られない場合となる．原精液のパラメーターから ICSI の適応を考えると，総運動精子数が $1 \times 10^6$/m$l$ 以下，高度精子形態異常（Kruger strict criteria が 4% 未満）などが適応とされる[5]．

## 2 IVF の受精障害

IVF の受精障害は治療周期の 10〜15% に認められる．受精障害となった場合に次に行う IVF 周期でまた受精障害となる割合は 30% 以上であるので，受精障害を 1 治療周期でも認めたら ICSI の適応と考えてよい．また，受精障害が生じたその時の治療周期を救済する方法として rescue ICSI が提唱されている[6]．IVF 後の受精判定（20〜22 時間後）時に非受精であった卵に対する ICSI（one day old-ICSI）でも高い受精・卵割率が得られるが，卵子が ageing の影響を受け着床率がきわめて低い（妊娠率 1〜5% 以下）成績であり，臨床的有用性はないと捉えられている．最近では，受精判定を媒精 6 時間後に行いすべての卵で第 2 極体放出がみられない場合に rescue ICSI を行うことが提案されている．この方法では着床率の低下を認めないので，6 時間程度では in vitro ageing の影響を受けていないようである．もっとも，通常のプロトコールで卵子前培養時間を 6 時間とることはよくあることである．媒精後 6 時間での受精判定では，false negative の可能性が 2.2〜5% 程度存在する．

### 3 TESE を実施した場合

　基本的に無精子症例となる．また，最近では，精子 DNA fragmentation の評価が行われるようになってきている．精子の DNA fragmentation の割合が高い症例では ICSI を行っても受精障害となったり，良質胚が得られなかったり，流産の結果となったりすることが報告されている[7]．このような症例でも精巣内精子は DNA ダメージがより少ないことが判明しているので，このような症例では TESE が推奨される．

## B ICSI 手技の実際

### 1 機器のセットアップ

　ICSI に必要な機器には倒立顕微鏡（コントラスト装置付き，通常はホフマン装置），マイクロインジェクター，マイクロマニピュレーター，ステージ加温器，除震台などがある．顕微鏡の対物レンズは×4，×10，×20，×40 が必要である．ICSI を行う対物レンズは×20 または×40 であり，ICSI を×200〜×400 で行う．また，最近では assisted hatching（AHA）に用いる laser module を組み込むことも可能である．機器，特にマイクロインジェクターのセッティングが重要であり，スムースな ICSI の実施には欠かせない．インジェクターおよびチューブに充填するものとしては従来からのオイル，最近では蒸留水（精製水）や空気が用いられている．ヒト卵子（metaphase II 卵子）紡錘体は環境温度が室温まで低下すると損傷を受ける可能性があるために，温度の管理は重要である．したがって，ステージ加温器は ICSI 用チャンバー内の培養液の温度が 37℃になるようにセットする．通常は 40〜42℃の設定となる．注入用ピペットと卵子保持用ピペットについては，本邦の現状では 90％以上の施設で市販品を購入している．この場合でも使用に適したものを選ぶ，あるいは注文することが大切である（ほとんどのメーカーである程度の注文が可能である）．

### 2 手順

#### a）採取卵子の培養

　通常は卵胞成熟兆候を確認したら，hCG を投与して 35〜36 時間で採卵する．採取した卵子〔卵丘細胞-卵子複合体　cumulus cell-oocyte complex

〔COC〕〕は顕微注入を行うまで3～6時間培養する．IVFに関しては採取後5～6時間の前培養が，妊娠率などの検討からもっともよいと報告されている．ICSIについては最適な前培養時間についての明らかなエビデンスがない．また，前培養時間が3時間以内や6時間以上で成績が低下するというエビデンスも得られていない．ただし，前培養時間を長く設定すると採取される成熟卵子の割合が増加する．採取時に metaphase I であった卵子は約6時間の培養で，その40％が成熟卵になる．顕微注入を行う直前に卵子に裸化処理を行う．

### b）運動性良好精子回収法

ICSI では少数の運動精子が存在すればよいので，精子回収法は回収効率よりも質を重視し，swim up 法を行う．精液パラメーターが劣悪であれば，洗浄遠心だけにとどめる場合もある．

### c）卵子裸化処理

卵子裸化処理は目立たない処理であるが，卵子にダメージを与える可能性がもっとも大きい処理である．初心者は卵丘細胞をきれいに剥離しようとして，不適当な細経のピペットによる過度なピペッティングによって卵子にダメージを与えてしまう．そのような時には，卵子が変性したり前核期で発生が停止したりする．0.025～0.05％ヒアルロニダーゼ溶液に COC を置き軟らかなピペッティングで卵丘細胞を除去する．この処理は1分間以内として，その後 hepes-buffered medium に卵子を移し，卵子の直径より少し大きな径のピペットで残っている卵丘細胞を除去する．ICSI ができる程度に卵丘細胞を除去すればよいので，完全に除去する必要はない．

### d）精子顕微注入

ICSI を行うチャンバーを準備する．チャンバーにはプラスチックシャーレ（90×15 mm）の蓋などが用いられる．チャンバーの上に hepes-buffered medium の小ドロップ（約3 $\mu l$ 前後），ポリビニルピロリドン溶液の小ドロップ〔7～8％: polyvinyl pyrrolidone（PVP），MW360000，D-PBS に溶解〕，精子浮遊液の小ドロップ（7～8％ PVP 精子浮遊液とすることもある）を配置し，ミネラルオイルで覆って作成する．まず，PVPのドロップ内で注入用ピペットで吸引，排出を繰り返し，管壁を PVP 溶液で浸す．このようにすると管壁に精子や異物が付着しにくい．精子浮遊液から運動精子をピペットに

吸引し，PVPドロップ内にピペットを移動し，精子を排出して不動化処理を行う．不動化処理をしたらピペットに尾部から吸引し，顕微注入用ドロップに移動しICSIを行う．精子浮遊液をPVP溶液としている場合はその中で不動化処理を行う．

PVPは精子がマイクロピペット管壁に付着しにくくしたり，精子の動きを緩慢にし精子を捉えやすくするのに用いる．PVP液の影響については前核形成が遅れることや，胎児染色体異常と関連するとの報告がある[8]．おそらく，前者の報告では注入した液量が多かったか，卵細胞膜が充分に破れなかったために精子-卵子相互作用が障害されたことが考えられる．後者の報告は単発のもので，その後に追加の報告が1つもない．PVPを使用しないでICSIを行えるのであればあえて使用する必要はない．

### e）精子不動化処理

ICSIの中で最も重要な処理で，受精の成否に直接影響する．精子中片部から尾部にかけての領域を注入用ピペットでこすりつけ細胞膜をしっかりと損

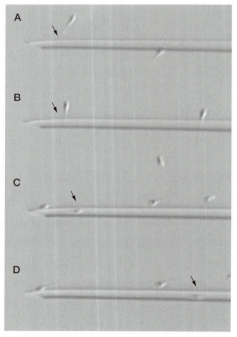

●図2-51● 精子の不動化処理
精子の頸部付近の尾部をプラスチックシャーレの底に注入用マイクロピペットでこすりつけて尾部細胞膜に損傷を与えて不動化処理を行う．
A: 動きが活発な精子を選択する．とりあえず尾部のどこか一部にピペットで触れると運動が停止する．
B: 停止したら頸部付近の尾部をマイクロピペットで確実にしごき，精子の不動化処理を行う．
C: 不動化処理後の精子をピペットに吸引する．この場合は7%PVPドロップに移すだけなので，頭部を先頭に吸引しているが，このままICSIする場合は尾部を先頭に吸引する．不動化後の精子はベタ付くので注意する．
D: 精子を吸引してピペットを移動する場合は，精子をこの位置くらいまで吸引しておく．ピペット先端に精子を置いたままだと精子が排出されることがある．

傷する（図2-51）．細胞膜の崩壊が徐々に精子全周性に広がり，卵細胞内に精子を注入後，活性化因子のリークや精子頭部の脱凝縮因子との接触など，精子-卵子相互作用が速やかに起こることにつながる．不動化処理が不充分であると，卵活性化が遅延するし，時には卵活性化が起こらない．不動化処理後は精子は退行性変成に陥るので，処理後は速やかに顕微注入する．不動化処理を行う精子の選択は，運動性がよい精子を選択する．直進速度が高い精子のICSIでは受精率が高いという結果がある[9]．また，運動性が高い精子では精子DNA fragmentationやミトコンドリアのDNA fragmentationの発生頻度が低いとも言われている[10]．また，Nomarski微分干渉装置により得られた精子の画像をデジタル化することで高倍率（×6300）の精子形態観察を可能にしたシステムが開発され，それにより最良と評価された精子を選択して顕微注入 intracytoplasmic morphologically selected sperm injection（IMSI）すると従来の倍率で選択された精子を注入した時よりも着床率，妊娠率が有意に向上し，流産率が減少することも報告されている[11]．また，ICSIに用いられる精子選別のためにHA（ヒアルロン酸）-coated slide sperm-binding assayが報告されている．これは構造機能的に成熟した精子原形質膜にHA受容体が発現していることを利用し，HAを最良精子選別のbiochemical markerとした方法である[12]．

**f）顕微注入**

通常は卵子の第1極体を12時または6時方向になるようにピペットで9時方向から保持し，3時方向から穿刺する．卵細胞膜は伸展性に富んでいるので，すぐに穿刺されずに卵細胞膜がある程度ピペットによって伸展されてから穿刺できることのほうが多い．穿刺したらピペット先端に吸引しておいた精子を注入する．余分な培養液の注入を避ける．注入後は静かにピペットを抜去する．ピペットの穿刺だけで細胞膜を貫通できなかった場合には，卵細胞質を吸引するように陰圧をかけ，細胞膜を破った後に精子を注入する（図2-52，2-53）．精子注入時に卵子紡錘体を穿刺する可能性はきわめて低いが，Polscopeにより卵子紡錘体を観察しながらICSIを実施することもできる．しかし，ヒトICSIにおける紡錘体観察の意義はその有無が受精率を左右する指標として有用なことである（観察可能卵での受精率は61.4％，観察不能卵で44.2％）[13]．

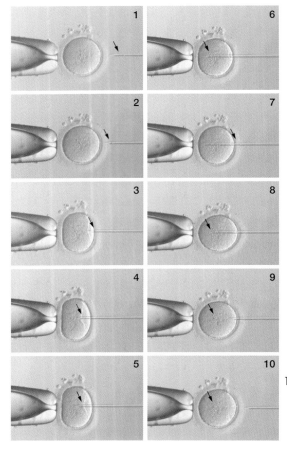

●図2-52●ICSIの実際
1: 穿刺する位置決めをする．精子を先端に置かない．
2: 精子を先端に移動しつつ，ピペットを進め，透明帯を軽く押す．この時，透明帯の押され具合からピペットが適正な位置から刺入しているかをチェックする．
3: さらに進め，細胞膜も押されて凹むので，ピペットの刺入方向を確認しながら進める．
4: ピペットが細胞膜を穿刺する直前．
5: 細胞膜を穿刺した直後．
6: 陥凹していた細胞膜が元の形状に戻ろうとしている．
7: 細胞膜が穿破されていることを確認するために，細胞質を少量吸引している．
8: 静かに精子を注入する．
9: ピペットを抜去する．
10: 終了．矢印は精子の位置を示す．

## g）ICSI卵子の培養と受精判定

不動化処理が充分に行われているのであれば，ICSIの数分後にはカルシウムオシレーションが開始する．約2時間で第2極体の放出があり，約4時間で雌雄前核の形成が認められるようになる．通常は17時間から22時間後に受精判定を行う．受精卵は2個の極体と2個の前核の存在で確認する．受精しなかった卵での配偶子の核の状態はIVFと比べると多彩である．卵活性化しなかった卵子の分析では，その13％に卵子中に精子を確認できなかった．精子を認めた卵では精子頭部の変化がない場合，脱凝縮を認めた場合，

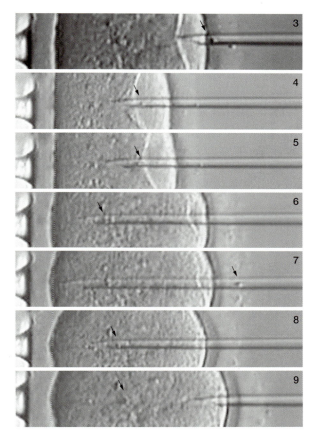

●図2-53●ICSIの実際（拡大写真）
図中の番号は前図の番号に対応する．ピペットを中心に拡大した．矢印は精子の位置を示す．

premature chromatin condensation を起こした場合などが観察される．第2極体を認め，前核形成を認めない場合には metaphase III であることもある．卵活性化機序が不完全な場合，M期促進因子（maturation promoting factor: MPF）活性が一過性に低下するので，第2極体が放出される．その後，MPF活性がすぐに回復してしまうので前核が形成されない．この時，精子頭部を観察すると脱凝縮やPCCの状態となっている．

## C 成績

平成27年度の日本産科婦人科学会倫理委員会報告（2014年の成績）をIVFの成績と対比して示した（表2-13）．その成績はIVFと同レベルと判断される．また，ICSIのquality controlとして検証すべき基準値を表にあげた

●表2-13● 平成27年度の日本産科婦人科学会倫理委員会報告（2014年分の成績）による体外受精・顕微授精の成績

|  | IVF-ET | ICSI（射出精子） |
| --- | --- | --- |
| 治療周期総数 | 88,888 | 120,462 |
| 採卵総回数 | 86,185 | 118,318 |
| 移植総回数 | 29,988 | 33,940 |
| 採卵あたり妊娠率 | 8.0% | 5.4% |
| 移植あたり妊娠率 | 23.0% | 18.9% |
| 妊娠あたり流産率 | 26.4% | 28.6% |
| 胎嚢多胎率 | 3.1% | 3.1% |
| 出生児数 | 4959 | 4435 |
| 移植あたり生産率 | 16.0% | 12.7% |
| 単一胚移植数 | 23,860 | 26,022 |
| 単一胚移植率 | 79.6% | 76.7% |
| 単一胚移植での妊娠率 | 23.2% | 19.0% |

●表2-14● ARTの成績に関して検証すべき項目とその基準値

| 検証項目 | 基準値 |
| --- | --- |
| 受精率 | IVF＞60%, ICSI＞70% |
| 多精子受精率 | ＜10% |
| ICSI後の胚変性率 | ＜15% |
| 胚分割率 | ＞85% |
| 凍結保存胚生存率 | ＞80% |
| 着床率 | 20% |

〔厚生科学研究費補助金（子ども家庭総合研究事業）平成18年度分担研究報告書，生殖補助医療の安全管理および心理的支援を含む統合的運用システムに関する研究，胚培養技術の安全管理ガイドラインに関する研究．分担研究者：栁田　薫〕

(表2-14).ICSIする卵子が少ないほど受精障害となる確率が高くなる.つまり,5個以上では受精障害になる確率は4.4%であるが,1個では28.7%となる.完全受精障害の発生頻度は1～3%である.

## D 安全性

ICSIは配偶子への人為的操作および得られた胚の体外培養が加わるため,遺伝的リスクを考慮しなければならないが最近の報告では,生まれてくる児の染色体異常や先天性形態異常率が増加しないと報告されている[14].また,夫に造精機能関連遺伝子の欠失が認められる場合には,そのリスクは男児に受け継がれる[4].

## E ICSI併用卵活性化処理の実際

### 1 ICSIでの受精障害と対策

ICSIでの受精障害は1～5%[15-19]の割合で起こり,種々の原因が考えられる.原因としては,卵子側の原因,精子側の原因,そして不適切なICSI手技による原因が考えられる.卵子側の原因としては卵活性化の刺激伝達系の異常などが考えられるが,具体的に報告されているものはない.精子側としては精子因子(精子にある卵活性化因子,PLCzetaと考えられている)の異常である.ICSI手技上の原因としては,不充分な不動化処理や不適切な精子注入操作がある.それらの原因の中で,約50%が精子因子関連の原因と推測され,卵活性化処理は精子因子の異常の場合に有効と考えられている[20].卵活性化処理にはカルシウムイオノフォア(A23187,イオノマイシン),電気刺激,ピューロマイシン,ストロンチウムなどを用いた処理が報告されており,これらはいずれもICSIと併用し,妊娠・分娩例が報告されている.受精障害例に対しては,約50%の報告でA23187が用いられているのが現状である[21].

### 2 卵活性化処理の理論

卵活性化は受精の重要なイベントで,精子-卵子結合の刺激が卵細胞内の刺激伝達系に伝わり,卵細胞質内カルシウムイオンの一過性上昇が反復性に起こり(カルシウムオシレーション),その刺激によりMPFの合成が抑制されて,その活性低下が起こり,減数分裂が再開する.卵活性化処理の多くは,

細胞外カルシウムイオンを細胞内に導入すること（カルシウムイオノフォア，電気刺激など），MPFの合成を抑制（ピューロマイシンなど）することで卵活性化を誘起する．

ICSIと併用する場合，卵活性化処理を行うタイミングはICSI後に行うことが多い．多くはICSIの30分後に実施している．生理的な受精と比べてもICSIではカルシウムオシレーションの発現が15分以上遅く，精子頭部の脱凝縮も30分以上遅れるので，通常のICSIでの受精を模倣するのであれば，それでよいと思われるが，卵活性化処理を加えるタイミングについては検討が必要である．

## 3 卵活性化処理の実際例

### a）Rescue Oocyte Activation（ROA）

当該周期ICSI施行4.5〜5時間後に第2極体（second polar body: 2PB）を観察して，受精障害が予想される場合〔例えば2PB（＋）卵が35％未満〕，2PB（−）卵のみに対して卵活性化処理を行う．

### b）Artifical Oocyte Activation（AOA）

前ICSI周期において受精障害（受精率35％未満）を呈した症例にICSI施行0.5時間後（卵子の膜修復時間を考慮），全卵子に対して卵活性化処理を行う．

## 4 卵活性化処理の種類と方法

卵活性化処理法の種類と主要な処理法については実際の方法を解説する．

### a）カルシウムイオノフォア処理法

カルシウムイオノフォアにはA23187, ionomycinがある．ヒトICSIで受精率の向上と妊娠分娩例が最初に報告され[22]，また，臨床的にも最も多く用いられている[23,24]．活性化の作用機序は，カルシウムイオノフォアがカルシウムイオンと結合し錯体となりイオンの正電荷を中和し，濃度勾配に従って細胞膜を通過させることにより，能動的に細胞外のカルシウムを細胞内に移動させ，卵内のカルシウムイオンの上昇を図り活性化を起こす．また，卵細胞内の小胞体に貯蔵されているカルシウムイオンの放出を促進するともいわれている．A23187処理約1分で卵細胞内カルシウムイオン濃度は最大に達

し，後は漸減する．一過性カルシウムイオン濃度の上昇は単発で，カルシウムオシレーションは生じない．A23187 は 2 分子に対しカルシウムイオン 1 分子，ionomycin は 1 分子に対しカルシウムイオン 1 分子が結合することから，A23187 より ionomycin のほうがイオノフォアとして強い効果がある．

［実際の方法］

頻用されている A23187 処理法を解説する．Ready to use 製品として市販品もある．

①Stock Solution の作製

A23187 は光で分解するので，必要に応じて遮光処理をする．A23187（SIGMA 社，USA）を無水エタノールで濃度 1 mM に希釈調整したものを stock solution として 1 回分ごとにアシストチューブに分注し使用まで −20℃以下で保存する．−20℃保存であれば 3 カ月間を保存期限とする．無水エタノールでなく dimethylsulfoxide（DMSO）に溶解してもよいが，ここでは DMSO の細胞毒性を考慮してエタノールとした．また，培養液からアルブミンなどの血清タンパクを除去したり，Ca/Mg-free にすると効果が強くなる．

②卵活性化処理液の調整

使用時は stock solution 10 $\mu l$ をインキュベーター内で平衡化した HTF などの体外受精用培養液 990 $\mu l$ に加えて，A23187 最終濃度 10 $\mu M$ の処理液を作成する．2 well シャーレの中央に入れる．

③卵活性化処理

ICSI 施行した卵子を卵活性化処理液へ浸漬する．浸漬時間は 10 分間とし，活性化処理中はインキュベーター内で保管する．処理終了後直ちに卵培養用培養液で 3 回洗浄し培養する．A23187 の濃度，処理時間を微調整することもある．

b）電気刺激法（electrical activation）

2 枚の平行に置かれた電極板の間に卵子を置き，直流電圧をかけることにより生じた電界によって膜に存在している荷電タンパクが引かれ，あるいは反発されて膜上を移動する．その結果，膜に小孔が生じ，細胞外カルシウムイオンが卵子内へ流入する．カルシウムイオン濃度の増加により卵が活性化される．

電極（2枚の平行に置かれた電極間の距離 d cm）に電圧 $V_{DC}$ を印加すると，電界（電解強度 E）と卵細胞膜の任意の点での荷電電圧（Vm）との間には次の関係式が成り立つ．

$Vm = 1.5 r \times EDC \times \cos\theta$,　　　　EDC (KV/cm) = VDC/d

誘起膜間電圧 Vm が 1（0.5～1.5）V になると細胞膜の脂質 2 重層分子配列に乱れが生じ，小孔形成される．小孔形成は電界強度に依存し，電解が強いと，つまり電圧を高くすると細胞膜は不可逆的な傷害を受ける（臨界電圧）．通常は両極付近にだけ小孔が形成され，印加時間が長いと（電解が強い），細胞全周に形成される．形成される小孔は直径 0.5～4 nm で 1～1000 個/膜で，小孔の修復は 37℃で 10～40 分必要といわれる．培養液の電解質濃度が低いと小孔形成が促進される．カルシウムイオン濃度の変化は，刺激直後上昇し，1 分以内に最大値となり，3～5 分で元のレベルに戻り，カルシウムオシレーションは生じない．

加える電圧は，電極間距離が 1 mm であれば 100～150 V 程度で，50～100 $\mu$sec の時間で 1 回の pulse を加える[25]．

印加に使用する培養液は基礎研究での原法は 0.3 M mannitol 液（含む 100 M manni$_2$，100 M manni$_2$）であるが，培養液も使用でき，D-PBS を使用することもある．この時の電極間電気抵抗は 13 kΩ 以上で，流れる電流は 1 mA と軽微である．

［実際の方法］
① 細胞融合装置のチャンバー（電極が入っている）を pulsing medium（Zimmerman solution[26] または D-PBS）で満たす．
② 卵子（複数個でも可）をチャンバーの電極の間に静置する．
③ 細胞融合装置で矩形波の電気刺激（例：電極間距離が 1 mm の時 150 V の電圧を，100 $\mu$sec，1 回を印加する）をする．
④ 卵を通常の培養液中で培養する．

c）ストロンチウム処理法

ストロンチウムはカルシウムと同族で，カルシウムイオンを除去してストロンチウムイオン（5～10 nM）を添加した培養液で ICSI 後の卵子を 1～2 時間培養し，その後通常の培養液に移して培養すると，卵活性化が誘起される．機序の詳細は不明であるが，ストロンチウムイオンが濃度勾配に従って卵子

内に移動し，小胞体からのカルシウムイオン放出を誘導すると考えられている．マウスでは有効性が高い方法であるが，動物種によって有効性にばらつきがある．ヒトでも妊娠・分娩例が報告されている[26]．

［実際の方法］

① $SrCl_2 \cdot 6H_2O$（Sigma）を蒸留水に溶解し 1 mM 溶液として $Sr^{2+}$ の stock solution を作成し，凍結保存する．

② Stock solution の 20 $\mu l$ を $Ca^{2+}$ free 培養液（HTF など）の 1 m$l$ に添加し 20 mM のストロンチム処理液を作成する．

③ 卵子をストロンチウム処理液に入れ，インキュベーター内で 120 分培養する．

④ 卵子を通常の培養液に移し培養する．

### d）ピューロマイシン処理法

タンパク合成阻害薬で，サイクリン B1 の合成を阻害することにより MPF の低下をきたし，卵活性化が起こる．実際の臨床応用では A23187 との併用で報告されている[27]．

## 5 卵活性化処理の安全性

臨床応用として報告されている中では，卵活性化処理と染色体異常や先天性形態異常との関連が指摘されていないが，ICSI に併用した卵活性化処理の安全性についての充分な報告がないことに留意しなければならない．

### ■文献

1) Palermo G, Joris H, Derde MP, et al. Pregnancies after intracytoplasmic injection of single spermatozoon into an oocyte. Lancet. 1992; 340: 17-8.
2) Kahraman S, Ozgur S, Alatas C, et al. High implantation and pregnancy rates with testicular sperm extraction and intracytoplasmic sperm injection in obstructive and non-obstructive azoospermia. Hum Reprod. 1996; 11: 673-6.
3) Steirteghem AV, Bonduelle M, Devroey P, et al. Follow-up of children born after ICSI. Hum Reprod Update. 2002; 8: 111-6.
4) Kamischke A, Gromoll J, Simoni M. Transmission of a Y chromosomal deletion involving the deleted in azoospermia (DAZ) and chromodomain (CDY1) genes from father to son through intracytoplasmic

sperm injection. Hum Reprod. 1999; 14: 2320-2.
5) 笠井　剛, 平田修司, 星　和彦. 現状のエビデンスに基づくARTの適応（男性因子）. In: 日本不妊学会, 編. 新しい生殖医療技術のガイドライン. 改訂第2版. 東京: 金原出版; 2003. p.243-9.
6) Nagy ZP, Rienzi LF, Ubaldi FM, et al. Effect of reduced oocyte aging on the outcome of rescue intracytoplasmic sperm injection. Fertil Steril. 2006; 85: 901-6.
7) Tesarik J, Greco E, Mendoza C. Late, but not early, paternal effect on human embryo development is related to sperm DNA fragmentation. Hum Reprod. 2004; 19: 611-5.
8) Feichtinger W, Obruca A, Brunner M, et al. Sex chromosomal abnormalities and intracytoplasmic sperm injection. Lancet. 1995; 346: 1566.
9) Bergh VM, Emiliani S, Biramane J, et al. A first prospective study of the individual straight line velocity of the spermatozoon and its influences on the fertilization rate after intracytoplasmic sperm injection. Hum Reprod. 1998; 13: 3103-7.
10) Kao SH, Choa HT, Wei YH. Multiple deletions of mitochondrial DNA are associated with the decline of motility and fertility of human spermatozoa. Mol Hum Reprod. 1998; 4: 657-66.
11) Berkovitz A, Eltes F, Lederman H, et al. How to improve IVF-ICSI outcome by sperm selection. RBM online. 2006; 12: 634-8.
12) Cayli S, Jakab A, Ovari L, et al. Biochemical markers of sperm function: male fertility and sperm selection for ICSI. RBM online. 2003; 7: 462-8.
13) Wang WH, Meng L, Hackett RJ, et al. The spindle observation and its relationship with fertilization after intracytoplasmic sperm injection in living human oocytes. Fertil Steril. 2001; 75: 348-53.
14) Belva F, Henriet S, Van den Abbeel E, et al. Neonatal outcome of 937 children born after transfer of cryopreserved embryos obtained by ICSI and IVF and comparison with outcome data of fresh ICSI and IVF cycles. Hum Reprod. 2008; 26: 1752-58.
15) Yanagida K. Complete fertilization failure in ICSI. Hum Cell. 2004; 17: 187-93.
16) Liu J, Naqy Z, Joris H, et al. Analysis of 76 total fertilizarion failure cycles out of 2732 intracytoplasmic sperm injection cycles. Hum Reprod. 1995; 10: 2630-6.
17) Moomjy M, Sills ES, Rosenwaks Z, et al. Implications of complete fertilization failure after intracytoplasmic sperm injection for subsequent fertilization and reproductive outcome. Hum Reprod. 1998; 13:

2212-6.
18) Esfandiari N, Javed MH, Gotlieb L, et al. Complete failed fertilization after intracytoplasmic sperm injection--analysis of 10 years'data. Int J Fertil Womens Med. 2005; 50: 187-92.
19) Flaherty SP, Payne D, Matthews. Fertilization failures and abnormal fertilization after intracytoplasmic sperm injection. Hum Reprod. 1998; 13 Suppl 1: 155-64.
20) Yanagida K. Total failure of fertilization after ICSI. In: Sharif K, editors. Assisted reproduction techniques: Challenges and management options. US: Wiley-Blackwell; 2012. p. 313-7.
21) Enjoji M, Muroi M, Takamizawa S, et al. Clinical application of calcium ionophore (A23187) oocyte activation in fertilization failure after ICSI. J Mam Ova Res. 2015; 32: 29-35.
22) Hoshi K, Yanagida K, Yazawa H, et al. Intracytoplasmic sperm injection using immobilized or motile human spermatozoon. Fertil Steril. 1995; 63: 1241-5.
23) Yanagida K, Fujikura Y, Katayose H. The present status of artificial oocyte activation in assisted reproductive technology. Reprod Med Biol. 2008; 7: 133-42.
24) Nasr-Esfahani MH, Deemeh MR, Tavalaee M. Artifical oocyte activation and intracytoplasmic sperm injection. Fertil Steril. 2010; 94: 520-6.
25) Zimmerman U, Vienken J. Electric field-induced cell-to-cell fusion. J Membr Biol. 1982; 67: 165-82.
26) Yanagida K, Morozumi K, Katayose H, et al. Successful pregnancy after ICSI with strontium oocyte activation in low rates of fertilization. Reprod Biomed Online. 2006; 13: 801-6.
27) Nakagawa K, Yamano S, Moride N, et al. Effect of activation with Ca ionophore A23187 and puromycin on the development of human oocytes that failed to fertilize after intracytoplasmic sperm injection. Fertil Steril. 2001; 76: 148-52.

【栁田　薫・圓城寺真見・室井美樹】

【2】ARTの実践

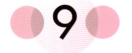

# 卵の体外成熟（IVM）

　Reinier de Graaf はその名著 "De mulierum Organis Generationi Inservientibus" の中で女性の生殖器構造について実に詳しく的確に描写しているが，卵子については卵胞を卵子と誤認して報告している．その後，Leeuwenhoek が 1678 年に自分で発明した顕微鏡を用いて精子を発見したが，残念ながらこの天才である Graaf が 31 歳で死亡したので，卵子の発見はそれより 155 年も遅れることとなった．ヒト未成熟卵子の体外培養は人類の夢であり，かなり古くから試みられてきた．そして，さらに卵子の発見より 150 年ほどを経て，Cha ら[1]が世界で初めてのヒト卵の IVM（*in vitro* maturation of human oocyte）に成功した．現在，卵子の体外培養を用いた IVM は，臨床応用され，最近になって通常の体外受精と遜色のない成功率を収めるようになっているので，IVM の現況と今後の展望について述べる．

## A 適応

　IVM の最良の適応症は言うまでもなく多嚢胞性卵巣症候群 polycystic ovary syndrome（PCOS）である．さらに，症候群としての criteria を満たさなくても多嚢胞を有する卵巣を有する患者にも応用できる．また，時には正常月経周期を有する患者にも適応可能である．これらの患者には通常の IVF よりも刺激の必要のない IVM を好むもの，経済的により安価な IVM を希望するものが含まれる．私たちのグループでは，通常の IVF ではどうし

ても質のよい胚が得られなかった場合，IVMを試行したところ妊娠が成立したケースがある．また，通常のIVFで成熟卵子が得られない症例も適応となる可能性がある．しかしながら，このような症例はIVMでもやはり成熟卵子が得られることが少なく，今のところこういった症例への応用は悲観的である．

### B 当院のIVMプロトコール（表2-15）

ここで当院のIVMプロトコールについて述べる．超音波による卵胞モニターは月経周期7日目から開始する．通常IVMで穿刺される卵胞はGougeon[2]のcriteria（図2-54）によるClass 6のもので直径5〜10 mmである．そして，直径7 mm以上の卵胞が2個以上ある時に採卵するが，その条件を満たさない時はその周期をキャンセルする．また，すでに主席卵胞の発育が認められた時，また未破裂卵胞など卵巣に嚢腫が存在する場合もキャンセルの対象となる．

採卵36時間前にHCG 10000単位の注射をする（図2-55）．これはHCG primingと呼ばれ最初はChian[3]らが初めてその有効性を報告した．私たちも，同様に有効性を確認し現在実施している．ただし，主に欧州のグループ

●表2-15●IVMの適応と方法

| 適応 | PCO，規則性月経，胚質不良患者 |
|---|---|
| モニター | Day 7より |
| 採卵決定のタイミング | 7 mm以上の卵胞が2個以上 |
| 中止の基準 | 主席卵胞出現時，嚢胞形成時 |
| HCGプライミング | 採卵36時間前にHCG 10000単位 |
| 採卵 | 採卵針：IVF OSAKA IVM Needle（北里サプライ）<br>採卵圧：100 mmHG |
| IVM培養液 | IVM Medium（origio）<br>10%患者血清<br>HCG：100 IU/$l$，FSH：75 IU/$l$ |
| 成熟培養時間 | 24時間 |
| 胚凍結の基準 | 子宮内膜厚が8 mm以下の場合 |

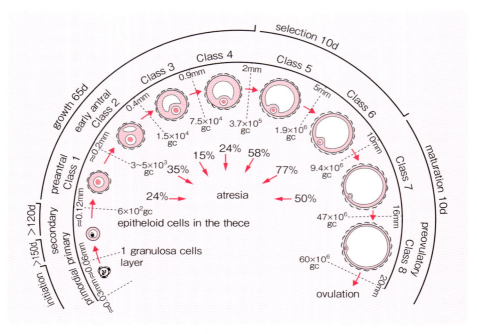

●図 2-54●IVM で採卵される卵胞（Gougeon Criteria）

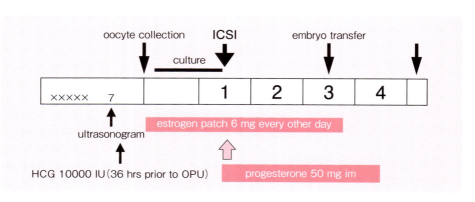

●図 2-55●IVM プロトコール

ではHCGなしで実施し，良好な成績を得たと報告している．
　子宮内膜の厚さが8mmを超えている時はそのまま新鮮胚で移植するが，それ以下の場合は胚をすべて凍結し，改めてホルモン補充周期で移植している．

## C IVM における投薬

IVM 周期では排卵を経ない関係上内膜の準備のためステロイドホルモンの補充が必要になる．採卵当日より，エストロゲン貼付剤 6 mg を隔日に貼付させる．また，ICSI 当日からプロゲステロン 50 mg を筋肉注射し，胚移植日まで続行する．胚移植の日からは毎日酢酸クロルマジン 6 mg と吉草酸エストラジオール 4 mg を服用させる．

## D 採卵方法

採卵針としては IVF OSAKA IVM Needle（北里サプライ）を用い，100 mmHg で採取する．この採卵針はヒト未熟卵子採取用に我々が特別に開発したもので採卵針と外套からなる（図 2-56）．外套は，卵巣の把持のために使用し 21 G の採卵針で小卵胞を穿刺する．通常未刺激卵巣は穿刺すると癒着していない場合，腹腔の奥へ移動するので穿刺が困難なことが多い．そこで，17 G の外套を穿刺して，卵巣を把持する．次に，採卵針を回転させながら小卵胞を穿刺してゆく．未熟卵胞の卵胞液は少量で採取用スピッツの中まで来る量はほんのわずかでほとんどが手元の吸引チューブの中にみられるので卵胞をうまく穿刺できたかどうかは判別しにくい．そこで，順調に吸引できているかどうかの判断は穿刺時の卵胞の消失確認のみである．これも慣れると，よくわかるようになる．

当初私たちは 300 mmHg の高吸引圧で採卵をしていたが，100 mmHg の

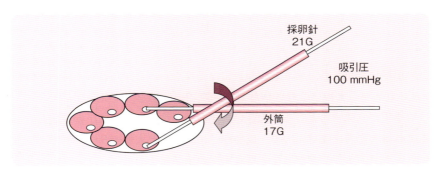

●図 2-56● IVM 専用針による採卵方法

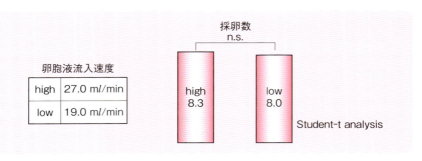

●図 2-57●吸引圧の差による比較（採卵数）

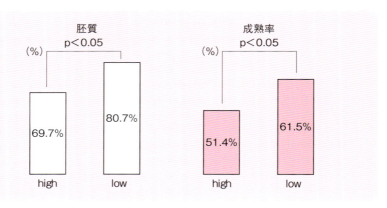

●図 2-58●吸引圧の差による比較（胚質と成熟率）

●表 2-16●吸引圧の差による比較（妊娠率）

| pressure | No. of ET | No. of pregnancy | pregnancy rate |
|---|---|---|---|
| high | 58 | 12 | 20.7 |
| low | 27 | 12 | 44.4 |

低吸引圧に変更した．すると採卵数には差はなかったが，胚質や成熟率は向上し，妊娠率も大幅に改善された（図 2-57, 2-58，表 2-16）(Hashimoto ら[4])．この事実が意味するところは大きい．すなわち，未熟卵子は圧の変化だけでもこれほど影響を受けるので，成熟卵子に比べると大変デリケートであるということである．したがって，培養室での未熟卵子のハンドリングには通常の成熟卵子の場合より慎重さが要求される．

●表 2-17● IVM 用培養液組成(その1)

Vial 1, LAG medium
　Earl's balanced salt solution
　synthetic serum replacement (SSR)
　human serum albumin
　glucose
　sodium pyruvate
　streptomycin 50 mg/$l$
　penicillin 50000 IU/$l$
　phenol red

●表 2-18● IVM 用培養液(その2)

Vial 2, IVM medium
　glucose and derived metabolism
　physiological salts
　essential amino acids
　non-essential amino acid
　vitamins
　DNA bases
　sodium pyruvate
　sodium bicarbonate
　streptomycin 50 mg/$l$
　penicillin 50000 IU/$l$
　phenol red

## E 培養法

　卵子の培養では TCM199 のようなやや複雑な培養液が用いられることが多い．また，タンパク源としてはヒト血清，アルブミン，合成血清，卵胞液などが使用されている．血清中には，卵胞または卵子の発育に必要な多くの成長因子やサイトカインが含まれているのでこれらの培養系には必須である．しかし，血清を入れることにより，どの因子が本当に発育に必要なのかは不明となり，*in vitro* の研究目的の培養系としては不都合である．この点を解決するために無血清培地での培養も検討され始めている．

　私たちは，培養液については様々な試行錯誤を繰り返してきた．例えば，タンパク源としては患者血清を 10％，20％で使用したり，100％の卵胞液を使用したりした．また，私たちは origio 社（旧 MediCult 社）と IVM 培養液の共同開発を実施してきた経緯があり，現在では origio 社（旧 MediCult 社）製の培養液の一部を使用している．origio 社製培養液は 2 種類の培養液からなる．Vial 1（表 2-17）は，前培養用であり，Vial 2（表 2-18）は卵胞成熟用となっている．Vial 1 にはタンパク源として人工血清やヒト血清アルブミンそしてエネルギー源として glucose が含まれている．Vial 2 には必須，非必須アミノ酸やビタミン類が含まれている．当院では，この Vial 2 に 10％患者血清とゴナドトロピンを混合して使用して好成績をあげている．

　気相としては，three gas（5％ $CO_2$，5％ $O_2$，90％ $N_2$）が用いられている．

## F 臨床成績と児の予後

　私たちの臨床成績は当初はまだ低値であったが，2005年より大幅に改善され，その後安定した状態に落ち着いている（図2-59）．これは，今までの様々な努力すなわち，HCGプライミングや培養液の工夫，採卵法の研究に加えて，

●表2-19● 臨床成績（IVF JAPAN1999-2015）

|  | 新鮮胚移植 | 凍結胚移植 | 融解群 | 総計 |
|---|---|---|---|---|
| 周期数 | 816 | 726 | 599 | 1512 |
| 採卵数 | 7602 | 6038 | 2049 | 13640 |
| 平均採卵数 | 9.3 | 8.3 | 3.4 |  |
| 成熟率（%） | 49.8 | 50.9 |  | 50.4 |
| 受精率（%） | 79.4 | 78.4 |  | 79.0 |
| 移植可能胚率（%） | 39.4 |  | 37.0 | 35.5 |
| 移植率（%） | 64.8 |  | 71.8 | 67.8 |
| 妊娠数 | 146 |  | 118 | 264 |
| 妊娠率／胚移植 | 27.6 |  | 27.4 | 27.5 |
| 着床率（%） | 14.5 |  | 14.5 | 14.5 |
| 出生児数 | 78 |  | 62 | 140 |
| 出生率（%） | 61.4 |  | 62.0 | 61.7 |

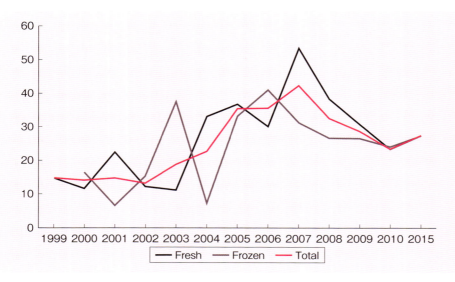

●図2-59● 妊娠率の推移

● 表 2-20 ● IVM による出生児の予後（IVF JAPAN 1999-2015）

|  | 新鮮胚移植 | 凍結胚移植 |
| --- | --- | --- |
| 出生児数 | 73 | 27 |
| 多胎率（%） | 10.6 (7/66) | 17.4 (4/23) |
| 男児数 | 37 | 14 |
| 女児数 | 36 | 12 |
| 性別不詳 | 0 | 1 |
| 男女比 | 1.03 | 1.17 |
| 在胎週数 | 38W6D±2W5D | 39W2D±1W6D |
| 平均体重（g） | 3048±554 | 2819±715 |
| 異常数 | 0 | 2 |

異常：Goldenhar 症候群，Trisomy 21

　ラボワークの熟練もその大きな要因と思われる．2015 年までに 1,512 周期の IVM を実施し，処理卵数は 13,640 個となった．成熟率は 50.4％であった．妊娠率は新鮮胚移植，凍結胚移植でほぼ同等で，平均 27.5％であった（表 2-19）．これは，わが国の体外受精の妊娠率にひけをとらない．着床率は 14.5％とこれも良好であった．今後改良しなければならない点は何といっても成熟率の低さであろう．この原因としては，まだ体外培養環境が充分でないことが考えられるが，対象としている多嚢胞性卵巣症候群という病因にも関連している可能性がある．私たちは卵母細胞のミトコンドリア機能に関する研究を行っていて，今後この観点から成熟率を向上させる工夫を行いたいと考えている．

　さて，卵子の体外培養による胚発育，そして児への影響は当然心配されるところである．私たちは，わが国の IVM をリードする立場からこの技術の安全性を立証する義務があると考えていて，児のフォローアップを実施している．2015 年までに IVM で妊娠出生した 100 名の児の転機について検討した（表 2-20）．多胎率がやや高く，男女比ではやや男児が多い傾向にあった．体重も男児がやや重かった．異常発生率は 2％でこれは自然妊娠におけるそれと変わりがなかった．異常児の内訳は一人が Goldenhar 症候群でこれはきわめてまれな疾患である．もう一人はダウン症候群であった．今後，エピゲノムの異常の有無などの検討，そして児の長期フォローアップも行い，よ

り確実性の高い安全性の立証を行っていく予定である．

## むすび

　PCOS 患者の不妊治療は多くのリスクを伴うことになり困難である．一般不妊治療で単一卵胞を誘発することは困難で，充分な量の誘発剤を投与すると卵巣過剰刺激症候群（OHSS）の発生率がきわめて高くなる．PCOS 患者で発生した OHSS は重症型に移行することが多く大変危険である．また，OHSS が発生しなくても多胎の危険性は大きい．そういった理由で，通常の IVF を PCOS 患者の第一選択にしてはならないと我々は考えている．

　現在 IVM は培養液の開発と採卵手技の改良により妊娠率は向上し，すでに充分受け入れられる治療法として確立されたと言えるだろう．PCOS の患者が辛い OHSS を経験すると不妊治療そのものへの意欲を失ってしまい，大事な時期を逃してしまうことがよくある．また，そういった経験の後 IVM を受けてみてこんなに楽で安心のできる治療法があったのかと感謝されることを経験して，この方法がもっと多くの施設で利用されてすべての施設で PCOS の第一選択になることを願ってやまない．

　さらに，IVM は今後 PCOS 以外の不妊患者への応用の期待が高まっていて，それは充分可能であると思われる．卵巣刺激のために患者は病院へ通院しなければならず，経済的にも肉体的にも大きな犠牲を強いられている．そして，IVM が IVF の代替技術として頻用されるようになれば時間的にも肉体的にも患者にとって大変大きな福音となるだろう．

### ■文献

1) Cha KY, Koo JJ, Ko JJ, et al. Pregnancy after in vitro fertilization of human follicular oocytes collected from nonstimulated cycles, their culture in vitro and their transfer in a donor oocyte program. Fertil Steril. 1991; 55: 109-13.
2) Gougeon A. Dynamics of follicular growth in the human: a model from preliminary results. Hum Reprod. 1986; 1: 81-7.
3) Chian RC, Buckett WM, Tulandi T, et al. Prospective randomized study of human chorionic gonadotropin priming before immature oocyte retrieval from unstimulated women with polycystic ovarian syndrome.

Hum Reprod. 2000; 15: 165-70.
4) Hashimoto S, Fukuda A, Murata Y, et al. Effect of aspiration vacuum on the developmental competence of immature human oocytes retrieved using a 20-gauge needle. RBM Online. 2007; 14: 444-9.

【森本義晴】

【2】ART の実践

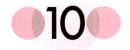

# 孵化補助法

　透明帯は卵母細胞の周囲を取り囲むように存在し卵母細胞と卵胞の発育に伴ない，厚みを増して卵子あるいは受精卵（胚）の保護を担っている．胚が発育する過程において透明帯は内部圧上昇や酵素作用により伸展され菲薄し，一部分が破綻することにより胚は脱出して孵化（ハッチング）が始まる．体外受精や凍結融解などの生殖補助技術（ART）を施された受精卵の透明帯は硬化（zona hardening）し，ハッチング障害が惹起されることがある[1,2]．孵化補助法 assisted hatching（AH）はこのように変化した胚の透明帯を切開する，あるいは穴を開けるなどの処置を施してハッチングを補助し，移植胚の着床率を改善させる目的の技術である．以前より機械的あるいは化学的孵化補助法が行われてきたが，最近はレーザーによる孵化補助法 laser assisted hatching（LAH）が広く行われている．

## A 孵化補助法の種類

### 1 透明帯切開法（zona dissection）[3]

　孵化補助法を考案した Cohen が最初に発表した方法である[3]．囲卵腔の広い部分を 12 時方向にして胚を固定し，マイクロピペットで透明帯を穿刺貫通する．固定用ピペットに擦り合わせるようにして透明帯の一部分を切開する．シュクロース処理した胚盤胞に対する透明帯切開を示す（図 2-60）．技術的に若干難しいため効果が不安定で，胚が傷害される可能性がある．本法

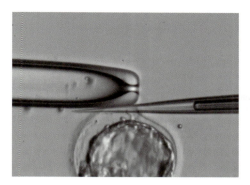

●図 2-60● 透明帯切開法（zona dissection）
シュクロース処理により胚盤胞の囲卵腔を拡大して行っている．

をより簡便に改良して，眼科用メス（Bio-Cut BLADE　フェザー社）をマニピュレーターに装着して行うバイオ・カット（Bio-Cut BLADE）法[4]も行われている．

## 2　透明帯開孔法（zona opening）[5]

　透明帯切開法についで考案された．透明帯を化学的に薬液処理する方法である（図 2-61，2-62）．マイクロピペットで酸性タイロード液 acid Tyrode（pH 2.5）を固定した胚に吹き付けて透明帯を溶解する（図 2-62-①）．透明帯の外層は厚いが溶解しやすく，内層は薄く膜状であるが溶解しにくい．外層が溶解されて内層に到達したら，タイロード溶液の吹き付けを止めて膜表面にマイクロピペットの先端を付着させ（図 2-62-②），強く吸引して膜を破り開孔する（図 2-62-③）．分割期胚にも胚盤胞にも応用できるが，薬液による胚への影響が危惧される．

## 3　透明帯菲薄法（zona thinning）[6]

　透明帯菲薄法の操作は開孔法と同様に行う．透明帯の外層のみを溶解して内層を破らず温存する（図 2-62-①）．透明帯の個々の性質により溶解の程度が様々であり，すべての胚を均一に処理することは難しく技術を要する．初期胚における透明帯の意義は胚実質の外部環境からの保護や分割球の拡散防止などであるが，開孔すれば透明帯の胚に対する保護作用が破綻する．また，

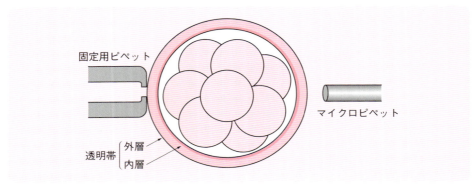

● 図 2-61 ● 透明帯菲薄法・開孔法（zona thinning・opening）

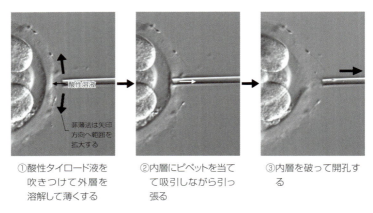

● 図 2-62 ● 透明帯菲薄法・開孔法（zona thinning・opening）の実際

開孔を行う際に胚実質が酸性溶液により障害される可能性がある．菲薄法はこれらの欠点を補うために考案されたが，広範囲に菲薄する方がより効果的である[7]．その他の方法としてピエゾマニピュレーターにより機械的に透明帯を薄く削る方法も考案されている[8]．

## 4 透明帯溶解法（circumferential zona thinning, zona free）[9,10]

酸性タイロード溶液あるいは pronase 溶液に胚を浸漬して透明帯全体を

溶解する方法である．マイクロマニピュレーターや倒立顕微鏡などの準備が必要ではなく簡便に行える．しかしながら，症例によって透明帯の厚さや硬度が異なり個々に対応しにくいため，溶液の濃度や胚の浸漬時間を随時変える必要があり，胚に対する薬剤の処理時間が長いと胚発育に対して影響を及ぼすので迅速な操作が要求される．菲薄法と比べて孵化促進効果は高いが，胚発育に対する影響により臨床成績は劣る．

## 5 レーザー孵化補助法（レーザーアシストハッチング）：laser assisted hatching（LAH）[11]

レーザーの医療分野における発展はめざましく，YAG あるいは KTP レーザーなどは手術の際に多く用いられている．ART の分野においてもその有用性が認知されている．孵化補助法にもレーザーが導入されることによって精度が飛躍的に向上した．LAH は倒立顕微鏡のステージ下方から dish 中の胚にレーザーを照射して透明帯の処理を行う方法である（図 2-63）．セッティングや操作の煩雑さが少なく，初心者であっても簡単に透明帯の処理を

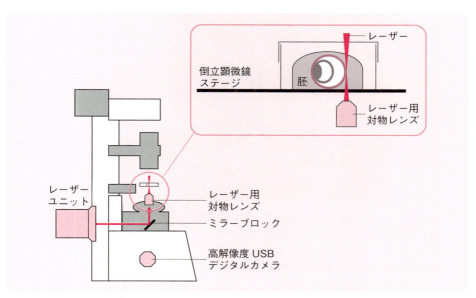

●図 2-63●レーザー孵化補助法 laser assisted hatching（LAH）

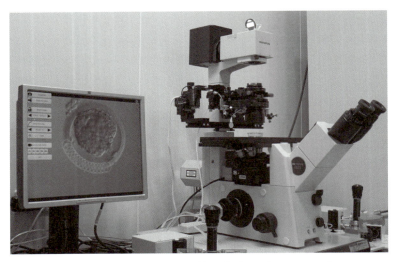

●図 2-64●レーザー孵化補助法（LAH）のシステム
倒立顕微鏡（OLYMPUS IX71）に設置

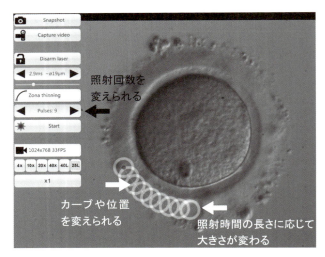

●図 2-65●レーザー孵化補助法（LAH）の実際
（OCTAX NaviLase™）

行うことができる．初期の頃には Excimer（エキシマ），ArF（アルゴン），XeCl（キセノン），YAG（ヤグ）などのレーザーが試されたが，現在は波長 1.48 μm の赤外線ダイオードレーザーが用いられている[11]．このレーザーは

透明帯の広範囲切開（zona dissection）

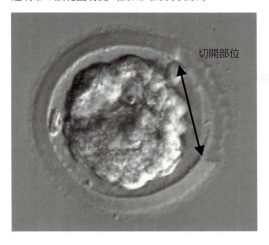

切開部位

透明帯の広範囲菲薄（zona thinning）

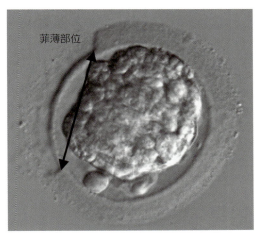

菲薄部位

●図 2-66● 胚に対するレーザー孵化補助法
（LAH）

　安全性が高く，プラスチックシャーレや培養液に吸収されにくいため非接触型のシステムが可能である．また，装置が小型で倒立顕微鏡に設置可能で，従来の装置に比べて安価である．安全対策として照射は低出力（Class 1 M）で使用され，レーザー熱の影響を軽減するように照射時間の制限や等温線リ

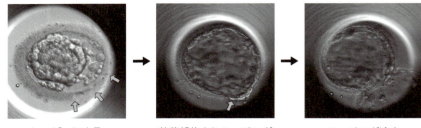

レーザーによる　　　　菲薄部位よりハッチング　　ハッチング途中
透明帯の菲薄　　　　　が開始している

●図 2-67● 胚盤胞（LAH 施行後）のハッチング連続観察
―タイムラプスシステム（EmbryoScope®）―

ング機能を備えている．最近は照射部位や範囲をモニター上で指示するだけで自動的に透明帯の処理ができるソフトも登場している．OCTAX-NLAS レーザーシステム（OCTAX NaviLase™: MTG Medical Technology Vertriebs-GmbH, Germany）を示す（図 2-64）．OCTAX-NLAS の仕様はエネルギー出力量：100〜150 mW，照射時間：0.1〜50.0 ms（0.1 ms ごとの設定が可能），照射精度：1 μm 未満である．他のシステムとして，ZILOS-tk（Zona Infrared Laser Optical System: Hamilton Thorne Research, USA），Saturn 5 Active（Research Instruments Limited, UK）などがあり同様に使用できる．

**レーザー孵化補助法（LAH）の実際**

　従来の方法に比べて，より均一にかつ微細に透明帯の処理ができるようになった[12]．レーザー照射により透明帯はスポット状に蒸散される．照射時間 2.6〜2.9 ms で 1 回の照射で径 10 μm 程度のスポットができるように設定して，照射を繰り返す（図 2-65，2-66）．レーザー熱の胚に対する影響を回避するため，胚実質から最も離れた透明帯部分に照射する．胚の発育を連続観察できるタイムラプスシステムを用いると透明帯を薄く処理した部位からハッチングが始まっていることを観察できる（図 2-67）．また，受精卵の染色体異常などを調べる着床前診断 preimplantation genetic diagnosis（PGD）の際にレーザーを用いると胚の割球生検や胚盤胞生検が容易となる（図 2-68）．

1. 胚の割球生検

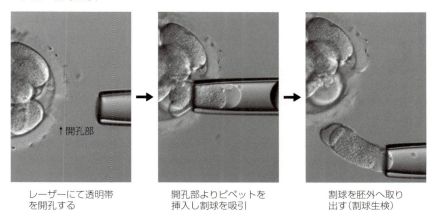

レーザーにて透明帯を開孔する / 開孔部よりピペットを挿入し割球を吸引 / 割球を胚外へ取り出す（割球生検）

2. 胚盤胞生検

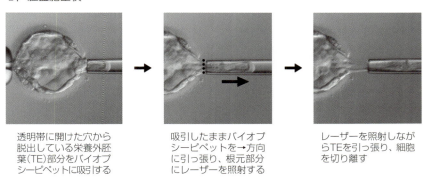

透明帯に開けた穴から脱出している栄養外胚葉(TE)部分をバイオプシーピペットに吸引する / 吸引したままバイオプシーピペットを→方向に引っ張り，根元部分にレーザーを照射する / レーザーを照射しながらTEを引っ張り，細胞を切り離す

●図2-68● レーザーの応用
着床前診断 preimplantation genetic diagnosis（PGD）

## B 孵化補助法の適応

　胚の凍結融解処理を行うと透明帯の質的変化を起こしてハッチング障害を惹起するので，AHは有効であるとする報告は多い[13,14]．胚の凍結保存は状況に応じて分割期あるいは胚盤胞期に行われるが，分割期胚の場合は融解直後にAHを行って胚盤胞まで発育させて良好胚を選択して移植する．胚盤

胞の場合は AH を施行する際に胚の損傷を回避するために融解直後に囲卵腔がなるべく拡張している時期に行うか，シュクロース処理をして囲卵腔を拡張させて行う．

## C 孵化補助法による発生リスク

一卵性双胎 monozygotic twin（MZ-T）の自然妊娠における発生率はおよそ 0.4% とまれであるが，AH による MZ-T の発生リスクを指摘する報告がある[15,16]．不充分な AH 処理を行うと狭い切開部分から胚がハッチングする際に絞扼されて MZ-T のリスクになると考えられている．なお，先天性奇形の発生リスクは否定的である[17,18]．

## D まとめ

孵化補助法が考案されてから 20 年以上経過したにもかかわらず，妊娠率が改善されるかについて議論されている．AH はすべての症例に有効という訳ではない[19,20]が，世界中の多数の施設において実施されているというエビデンスを考慮すれば，今後も ART における重要な技術であると思われる．
なお，本項の記述内容における利益相反（conflict of interest）はない．

### ■文献

1) DeMeestere I, Barlow P, Leroy F. Hardening of zona pellucida of mouse oocytes and embryos in vivo and in vitro. Int J Fertil Womens Med. 1997; 42: 219-22.
2) Carroll J, Depypere H, Matthews CD. Freeze-thaw-induced changes of the zona pellucida explains decreased rates of fertilization in frozen-thawed mouse oocytes. J Reprod Fertil. 1990; 90: 547-53.
3) Cohen J, Elsner C, Kort H, et al. Impairment of the hatching process following IVF in the human and improvement of implantation by assisted hatching using micromanipulation. Hum Reprod. 1990; 5: 7-13.
4) 佐藤節子. 体外受精反復無効例に対する新しい Assisted Hatching の試み―胚盤胞に Bio-cut BLADE を用いた AH―. 日本臨床エンブリオロジスト研究会雑誌. 2004; 17: 61-4.
5) Cohen J, Alikani M, Trowbridge J, et al. Implantation enhancement by selective assisted hatching using zona drilling of human embryos with

poor prognosis. Hum Reprod. 1992; 7: 685-91.
6) Khalifa EA, Tucker MJ, Hunt P. Cruciate thinning of the zona pellucida for more successful enhancement of blastocyst hatching in the mouse. Hum Reprod. 1992; 7: 532-6.
7) Yano K, Yano C, Kubo T, et al. Chemical zona pellucida thinning with acidified Tyrode's solution: comparison between partial and circumferential techniques. J Assist Reprod Genet. 2007; 24: 471-5.
8) Nakayama T, Fujiwara H, Yamada S, et al. Clinical application of a new assisted hatching method using a piezo-micromanipulator for morphologically low-quality embryos in poor-prognosis infertile patients. Fertil Steril. 1999; 71: 1014-8.
9) Gordon JW, Dapunt U. Restoration of normal implantation rates in mouse embryos with a hatching impairment by use of a new method of assisted hatching. Fertil Steril. 1993; 59: 1302-7.
10) Fong C-Y, Bongso A, Ng SC, et al. On going normal pregnancy after transfer of zona-free blastocysts; Implications for embryo transfer in the human. Hum Reprod. 1997; 3: 557-60.
11) Germond M, Rink K, Nocera D, et al. Microdissection of mouse and human zona pellucida using a 1.48 $\mu$m diode laser beam: efficacy and safety of the procedure. Fertil Steril. 1995; 64: 604-11.
12) 矢野浩史, 久保敏子, 大橋いく子, 他. 半導体レーザー（1.48 $\mu$m infrared diode laser）による laser assisted hatching（LAH）の効果と臨床成績—OCTAX Laser Shot system を使用して—. J Mamm Ova Res. 2005; 22: 227-30.
13) Ge HS, Zhou W, Zhang W, et al. Impact of assisted hatching on fresh and frozen-thawed embryo transfer cycles: a prospective, randomized study. Reprod Biomed Online. 2008; 16: 589-96.
14) Kanyo K, Zeke J, Kriston R, et al. The impact of laser-assisted hatching on the outcome of frozen human embryo transfer cycles. Zygote. 2016; 9: 1-6.
15) Kanter JR, boulet SL, Kawwass JF, et al. Trends and correlates of monozygotic twinning after single embryo transfer. Obstet Gynecol. 2015; 125: 111-7.
16) Vitthala S, Gelbaya TA, Brison DR, et al. The risk of monzygotic twins after assisted reproductive technology: a systematic review and meta-analysis. Hum Reprod Update. 2009; 15: 45-55.
17) Kanyo K, Konc J. A follow-up study of children born after diode laser assisted hatching. Eur J Obstet Gynecol Repro Biol. 2003; 110: 176-80.
18) Jwa J, Jwa SC, Kuwahara A, et al. Risk of major congenital anomalies

after assisted hatching: analysis of three-year data from the national assisted reproduction registry in Japan. Fertil Steril. 2015; 104: 71-8.
19) Practice Committee of the American Society for Reproductive Medicine; Practice Committee of the Society for Assisted Reproductive Technology. Role of assisted hatching in invitro fertilization: a guideline. Fertil Steril. 2014; 102: 348-51.
20) Nakasuji T, Saito H, Araki R, et al. Validity for assisted hatching on pregnancy rate in assisted reproductive technology: analysis based on results of Japan Assisted Reproductive Technology Registry System 2010. J Obstet Gynaecol Res. 2014; 40: 1653-60.

【矢野浩史・久保敏子・大橋いく子】

【2】ART の実践

# 11 配偶子・胚の移植法

## A 経頸管的移植

　体外受精-胚移植 *in vitro* fertilization-embryo transfer（IVF-ET）においても卵細胞質内精子注入法 intra cytoplasmic sperm injection（ICSI）においても胚移植という手技は，生殖補助医療 assisted reproductive technology（ART）の最終的段階の手技であり，ART の成績に直結するものであるから，慎重にかつ確実に行わなければならない．以下に胚移植 embryo transfer（ET）について，いくつかの観点から述べる．

### 1　胚移植を行うにあたって準備しておくことは？

　できれば ART を施行する前周期に trial ET を施行しておくことが望ましい．子宮腔長の測定，子宮の形状（前屈，後屈など），スタイレットが必要か否かなどを前もって調べることが重要である．その際，使用するカテーテルの種類も決定しておく．また，頸管内の細菌培養も行っておき，細菌培養が陽性の場合は抗生物質により治療を行う必要がある．ET 時のカテーテル先端に細菌が検出された場合，妊娠率が有意に低下するという報告[1]がある．

### 2　胚移植に使用するカテーテルの種類は？

　カテーテルの種類は大別して 2 種類ある．1 つは，外筒のついていない

A. シリコンカテーテル（COOK: K-SOFT-5100-37-ODW-GT）

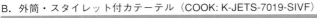

B. 外筒・スタイレット付カテーテル（COOK: K-JETS-7019-SIVF）

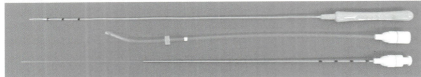

C. 経子宮筋層移植用カテーテル（COOK: K-TTET-19-32.5-TOWAKO）

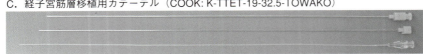

●図 2-69●胚移植用カテーテル

softなシリコンカテーテル（図2-69A）である．もう1つは，外筒およびスタイレット付きで，内筒の軟らかいタイプのカテーテル（図2-69B）である．前周期のtrial ETにて，この2種類のどちらを使用するか決定しておくと，ET当日の施行がスムーズである．胚移植が容易な場合は，シリコンカテーテルを使用する．シリコンカテーテルの長所は，softであるため，子宮内膜にダメージを与えず胚を移植できることである．しかしながら，softで腰がないため，子宮頸部の屈曲が強い場合は内子宮口を通過させることが困難となる欠点がある．またETの際，充分に腟および頸部の洗浄を行っても頸管内にある粘液を完全に除去できず，移植したはずの胚が粘液に付着して残っていることをまれに経験する．

　これに対し外筒つきのカテーテルの場合，シリコンカテーテルの欠点をカバーできる．子宮頸部の屈曲が強い場合でもスタイレットを使用した上で外筒を屈曲させれば挿入は容易となる．また外筒を使用しているため，カテーテル内筒の先端に粘液が付着することはまれである．欠点として考えられることは，外筒およびスタイレット使用による内膜へのダメージである．したがって，外筒つきのカテーテルを挿入する場合，外筒の先端が内子宮口を通過したあたりにとどめておくべきである．

## 3 胚移植の際の胚のカテーテルへのローディングは？

　移植時のカテーテルへのローディングの際には，胚を培養している培養液が一般的に用いられるが，培養液の代わりに血清〔あるいは human serum albumin（HSA）〕を用いる場合もある．まず移植用のカテーテルを選択し，移植用カテーテルのコネクター部分に1 m$l$ シリンジあるいはマイクロインジェクターなどの注入用器具をしっかり取り付ける．あらかじめ ET 用に選択しておいた胚1～2個を移植用シャーレに移した後，移植カテーテル内を培養液などで洗浄し，まず胚を含まない培養液を吸引し少量の空気層の後に少量の培養液とともに移植胚を吸引する．ローディングの際，最初に胚を含まない培養液の層を作成することで，注入時に胚を含む液層がカテーテルより子宮腔内に押し出された後，さらにこの液層が押し出されるので，カテーテル内の洗浄の役割を果たし，移植胚がカテーテル内に残存することを防ぐことができる．ローディングの際の液量および空気量については，移植用カテーテルの内径と比例するため，事前に使用する注入器具で実際の注入量などを確認しておくべきである．当院でのカテーテルへのローディング方法は，まず空気層5 μ$l$，培養液5 μ$l$，空気層2 μ$l$，胚を含む培養液3 μ$l$ およびカテーテル先端空気層2 μ$l$ の順に行っている．したがって，子宮腔内には，培養液8 μ$l$ と空気9 μ$l$ が注入されることになる（図2-70）．

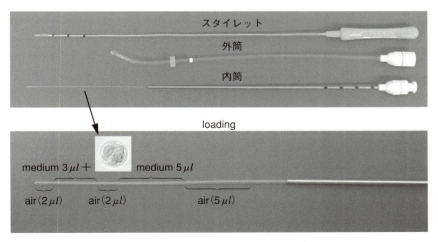

●図2-70●胚のローディング方法

## 4　胚移植の実際は？

　まず，砕石位をとった患者の腟内を蒸留水または生理食塩水にて充分に洗浄しておく．最近では，経腹超音波モニター下に胚移植を行うのが一般的である．患者に経腹超音波を施行する目的・意義を前もって説明しておき，移植時には膀胱充満となっているように促しておく．経腹超音波にて子宮内膜を描出し，胚をローディングしていない trial 用カテーテルを子宮腔内に挿入してみる．スムーズに抵抗なく内子宮口を通過するか確認しておくことが重要である．内子宮口が狭小で屈曲角度がきつい場合，シリコンカテーテルが内子宮口の手前で反転し，子宮腔内に到達しないことがある．経腹超音波を使用していれば，このようなことを確認できるのは言うまでもなく，さらにカテーテル先端が子宮腔内のどこまで到達しているかを確認できる．カテーテルがスムーズに挿入可能であることを確認した後，前述の方法で胚をローディングしたカテーテルを実際に子宮腔内に挿入して胚を移植する．胚移植を経腹超音波ガイド下に行うほうが妊娠率がよいとする報告[2]もあるが，最近では超音波を使用せず blind に行っても妊娠率に有意差がなかったとする報告[3]もある．経腹超音波を施行するメリットは，統計学的に妊娠率に有意差をもたらすほどのものではないかもしれないが，逆に経腹超音波を施行するデメリットは何もないのでカテーテルの先端が少なくとも内子宮口を通過していることだけでも確認しておくことをすすめる．

## 5　胚移植の際に注意すべき点は？

　胚移植施行にあたって，注意すべき点を列挙する．まず，確実に子宮腔内に胚を移植することは言うまでもないが，さらに子宮内膜を傷つけないようにすることである．soft なシリコンカテーテルを使用するとか，外筒つきのカテーテルを使用する場合は外筒をあまり奥まで挿入しすぎないように注意すべきである．また，胚移植終了後，エンブリオロジストは顕微鏡下に胚の遺残がないか慎重にチェックする必要がある．特にカテーテル先端に血液や粘液が付着している場合には，それらの付着物内に胚が混入して遺残している場合があるので注意を要する．soft なシリコンカテーテルを使用することに固執しすぎるあまり，胚移植直前に頸管拡張を行うと出血を伴うことが多く，胚の遺残をきたしやすいので，こういう場合は外筒つきカテーテルを選

択すべきである．

　次にカテーテル（外筒つきの場合は内筒の先端）を子宮腔内のどの位置まで挿入するのが好成績につながるかについて述べる．胚を子宮腔内の中心より奥に移植した場合と中心より手前に移植した場合において妊娠率に有意差はなかったとする最近の報告[4]がある．あるいは，カテーテル先端を子宮底にあたるまで挿入して移植した場合には妊娠率が低下し，子宮外妊娠が増加したという報告[5]がある．その他，胚を子宮腔内のどこの位置に移植するのがよいか多くの報告がなされているが，概ね，子宮底に近づきすぎないほうがよく，子宮底より1 cm位手前に移植するのが無難であろうと思われる．前周期のtrial ETの際に子宮腔長を測定していても，実際に移植する際のサイズとは異なることもあるので，この観点からも経腹超音波モニター下で移植することが理想的である．特に初回の胚移植の際には，カテーテルを何cm挿入し，移植した位置が子宮底より何cm手前であったか，カルテやラボチャートに記載しておくと，次回からの胚移植の際に有用である．

## 6　胚移植後の安静時間は？

　文献6）あるいは本邦の好成績を残している施設の発表を総合すると，移植後のベッド上安静はほとんど妊娠率に影響を与えていないと考えられる．不必要に長時間の安静は不要であり，移植後30分〜1時間の安静時間で充分であると考えられる．

## B　経子宮筋層移植

　経頸管的に胚移植がどうしても不可能な症例に対しては，1993年加藤らが報告[7]したごとく，経子宮筋層的に移植を行う．以下にその方法を述べる．経筋層移植は専用の筋層を穿刺する穿刺針と胚移植カテーテルがセットになったもの（図2-69C）が販売されているので，それを利用する．まず腟内を充分に洗浄，消毒した後，経腟超音波プローブを腟内に挿入し，子宮内膜を描出し，プローブを動かないように保持する．穿刺針を子宮内膜の中心線まで刺入し，その後1〜2 mm程度針先を手前に戻す．胚のローディングを完了したことを確認後，穿刺針内のマンドリンを抜去する．胚移植カテーテルを穿刺針の先端より1〜2 mm奥まで挿入し（すなわち，子宮内膜の中心ま

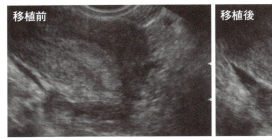
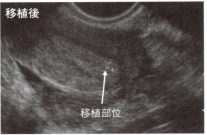

●図 2-71●経子宮筋層移植の経腟超音波画像

でカテーテルを挿入することになる），胚を注入して手技を完了する（図 2-71）．麻酔については，針を刺入する際に一瞬の痛みが出現するので，静脈麻酔を施行するほうがよいかもしれないが，静脈麻酔下に施行すると患者が無意識下に腰を動かして，むしろ危険性が増すかもしれない．術者が経験を積めば，むしろ無麻酔下のほうが安全である．

本法が導入された当時は，子宮内膜に胚を埋め込むという発想であったが，最近ではその意義は見出されておらず，子宮腔内に胚を移植すればよいと考えられている．経頸管的移植が不可能な症例に対しては非常に有効な方法である．

## C 卵管内移植

卵管内移植には配偶子卵管内移植 gamete intrafallopian transfer（GIFT）と接合子卵管内移植 zygote intrafallopian transfer（ZIFT）の 2 種類（図 2-72）がある．GIFT は，通常の体外受精と同様に卵巣刺激を行った上で採卵し，得られた卵子を前培養後に運動精子とともに腹腔鏡下で卵管内に移植する．これに対し ZIFT は，通常の体外受精と同様に採卵，媒精を行った後，約 24 時間後に受精を確認した前核期胚を卵管内に移植するものである．GIFT も ZIFT も卵管内に移植するため腹腔鏡操作を必要とすることが特徴である．

### 1　GIFT の始まった背景は？　GIFT の利点は？

1984 年 Asch らは原因不明不妊の治療法として GIFT の成功を報告し

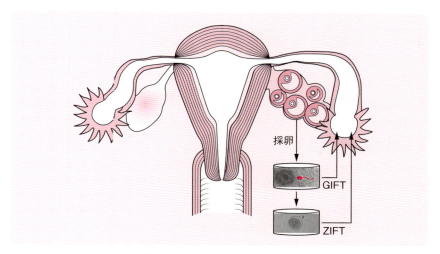

● 図 2-72 ● GIFT・ZIFT の模式図

た[8]．当時の体外受精-胚移植（IVF-ET）の妊娠率は移植あたり約 10％程度ときわめて低いものであったし，また当時はまだ経腟超音波断層装置もなく，採卵は腹腔鏡下で行っていた．IVF-ET の妊娠率の低さの原因の 1 つとして，体外における配偶子あるいは胚の培養環境の悪さが考えられていた．卵管の疎通性に問題のない，しかも良好な運動精子が得られる原因不明不妊に対しては，得られた卵子および精子を一緒にしてより早い段階で生理的な環境である卵管内に移植することが好結果をもたらすであろうと考えられた．GIFT は，原因不明不妊に対して主に用いられたが，さらには黄体化非破裂卵胞のような卵子の排出障害や，卵管内の疎通性には問題がないが，卵管周囲癒着による卵子の捕獲障害例などに対して有効な治療法と考えられた．

## 2　GIFT の欠点は？

　GIFT の欠点は，何といっても卵管内移植のために腹腔鏡操作を必要とすることである．入院の上，全身麻酔あるいは腰椎麻酔が必要となる．最近のIVF-ET 施行施設の多くは，採卵および胚移植を日帰りで行うことが通常化しており，入院を必要とする GIFT の施行件数は，ここ数年の間に著しく減少している．もう 1 つの GIFT の欠点は，受精を確認せずに卵管内に移植す

ることである．IVF-ET を施行していると，時に原因不明受精障害の症例に遭遇することがある．GIFT では原因不明受精障害例を発見することができない．また，最近の IVF-ET では sequential media の開発に伴い胚盤胞の段階まで体外培養を行うことが容易となっているが，これにより個々の患者の胚の quality が明瞭にわかるようになってきた．Day 3 までの胚発育は良好であるが，その後の発育が良好でないような症例も存在する．Day 5 における胚盤胞の段階まで培養することにより，きわめて少ない良好な発育を遂げる胚を選択することができ，その胚を移植することによって妊娠に至るケースもよくある．すなわち，GIFT の際は，早期に生理的と考えられる環境である卵管内に配偶子を移植するのであるが，その後の受精あるいは胚発育を確認できないという大きな欠点があると考えられる．そのため，過去には移植する卵子の数が必然的に多くなり，多胎妊娠の問題も当然のように存在した．最近の IVF-ET の問題の 1 つとして，多胎妊娠を減少させることが課題としてあげられるが，この観点からみて GIFT の際に何個の卵子を移植するのかが大きな問題となると思われる．

## 3　GIFT の方法は？

　GIFT 施行にあたっては，まず少なくとも一側の卵管采から間質部まで健全であることが条件となる．そのために子宮卵管造影と腹腔鏡検査は必須条件となる．あるいは，腹腔鏡検査をちょうど排卵時期のタイミングに合わせておいて，腹腔鏡検査と GIFT を同時に行うといったことも考えられるが，現実的には非常に煩雑な手段となる．卵巣刺激は，通常の IVF-ET と同様に行えばよいのであるが，1 つ注意を要するのは，OHSS をきたすほどの刺激をしてしまうと卵管内移植を行う際に腹腔鏡下操作が困難となるので，卵巣刺激は mild な方法を選択すべきである．採卵は腹腔鏡下採卵よりも経腟採卵で行うほうが採卵効率がよい．採卵後 4〜5 時間の前培養を行うが，この間に運動精子も回収しておく．卵子に約 $1 \times 10^5/ml$ 程度の運動精子を加えて前培養を行い，媒精後約 1 時間で卵管内に移植する．卵管内移植は，各施設の腹腔鏡手術に準じて行われる．把持鉗子にて卵巣を動かし，卵管采をカテーテルが挿入しやすい位置に固定する．移植用カテーテルに卵子および精子を含んだ培養液 20〜25 $\mu l$，空気 5 $\mu l$，培養液 10〜15 $\mu l$ の順にローディン

グしておき，このカテーテルを卵管采を把持した鉗子とは反対側のトロッカーから挿入する．1 ml の注射器を接続した移植用カテーテルを卵管采の先端から約 3～5 cm 内側に挿入し，前述の培養液を卵管内に注入する．複数の卵子は，左右別々の卵管に各々 1～2 個ずつ，計 3 個以内を注入する．

## 4　GIFT の成績は？

表 2-21 に日本産科婦人科学会の集計に基づく本邦における GIFT の施行件数・妊娠率および生産率の推移を通常の体外受精と比較して示した．なお，IVF-ET は新鮮胚移植周期の成績を示し，顕微授精は含まれていない．

　表から明らかなように本邦において GIFT の施行件数は年々減少してきている．2004 年の移植あたりの妊娠率は 8％ときわめて低い数字であるが，この原因は不明である．しかし，それまでの妊娠率は常に GIFT のほうが IVF-ET より高いものであった．GIFT の施行件数が減少してきている理由は主に 2 つ考えられる．1 つは前述した通り GIFT は腹腔鏡操作を必要とするからであり，もう 1 つは IVF-ET の妊娠率が年々向上してきており，GIFT の成績に近いものになってきているからである．本邦の IVF-ET の移植あたりの妊娠率を 1997 年，2000 年および 2004 年と比較してみると，各々 23.0％，25.8％および 29.5％と次第に上昇してきている．これは，体外培養技術・良好胚の選択技術・胚移植の技術などの向上によるものと考えられる．子宮内

● 表 2-21 ● 本邦における近年の GIFT と IVF-ET の比較

|  | GIFT | | | IVF-ET | | |
| --- | --- | --- | --- | --- | --- | --- |
|  | 2000 年 | 2002 年 | 2004 年 | 2000 年 | 2002 年 | 2004 年 |
| 患者総数 | 122 | 95 | 76 | 22068 | 24640 | 29023 |
| 採卵総回数 | 158 | 96 | 100 | 29580 | 33699 | 39397 |
| 移植総回数 | 147 | 93 | 100 | 24136 | 26708 | 28858 |
| 移植あたり妊娠率 | 36.7％ | 33.3％ | 8.0％ | 25.8％ | 28.9％ | 29.5％ |
| 生産分娩数 | 45 | 28 | 7 | 4329 | 5263 | 5558 |
| 移植あたり生産率 | 30.6％ | 30.1％ | 7.0％ | 17.9％ | 19.7％ | 19.3％ |

移植と卵管内移植を比較した試験では，成績に有意差を見出せなかったとする報告[9]もあるが，IVFの反復不成功例に対してはGIFTのほうが有効であったとする報告[10]もある．現在，GIFTの必要性および優位性が全く失われたものではないかもしれないが，IVF-ETの妊娠率はまだ向上するものと予想されるので，今後GIFTの施行件数はさらに減少していくかもしれない．

■文献

1) Egbase PE, al-Sharhan M, al-Othman S, et al. Incidence of microbial growth from the tip of the embryo transfer catheter after embryo transfer in relation to clinical pregnancy rate following in-vitro fertilization and embryo transfer. Hum Reprod. 1996; 11: 1687-9.
2) Matorras R, Urquijo E, Mendoza R, et al. Ultrasound-guided embryo transfer improves pregnancy rates and increases the frequency of easy transfers. Hum Reprod. 2002; 17: 1762-6.
3) Kosmas IP, Janssens R, De Munck L, et al. Ultrasound-guided embryo transfer does not offer any benefit in clinical outcome: a randomized controlled trial. Hum Reprod. 2007; 22: 1327-34.
4) Franco JG Jr, Martins AM, Baruffi RL, et al. Best site for embryo transfer: the upper or lower half of endometrial cavity? Hum Reprod. 2004; 19: 1785-90.
5) Ppe CS, Cook EK, Arny M, et al. Influence of embryo transfer depth on in vitro fertilization and embryo transfer outcomes. Fertil Steril. 2004; 8: 51-8.
6) Botta G, Grudzinskas G. Is a prolonged bed rest following embryo transfer useful? Hum Reprod. 1997; 12: 2489-92.
7) Kato O, Takatsuka R, Asch RH. Transvaginal-transmyometrial embryo transfer: The Towako Method; Experiences of 104 cases. Fertil Steril. 1993; 59: 51-3.
8) Asch RH, Ellsworth LR, Balmaseda JP, et al. Pregnancy after translaparoscopic gamete intrafallopian transfer (GIFT). Lancet. 1984; 2: 1034-5.
9) Toth TL, Oehninger S, Toner JP, et al. Embryo transfer to the uterus or the fallopian tube after in vitro fertilization yields similar results. Fertil Steril. 1992; 57: 1110-3.
10) Levran D, Farhi J, Nahum H, et al. Prospective evaluation of blastocyst stage transfer vs. zygote intrafallopian tube transfer in patients with repeated implantation failure. Fertil Steril. 2002; 77: 971-7.

【小林眞一郎】

【2】ARTの実践

# 12 配偶子・胚の凍結保存法

本項では，配偶子・胚の凍結保存法，なかでも臨床において一番重要である胚の凍結を中心に知識と実際の手技についてわかりやすく解説する．

## A 凍結保存についての概略

2013年日本産科婦人科学会の生殖補助医療 assisted reproductive technology（ART）の治療結果集計[1]において，ART総周期数368,764周期の内訳はIVF（通常媒精法における体外受精法）：89,950周期（24.4％），ICSI（顕微授精法を用いた体外受精法）：137,479周期（37.3％），FET（凍結胚移植法）：141,335周期（38.3％）となっており，凍結胚移植の周期数は総周期数の約3分の1程度となっている．しかしそれぞれの治療法による挙児の割合を比べた場合，ART関連で出生した42,554児の治療方法別の集計結果では，IVF：4,776児（11.2％），ICSI：5,630児（13.2％），FET：32,148児（75.5％）となり，凍結胚移植法により出生に至った児の割合は全体の4分の3を占める結果となっている．これは日本のART医療においては凍結胚融解移植法が新鮮胚移植法以上に重要な位置付けがなされていることを意味する．その凍結胚移植法を臨床的に遂行し高い臨床成績を得る上で，受精卵（胚）の低温保存技術の確立，さらなる改善は必要不可欠であり，現在では様々な低温保存法[1]が臨床的に用いられているため，その適切な知識を得ることはとても重要である．

卵巣刺激・排卵誘発を用いて複数個の卵を用いる体外受精では，得られた胚のうち，新鮮な胚を移植した後の余剰胚を低温保存しておくことで，採卵周期に妊娠が成立しなかった場合でも，その後の周期で融解後の生存胚を移植することにより妊娠が可能となる．また，低温保存胚の利用により，採卵を毎回行う必要がないことから，患者の負担が軽減され，1回の採卵周期あたり累積妊娠率を向上させることができる．その上1回の移植胚数を減らすことで多胎妊娠の防止にも役立ち，子宮内環境不良や OHSS の発症・増悪が考慮される場合など新鮮胚を移植することが不適当な場合ではすべての胚を低温保存し，その後の自然周期または子宮内膜作成周期で融解移植することが可能となる．また子宮内膜症，子宮筋腫，その他子宮卵巣に外科的治療が必要，あるいは悪性腫瘍などによる抗がん剤治療が必要などでそれにより卵巣機能の低下および廃絶の可能性がある場合，まず採卵しそれによって得られる卵や胚を凍結保存することで，妊孕性を温存し，それらの疾患の治療後に妊娠に向けることができるなどの利点がある．

## 1　低温保存の基本

　細胞が生存性を損うことなく長期間保存されるためには，基本的に液体が結晶化することなく固化した状態のガラス化になる温度（−130℃以下）で保存される必要があり，それには一般的に−196℃である液体窒素が用いられる．そのため細胞の低温保存に欠かせないのは，低温環境下で起こる氷晶形成を防ぐため凍結保護剤を用い細胞内の水分分子を結晶化しないサイズにまで濃縮する脱水過程と，温度を回復させる（融解時）際に，濃縮された水分分子を細胞内へ戻す加水過程である．現在，配偶子・胚の低温保存手技は様々な方法が用いられ，20種類以上の哺乳動物の卵や胚が安全に低温保存することができている．

　重要な点はいかに細胞内氷晶形成を防ぐかと凍結保護液による毒性を少なくするかである[1]．そのため凍結保護液を加え徐々に温度を低下させる緩慢凍結法と，一気に液体窒素内に浸すことで急速に冷却し，氷晶形成が全くなく固化した状態にするガラス化法がある．低温生物学において，凍結とは英語で表すと「freezing」であり，それを融かすときは解凍「thawing」である．しかし，ガラス化法では，氷晶形成がないため，冷却「cooling」と融解

「warming」と表される．

## 2　歴史的経緯

　前述した緩慢凍結法は 1972 年に Whittingham ら[2]によって提唱され，比較的低濃度の凍結保護液に細胞を浸し，徐々に温度を低下させるために精密な温度低下管理をする機器が必要であり，細胞外には植氷により氷晶形成が起こる．ヒト胚においては Trounson ら[3]が 1986 年に出産例を報告して以来，方法論の改善がなされ，ガラス化法が主流となるまで臨床的に広く用いられていた．一方 1985 年に Rall と Fahy[4]によって提唱されたガラス化法（Vitrification）は，高濃度の凍結保護液に細胞を浸し，直接液体窒素に入れることで，常温から－195℃へ急激に冷却し，細胞内外ともガラス化するため氷晶形成が全く起こらない．高濃度の凍結保護液を用いることによる細胞毒性が問題になりうるが，後述する超急速冷却によるガラス化法では，その点も克服できている．2000 年頃より日本では世界に先駆けてガラス化法（Vitrification）の有効性が認められ，その簡便性・有効性の高さから，日本においてはほとんどクリニックで用いられるようになっており，欧米でもガラス化法が主流となりつつある．

## 3　低温保存における障害[5]

　細胞を低温保存する際には，方法によって発生頻度に違いはあるが，次のような障害が起こり得ることを考慮すべきである．

### a）冷却による障害

　ある種の胚（細胞内に脂質が多く含まれているブタ・ウシなど）では 20℃以下の温度に曝されること自体が生存性の低下に繋がる．

### b）細胞内氷晶形成

　細胞質内の水分に氷晶形成が起こることでその体積が 1.1 倍となり構造的（機械的）障害を起こし細胞変性に至る．これは緩慢凍結法において－7℃の時点で行う植氷の際に起こる場合がある．それを回避するには凍結保護剤の細胞内への充分な平衡化とより緩慢な温度低下が必要となる．しかし，ガラス化法では，氷晶形成が起こらないので，理論的に起こりえないが，凍結保護剤の不充分な平衡化や，冷却速度の低下により起こり得る可能性がある．

### c）凍結保護剤の毒性

凍結保護剤として用いられるグリセロール（glycerol），エチレングリコール（ethylene glycol），DMSO，プロパンダイオール（propandiol），アセタマイド（acetamide）は細胞内へ透過するため細胞毒性があるが，その程度は対象となる胚の種類，発達段階により大きく異なる．マウス8分割胚を用いた実験では，エチレングリコールが最も毒性が少なかった．緩慢凍結法ではその濃度が1〜2 M程度と比較的低濃度のため毒性は少ないが，ガラス化法では4〜6 Mに達するためその影響は大きいので，平衡化およびガラス化時間はとても重要である．しかし融解後は形態学的に変性などが起こるわけではなく一見正常にみえるため，生存性の評価は，その後の分割速度の低下や停止などの影響で判断する．

### d）フラクチャーダメージ

細胞が低温処理をされる際，ガラス化状態になる前に液体状態から固体状態の変化が起きる−130℃付近において，細胞内に不均一な温度変化が生じた場合にクラックという形で現れる障害である．

### e）浸透圧傷害

融解時において細胞内には凍結保護剤が透過しているため，細胞内部の浸透圧が上昇し，等張液に浸した場合，水分の流入より細胞の膨張が起こる．このため，融解直後は非細胞内透過型凍結保護剤であるシュクロース液に浸しその影響を抑える．

これらの傷害をいかに少なくするかが，低温保存される細胞の生存性向上に繋がる．

## 4　胚の低温保存法の実際

近年，ヒト生殖補助医療の分野では，培養技術の改善に伴い，多胎の防止，着床率の改善と診断的意義から胚盤胞まで培養し移植する胚盤胞移植：blastocyst-transfer（BT）法[6]が普及してきた．それにつれ余剰胚盤胞の有効保存法が臨床的に重要になってきた．このため我々も従来のグリセロールを凍結保護液とした緩慢凍結法による胚盤胞の凍結保存法[7]を試みたが他の多くの施設[8]と同様に臨床的に満足できる成績を得られなかった．そのためHARTクリニックでは従来のガラス化法をクライオループという容器を用

いることで改良し，ガラス化液の量を極度に少なくし冷却速度を急激に高め，凍結保護剤の濃度を低下させることで毒性の少ない超急速ガラス化法を確立し，臨床応用してきた．そしてこの方法による世界で初めての妊娠出産報告[9]を 2001 年に行った．その上 2001 年より着床率の向上を目的として透明帯補助孵化法 assisted hatching（AHA）[10]を，2002 年より融解後の生存率の向上を目的として胚胞腔穿刺収縮法 artificial shrinkage（AS）[11]を加えている．これらを近年汎用されているレーザーを使用することでより簡便に施行することが可能となった[11]．

以前はヒト余剰胚の凍結保存は受精直後の接合子（zygote または 2PN 期）から 8 分割胚では，緩慢凍結法が一般的に用いられ，それの簡便法としてストローを用いた従来のガラス化法（conventional vitrification）も用いられていた[12]．また胚盤胞においても，グリセロールを凍結保護液とした緩慢凍結法も用いられていた．しかしながら近年は，生存率や妊娠率がガラス化法より低い点と手順の煩雑性からほとんど用いられなくなっており，次に詳細を

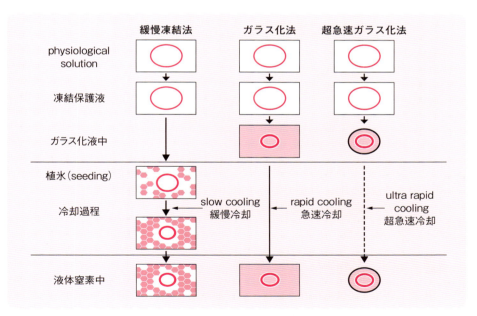

●図 2-75● 緩慢凍結法と，ストローを用いた従来のガラス化法と，クライオループやクライオトップなどを用いた超急速ガラス化法の違いを示した模式図

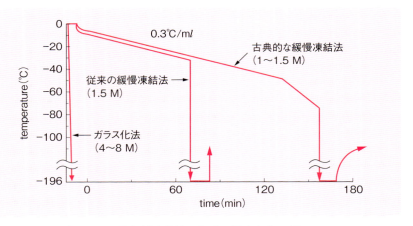

●図 2-76●各種凍結法における温度変化のグラフ

●表 2-25●緩慢凍結法とガラス化法の違い

|  | 緩慢凍結法<br>slow cooling | ガラス化法<br>vitrification |
|---|---|---|
| 臨床的背景 | ヒト受精卵で安全性確立 | ヒトで注目され確立してきている<br>（哺乳動物では主流） |
| 機器 | 高価なプログラムフリーザー<br>多量の $LN_2$ | 簡単な容器<br>少量の $LN_2$ |
| 方法 | 2～3 時間必要 | わずか 10～15 分で可能 |
| 問題点 | 細胞内氷晶形成による物理的障害の可能性 | 高濃度凍結保護剤による化学的障害の可能性 |

述べる超急速ガラス化法が主流となり，妊娠率の向上が得られている．それぞれの凍結法における状態の違いを図 2-75 に模式的に表し，温度変化の違いを表したグラフを図 2-76 に示す．また緩慢凍結法とガラス化法の対比に関しては，表 2-25 に示す．

## B 胚の低温保存の方法・手順

現在，卵や胚の低温保存法には，緩慢凍結法とストローを用いた古典的ガラス化法の概略とガラス化液量を少なくし冷却速度をきわめて高くした超急速ガラス化法の実際の手順について述べる．超急速ガラス化法が現在一般的

に用いられているいわゆる「ガラス化法 vitrification」である．

## 1 緩慢凍結法

緩慢凍結法は，凍結保護剤濃度が比較的低いために，胚は毒性の影響は軽微であり，胚の操作や手順および実施者などによる生存性のばらつきが少なく，比較的安定した成績が得られる．しかし，氷晶形成の影響を完全に防ぐことは難しく，凍結保護液との平衡化や，緩慢に温度を下げるため時間がかかる（2時間以上）．また温度制御に高価なプログラムフリーザーが必要である．

### a）凍結保護剤平衡

室温において生理的な溶液（PB1液）に1～2Mの凍結保護剤を添加した保存液に胚を浸す．ヒト胚には，1.5 M プロピレングリコール＋0.1 M シュクロースが広く用いられている．10～20分間保持して，凍結保護剤を充分胚の内部に透過させる．

### b）植氷

胚を 0.25 ml 細型ストローに充填し，－7℃付近まで冷却したのち，保存液の一部に強制的に氷晶を形成させる（植氷）．氷晶形成によって保存液は濃縮されて浸透圧が高まり，細胞内の水分が細胞外に流出して細胞内はさらに濃縮される．

### c）冷却と保存

胚をプログラムフリーザーを用いて，毎分 0.3～0.5℃ のきわめて緩慢な速度で冷却する．その過程で，細胞外では氷晶が増加して保存液の不凍部分の濃縮が進み，その中に存在する胚の内部も濃縮される．低温下では水分の流出に時間を要するため，緩慢な冷却が必要となる．－30～－35℃ まで冷却した胚は，液体窒素蒸気中（－150℃以下）に3分間以上静置後，液体窒素に浸して保存する．

### d）融解

融解予定胚を液体窒素から取り出して空気中で10～15秒間保持し，微温水中に浸して融解する．

### e）凍結保護剤の除去

室温で胚を 0.5 M 程度のシュクロース液に浸し凍結保護剤を希釈する．

その後さらに胚を新鮮な低濃度のシュクロース液に移し，細胞内の凍結保護剤が細胞外に拡散し水分流入し始めたことを確認し，シュクロース液から一般的培養液中に移し移植まで培養する．

## 2 古典的ガラス化凍結法 conventional vitrification（ストローを用いる方法)[12]

ガラス化法では，プログラムフリーザーを用いずに，簡易な操作で短時間に胚を凍結保存することができる．ガラス化溶液の処理条件（温度，処理時間，胚操作）に厳密な制約があり，すばやく適切に処理しなければならないが，氷晶の影響を回避しやすいため，適した条件で処理すれば，生存性を緩慢凍結法より高く維持することができる．

### a）ガラス化溶液

ガラス化溶液は，PB1 液などの生理的溶液に，30〜50％（v/v）の凍結保護剤を加えて作製され，濃度が高いため液体窒素に浸しても氷晶ができない．凍結保護剤の組成や種類も多様であるが，我々は，細胞透過性凍結保護剤のエチレングリコール溶液にガラス化させやすくする働きがある細胞内非透過性の物質である高分子のフィコール 70，糖類のシュクロースを加えたガラス化溶液（EFS40）を用いてヒト[5]を含む種々の胚を凍結し，良好な成績を得ている．

### b）凍結保護剤処理

胚をまず 10〜20％の凍結保護剤を含む毒性の低い平衡化溶液（例えば，10％エチレングリコール/PB1，あるいは EFS20[5]）に浸し胚の内部に凍結保護剤を透過させる（前処理）．2〜5 分後に，胚をガラス化溶液（EFS40）に移し，細型ストローに充填する．通常，室温のガラス化溶液での処理時間は 30 秒〜1 分間とするが，適する処理時間は，処理温度，ガラス化溶液，胚の発育ステージによって異なる．

### c）冷却と保存

胚を入れたストローを直接液体窒素蒸気中に数分間静置したのち液体窒素に浸して保存する．

### d）融解

緩慢凍結法と同様に，空気中で 10〜15 秒間保持後に室温水中に浸して融

解する.

### e）凍結保護剤の除去

ガラス化溶液は，高濃度の凍結保護剤による胚への毒性の影響が大きく，融解後はできるだけすばやく胚を希釈するため，0.5 M シュクロース/PB1 液に移す．凍結保護剤除去後には，胚を一般の培養液中で移植まで培養する．

## 3 超急速ガラス化保存法 ultra-rapid vitrification（クライオループを用いる方法）[9-11]（図2-77）

細胞の種類および発達段階によっては上記の2つの方法でも充分な生存率が得られない場合があり，それらには次にあげる3つの状況が考えられる．

①低温障害（Chilling injury）を受けやすい卵や胚（ブタやウシの卵や胚など）

②凍結保護剤の細胞内への透過性が低い細胞（ヒトの卵や胚盤胞）

③凍結保護剤の化学毒性に対して感受性が高く傷害を受けやすい胚（ハムスターの卵や胚）

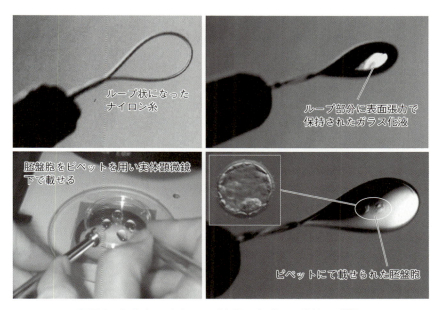

●図2-77● クライオループを用いたガラス化法の手順

このような傷害を克服する手段として考えられたのが現在汎用されている（超急速）ガラス化法で，冷却速度をきわめて高くすることで氷晶形成やその他の傷害を回避するアプローチであり，冷却により傷害やフラクチャーダメージが起こる温度付近を一気に通過し，$LN_2$ の温度まで冷却する方法である．その上従来のガラス化法で用いるよりも 2/3 程度の低い凍結保護剤濃度で細胞内氷晶形成も回避できる利点もある．この冷却速度を高める工夫にはガラス化液量をできるだけ少なくし液体窒素に直接接触する方法があり，このために胚を保持する容器にいろいろなタイプの工夫がなされてきた．最初は 1996 年に Martino らが電子顕微鏡のサンプルを載せるグリッドを用いて行う方法を提唱し，その後，open pulled straw（OPS），cryoloop，cryotop/cryotip などが開発された．近年，液体窒素に直接接触することにより感染伝搬に対する危惧が報告されているが，液体窒素を介した通常の方法でのガラス化において起こり得る可能性はなく，まだ議論の段階と考えられる．超急速ガラス化法を用いると，ストローを用いた従来の凍結法で充分高い生存性が得られない胚においても，比較的高い生存性が得られる場合がある．ヒト胚では，胚の濃縮が進みにくい胚盤胞の凍結に適している．さらに，未受精卵の凍結方法としても期待される．しかし，保存液量がきわめて少ないため，胚をガラス化溶液で処理する条件（温度，時間，操作）は不安定になりやすく，より注意深く処理する必要がある．これから詳細を示す超急速ガラス化法が現在臨床上汎用されているガラス化法 vitrification である．

### a）ガラス化溶液

超急速ガラス化法に用いられる凍結保護剤やガラス化溶液は，ストローを用いたガラス化法と基本的に同じである．透過性凍結保護剤には，通常エチレングリコールが用いられ，DMSO と混合した溶液も多用されている．また，多くの場合，シュクロースなどの糖類が加えられており，さらにフィコールなどの高分子物質が添加されることもある．超急速ガラス化法の利点の 1 つは，細胞内氷晶が形成されそうな凍結保護剤濃度の低い，すなわち毒性の低いガラス化溶液でも氷晶形成を抑制できることである．したがって，実際ストローを用いたガラス化法では透過性凍結保護剤を 40％含む溶液が多用されているが，超急速ガラス化法では 30％程度の溶液がしばしば用いられている．

### b）凍結保護剤処理

　胚を，まず10〜20%の凍結保護剤（例えば，7.5%エチレングリコール＋7.5% DMSO/PB1）を含む毒性の低い溶液に浮遊させて細胞の内部に凍結保護剤を透過させる（前処理）．ついで，ガラス化溶液（例えば，15%エチレングリコール＋15% DMSO＋1%フィコール＋0.65 M シュクロース/PB1）に移してすばやくピペッティングする．クライオループの先端をガラス化溶液に浸して表面張力によって液を付着させておき，そこにピペットで少量のガラス化溶液とともに胚を付着させる．ループに付着したガラス化溶液量は1 μl 以下である．クライオループは，約24 G の金属針の先端に微細なナイロンループ（太さ20 μm，直径0.5〜0.7 mm）が付き，クライオチューブのふたの内側に，固定されたものである．ふたの外側にはスチールが埋め込んであり，マグネット付きのスティックに付着させて扱えるよう工夫されている（図2-77）．

### c）冷却と保存

　胚を含むループを直接液体窒素に浸して，急速に冷却する．液体窒素中でチューブの本体にふたをして保存する．ふたには切り込みがあり，スティックで操作することができる．したがって，保存容器はクライオチューブで，サンプルの保存や識別に便利である．

### d）融解と凍結保護剤除去

　マグネット付きスティックを用いて液体窒素の中でふたをとり，ループ部をすばやく直接シュクロース液（0.5〜0.3 M）に浸して，急速に加温する．ループに付着していた胚は，希釈液中に自然に落下すると同時に希釈される．凍結保護剤除去後には，胚を等張な培養液中で移植まで培養する．

## C 胚の低温保存の臨床成績と安全性の検討

　HARTクリニックでは1999年末より胚盤胞を，上記に示したクライオループを用いた超急速ガラス化法で行っており，広島・東京の2施設において2013年末までの14年間で8,440周期，12,941個の胚盤胞を融解し，12,339個が胞胚腔の再拡大がみられたため生存と判断し（95.3%）そのうち11,295個を8,347周期に移植した．GSの確認できた臨床的妊娠は3,948周期（47.3%）となり，4,362個のGSが確認された（着床率38.6%）．そのう

ち967周期は流産に終った（24.5%）．498周期は妊娠経過中で，67周期は妊娠転帰不明の状態である．2,483症例の出産において2,757児が得られ，帝王切開による出産は1,227症例（49%），双胎が240症例（9.7%），品胎は14症例（1.0%）であった．1卵性双胎は47症例（1.9%）であった．出生児の内訳は男児：1,413児，女児：1,344児で性差はみられなかった．38症例，38胎児・新生児において妊娠13週以降の周産期異常・先天異常が認められ，染色体異常児（ダウン症）出産回避のための人工中絶，妊娠22週と38週の原因不明胎児死亡の計3症例が含まれた．これより，先天異常の発生率は，2,757症例中38胎児・出産児の1.6%であり，自然妊娠および新鮮胚盤胞移植における発生率と下記に示すように差はみられていない．

　凍結胚を用いた治療成績の日本における統計資料としては，日本産科婦人科学会の平成26年度倫理委員会登録・調査小委員会報告による平成25年度（2013年）の集計結果[1]があり，これによると治療周期総数141,213のうち，138,175周期に移植を行い，45,376周期に臨床的妊娠が認められ，移植あたりの妊娠率は32.8%となっている．そのうち流産が11,795周期（26.0%）に認められ，何らかの理由で人工中絶も183例報告されている．死産分娩数129を除いた生産分娩数は31,132で，移植あたりの生産率は22.5%であった．単胎生産29,906，双胎生産1,106，品胎生産8で，合計32,142児の出生を得ている．694症例の胎児・新生児が先天異常として報告されている．先天異常のため中絶になった症例が121あり，妊娠後の経過不明が1,347症例ある．先天異常の発生率を判明している出産児数から算出すると，32,142児中511胎児・出産児の2.2%である．また平成25年度（2013年）の新鮮胚を用いた治療成績の集計結果[1]では，治療周期総数は227,429周期で，採卵総数は221,975周期だが，全胚凍結周期数が75,169周期あるため，移植総回数は71,314周期で，妊娠数は14,844周期で，移植あたりの妊娠率は20.8%であった．そのうち3,863周期が流産となり（26.0%），何らかの理由での人工中絶が69周期報告されている．死産分娩数36を除いた生産分娩数は10,077で，移植あたりの生産率は14.1%であった．単胎生産9,657症例，双胎生産373症例，品胎生産1症例で，合計10,406児の出生を得ている．234症例の胎児・新生児が先天異常として報告されている．先天異常のため中絶になった症例が46あり，妊娠後の経過不明が343症例あるため，上記と同様

に先天異常の発生率を判明している出産数から算出すると，10,406出産児中234胎児・出産児の2.2%である．

周産期の児の異常における発生率は上記のように凍結胚移植も新鮮胚移植と同様であり，これは2004年に当方らが行った報告[13]や海外での報告[14]と同じである．

## D 卵巣の凍結保存法

卵巣組織は複数の細胞種の集合体であり，発育段階で卵胞の大きさも直径30 μmから2 cmと異なるが，卵巣組織を凍結する場合には原始卵胞の保存を目的とするため，それらが存在する卵巣皮質の凍結状態をよくする必要がある．また，常温では細胞毒性があると考えられている凍結保護剤の曝露時間を短くするとの観点からも，現在行われている方法は卵巣皮質を1～2 mm以内の厚さとなるよう細切し保存されている．組織の凍結保存は，−190℃以下の超低温にすることにより細胞の活動を停止させ細胞をその状態で維持することが目的であるが，この際に細胞内に氷晶が形成され，細胞障害の原因となる．この氷晶形成を予防するために凍結保護液が使用される．凍結保護液は細胞に浸透する浸透性と非浸透性の2つに分類できる．エチレングリコール，ジメチルスルホキシド（DMSO），グリセロールなどが浸透性に属し，シュクロース，フィコール（ficoll），ポリビニールピロリドン（PVP）などが，非浸透性に分類される．浸透性の凍結保護液は，細胞内移行後，氷晶形成温度を低下させ，氷晶形成を極力抑えることとなる．一方，非浸透性は，細胞内を脱水させ浸透性凍結保護剤の細胞内濃度の上昇と凍結時の膨化による細胞膜損傷・破綻を防止する．実際の卵巣組織の凍結方法としては，緩慢凍結法と超急速凍結法がある．現在までヨーロッパで数多く行われ卵巣組織凍結・融解後移植により生児が数多く認められるのは，緩慢凍結方法である．しかし，この方法では，凍結用の高価なプログラムフリーザーが必要であり，凍結保存をするのに数時間を要する．一方，超急速凍結法は，凍結保護剤の処理後，液体窒素に直接曝露するためプログラムフリーザーを要さず，処置時間も短い．現在，超急速凍結法で処理した卵巣の自家移植後の妊娠例も報告され，また，動物を用いた検討から超急速凍結法を優位とする報告が多くなっている．日本国内では，超急速凍結法を使用している施設が多く，北里

コーポレーションから凍結保護液と凍結用のデバイスが販売され利用されている．

## E 精子の凍結保存法

1949 年に Polge らがグリセロールが精子の凍結保存に有効である点を発見して以来，精子の凍結は，卵や胚などと比べ早くから確立されているが，それは精子の大きさが他の細胞と比べて小さいこと，また細胞質が中心核に比べて小さいため，低温保存性が高いことによる．不妊治療を行う上で，精子の基準値は細胞数が通常 2000 万/ml，運動率 50％以上となっているため，融解後の生存率が例えば 10％程度と低い場合でも，充分な数の運動精子が得られるという背景から，方法論に関する検討は，卵や胚ほど多く行われておらず，次に示すような一般的方法が用いられている．

＜精子凍結＞
① 精液採取後，精子数をカウントし，適量の培養液を添加し，3000 rpm 20 分で遠心し濃縮する．
② 遠心の間に凍結保護剤の入った tube を冷蔵庫から出して室温にしておく（保護剤は 0.5 ml）．
③ 遠心ペレットぎりぎりまで上清を廃棄し，約 0.5 ml の Hepes HTF（H-HTF）を加える．
④ 凍結保護剤を濃縮された精液へ 1 滴ずつ混和しながら入れ，それを凍結用 tube に移す．
⑤ 凍結用 cane に凍結用 tube をつけ，次に示す 3 段階の冷却手順に移る．
⑥ 冷蔵庫（4℃）に立てて入れて 10 分．
⑦ 冷凍庫（−35℃）に立てて 10 分．
⑧ $LN_2$ の液面から 15 cm 上のところに凍結用 tube がくるように cane を留めて 10 分おく．
⑨ $LN_2$ の液面から 10 cm 上のところで 10 分おく．
⑩ $LN_2$ の中に投入し保存する．

＜精子解凍＞
① 液体窒素中にて保存されている凍結用 cane から凍結用 tube をはずし，微温水中で解凍，融解する．

②凍結保護液と混和された状態の精子融解液 1.0 ml を通常の遠心分離に用いるチューブに移し Hepes-HTF を 10.0 ml のところまで加える．
③1500 rpm 5 分で遠心し，洗浄，濃縮する．
④上清を取り，HTF を 0.1～0.5 ml 加え，精子カウントを行い，目的に応じた調整法に使用する．

## F 未受精卵の低温保存法

　未受精卵の低温保存技術は，未婚女性が外科的またはがんの治療などにより不可逆的に妊孕性を失う場合の緊急回避手段として，また卵提供プログラムにおいてドナーとレシピエントの生理周期の同期化を図る必要の回避，提供卵の有効配分が可能，卵の低温保存により妊娠時期を遅らせても卵が加齢による影響を受けないなど将来的に有用性の高い技術である．しかし 1997 年に Porcu らによって，ヒト未受精卵を緩慢凍結法で低温保存し ICSI を授精に用いた最初の妊娠出産が報告されたが[15]，その後 15 年は約 100 例程度の報告がある状況であった．これは未受精卵が，凍結保護剤に対する細胞膜透過性および脱水・加水過程などが低温生物学的に接合子（2PN）や分割胚とは全く違い，成熟卵として受精直前状態である Metaphase II 期は，細胞内骨格や紡錘糸などの細胞内構造が複雑で，浸透圧や温度変化による障害が起こりやすいという背景が関係していた[16,17]．しかし近年，未受精卵の凍結保存にクライオトップを用いプロトコール化された超急速ガラス化法が確立され[18]，欧米で盛んに行われアメリカ生殖医学会（ASRM）も未受精卵の凍結保存はもはや実験的レベルではないと宣言している[19]．日本においても前述した理由で多くの施設で未受精卵のガラス化保存が行われており，未婚女性が年齢による卵の質的低下の回避の手段として用いることが社会的な反響をもたらしている現状がある．

　この項では上記のクライオループによる超急速ガラス化法を，未受精卵のガラス化保存用に改良し，高率の生存率，受精率と妊娠出産例を得ているので，その経緯・詳細を示し，未受精卵がガラス化保存される過程でどのような変化が起きているかについて説明する．

　未受精卵のガラス化保存法は，凍結保護剤や水分の透過性が低い点を改善する目的で，ガラス化時における凍結保護剤の平衡化過程を 6 段階に分け，

| ガラス化過程（cooling） | 1 | 2 | 3 | 4 | 5 | 6 |
|---|---|---|---|---|---|---|
| EG・DMSO濃度（%） | 0.625 | 1.25 | 2.5 | 5 | 10 | 20 |
| 形態的変化（収縮度%） | ほぼ変化なし | NC〜90 | 90〜80 | 80〜70 | 70〜50 | ― |
| 所要時間幅（sec） | 60 | 60 | 90〜135 | 90〜150 | 90〜180 | 30 |

各ステップの所要時間は最大3分とし，卵の収縮・拡張を形態学的に観察確認しながらガラス化を進めた．細胞内からの脱水と耐凍剤の流入により卵は徐々に収縮し，時間の経過とともに表面が平滑になったのを確認後に次のステップへと移行した．

ガラス化過程における卵実質の形態的変化

ほぼ変化なし

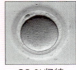
80％収縮

70％収縮

55％収縮

●図2-78●未受精卵のガラス化過程と所要時間

細胞内からの脱水と耐凍剤の流入を形態学的な変化から判断し，また融解過程もシュクロース濃度を5段階に分け，細胞内への加水と凍結保護剤の流出を形態学的変化から判断し，それぞれの卵を個別に対応する方法を用いた．実際には未受精卵はガラス化のための平衡化過程では細胞内からの脱水によりまず収縮が起こり，その後細胞内へ凍結保護剤の流入が徐々に起こっていくためサイズの回復がみられた．EG・DMSO濃度が0.625％の段階ではほとんど変化はないが，徐々に濃度を高めるに従って細胞サイズの収縮がみられ，その後少し拡大し表面が平滑になる変化を起こし，その時点で次の濃度に移すという手順を繰り返した．10％EG・DMSO濃度では金平糖状態になり，20％のEG・DMSO濃度では，最終的に元のサイズと比較して約50％の収縮状態になった．図2-78に濃度が上昇するにつれて収縮していく卵の変化とガラス化過程の所要時間を示した．

　次に融解過程における形態的変化を示す．融解直後の1.0Mシュクロース内では，未受精卵が一見変性したように観察され，その後徐々に実質の輪郭がはっきりしてくる．その後高濃度の非透過性耐凍剤であるシュクロースのため，徐々に収縮し始め，この段階で次の0.75Mシュクロースへ移した．

| 融解過程(warming) | 1 | 2 | 3 | 4 | 5 | 6 |
|---|---|---|---|---|---|---|
| シュクロース | 1 M | 0.75 M | 0.5 M | 0.25 M | 0.125 M | 0 M |
| 形態的変化(体積) | faint to clear | 60 % | 70 % | 80 % | 90 % | 95 % |
| 所要時間幅(sec) | 110〜270 | 90〜180 | 90〜180 | 120〜180 | 105〜150 | 60 |

卵の収縮・拡張を形態学的に観察確認しながら融解し，細胞内からの耐凍剤の流出と細胞内への加水過程により卵は徐々に再拡大していきながら表面が平滑になる．再拡大からむしろ収縮に転じたら次のステップへと移行した．

**融解過程における卵実質の形態的変化**

60％拡張　　70％拡張　　80％拡張　　90％拡張　　95％拡張

●図 2-79● 未受精卵の融解過程と所要時間

　その後の各段階でも卵細胞内への加水に伴いサイズの拡大がみられ，それに伴って細胞内からの凍結保護剤の流出が起こるため細胞膜の不整がみられ始め，この段階で次の低濃度のシュクロース溶液に移した．実際には図 2-79 のように変化していきながら徐々に細胞サイズがほぼ元の状態に戻る経過となった．

　融解後は，通常の ICSI に用いる培養液にて 2 時間程度培養し，卵細胞の実質，極体，透明帯を観察し，生存かどうかの判断を行った．形態学的に良好に生存している場合は，極体もその形状が保存されており，卵実質が顆粒状または不均一にみえる場合は，極体の変性を伴うことが多い傾向がみられた．このことより，未受精卵のガラス化・融解過程を判断する際に，極体の生存性も，重要な観察項目になると思われた．ガラス化のための平衡化過程において充分な脱水と細胞内への凍結保護剤の流入を図るため，収縮の後の再拡大を充分待って行うと耐凍剤への曝露時間があまりにも長くなり，細胞毒性の影響が大きくなるため，形態的に生存しても受精分割能力の低下がみられる傾向があった．その逆としてあまりに早く進めすぎると，不充分なガラス化になり，生存性の低下がみられた．また融解時も，各段階で加水過程に伴っ

て起こる凍結保護剤の流出が不充分だと，最終的に過膨張の状態から細胞破裂に至ることがあり，逆に長すぎるとシュクロースの影響により収縮しすぎるため，浸透圧によるストレスのため分割が障害された．また極体放出の点から同様の成熟卵と判断される未成熟卵もそれぞれ収縮の速度・割合は違うため，形態学的に判断する必要性を感じた．

　ICSIを融解後2時間目に施行したのは，採卵後約2～3時間目にガラス化保存を行っているため，融解後2～3時間目にICSIを施行すると，採卵から4～6時間目にICSIを施行したことになり，通常のIVFにおける時間的経過と同じになると考えたからである．また受精手技にICSIを施行した理由は他の報告にもみられるように，ガラス化・融解過程および低温保存により透明帯が硬化し通常媒精では受精しにくくなり，また成熟度の確認および形態的変化の観察のためガラス化前にヒアルロニダーゼにより卵丘細胞が既に除去されているためである．

　結論として胚盤胞のガラス化保存に用いるクライオループによる超急速ガラス化法に，冷却時に6段階の平衡/脱水化過程を加え，融解時には5段階の加水化過程を加えることで，生存率89％，受精率74％，分割率91％が得られ，すでに20児以上の出生を得ている．

　しかしながら，この方法は形態学的観察およびその判断，ガラス化・融解各5段階の平衡化過程が必要となり，ガラス化法の1つの有用性である簡便性が失われる結果となった．現在はプロトコール化されたクライオトップ法で充分な生存率が得られており，比較的簡便に行うことができるように付属するディッシュなども改良がなされている．未受精卵のガラス化保存も前述した胚のガラス化保存同様，出生した児の長期的フォローアップも臨床的プログラムとしては欠かすことができない重要項目である．

## G 今後の胚・卵の低温保存法に関する考察

　どのような胚凍結方法が臨床上適しているかをEBMに基づいて考えた場合，胚盤胞までの培養システムの進歩，胚盤胞移植の着床率の高さより，余剰胚を胚盤胞まで追加培養し，胚盤胞に達した胚のみをガラス化保存する方法が得られる臨床的効果は高いと考えられる．なぜなら次のような理由からである．

①余剰胚の胚盤胞発達の有無から，胚の成長の点からみた胚の質的診断になり，とりわけ8分割胚以降の胚発達は精子の質も含めた胚自身の遺伝子発現も関係していると報告されている．

②従来の形態学的評価より有用と判断される胚盤胞発達という点からの凍結胚選択基準となる．

③②より不必要な胚の凍結を減らし，結果的に分割胚の融解胚移植より有意に高い妊娠率・着床率を得ることができる．

④ガラス化法は緩慢凍結法と比べ短時間で簡単にでき，かつ再現性に富み，高価な機器が必要ではないので，小規模クリニックで可能である．

以上より，すでに日本においては大部分の施設がガラス化法を用いているが，今後は低温保存する胚の時期も胚盤胞が中心となると思われる．その上胚盤胞の外細胞層（trophectoderm）の細胞を一部生検し，胚の遺伝子診断（PGD）や胚染色体スクリーニング検査（PGS）が近年盛んに行われるようになったため，胚盤胞でのガラス化保存の有用性が増し，世界においても主流となってきている．今後は未受精卵ガラス化保存が卵提供プログラムや妊孕性喪失の回避のためさらに用いられるようになり，卵巣組織のガラス化保存に関する研究・臨床応用がより臨床的に大きなインパクトを与えるようになると思われる．

■文献
1) 平成26年度倫理委員会．登録・調査小委員会報告．日産婦誌．2015; 67: 2077-121.
2) Whittingham DG, Leibo SP, Mazur P. Survival of mouse embryos frozen to $-196°C$ and $-269°C$. Science. 1972; 178: 411-4.
3) Trounson A. Preservation of human eggs and embryos. Fertil Steril. 1986; 46: 1-12.
4) Rall WF, Fahy GM. Ice-free cryopreservation of mouse embryos at $-196°C$ by vitrification. Nature. 1985; 313: 573-5.
5) Kasai M. Advances in the cryopreservation of mammalian oocytes and embryos: Development of ultra-rapid vitrification. Reprod Med Biol. 2002; 1: 1-9.
6) Gardner DK, Schoolcraft WB, Wagley L, et al. A prospective randomized trial of blastocyst culture and transfer in in vitro fertilization. Hum Reprod. 1998; 13: 3434-40.

7) Menezo Y, Nicollet B, Andre D, et al. Freezing cocultured human blastocysts. Fertil Steril. 1992; 58: 977-80.
8) Vanderzwalmen P, Zech H, Van Roosendaal E, et al. Pregnancy and implantation rates after transfers of fresh and vitrified embryos on day 4 or 5. J Assis Reprod Genet. 1999; 16: 147.
9) Mukaida T, Nakamura S, Tomiyama T, et al. Successful birth after transfer of vitrified human blastocysts with use of a cryoloop containerless technique. Fertil Steril. 2001; 76: 618-20.
10) Mukaida T, Nakamura S, Tomiyama T, et al. Vitrification of human blastocysts using cryoloops: clinical outcome of 223 cycles. Hum Reprod. 2003; 18: 384-91.
11) Mukaida T, Takahashi K, Oka C, et al. Artificial shrinkage of blastocoele using either micro-needle or laser pulse prior to the cooling steps of vitrification improves survival rate and pregnancy outcome of vitrified human blastocysts. Hum Reprod. 2006; 21: 3246-52.
12) Mukaida T, Takahashi K, Kasai M, et al. Vitrification of human embryos based on the assessment of suitable conditions for 8-cell mouse embryos. Hum Reprod. 1998; 13: 2874-9.
13) Takahashi K, Mukaida T, Goto T, et al. Perinatal outcome of blastocyst transfer with vitrification using cryoloop: A 4 year follow-up study. Fertil Steril. 2005; 84: 88-92.
14) Wennerholm UB, Söderström-Anttila V, Bergh C, et al. Children born after cryopreservation of embryos or oocytes: a systematic review of outcome data. Hum Reprod. 2009. 24: 2158-72.
15) Porcu E, Fabbri R, Seracchioli R, et al. Birth of a healthy female after intracytoplasmic sperm injection of cryopreserved human oocytes. Fertil Steril. 1997; 68: 724-6.
16) Stachecki JJ, Cohen J. An overview of oocyte cryopreservation. Reprod Biomed Online. 2004; 9: 152-63.
17) Stachecki JJ, Munne S, Cohen J. Spindle organization after cryopreservation of mouse, human, and bovine oocytes. Reprod Biomed Online. 2004; 8: 664-72.
18) Borini A, Coticchio G, Flamigni C. Oocyte freezing: a positive comment based on our experience. Reprod Biomed Online. 2003; 7: 120.
19) Smith GD, Silva E, Silva CA. Developmental consequences of cryopreservation of mammalian oocytes and embryos. Reprod Biomed Online. 2004; 9: 171-8.

【向田哲規・田中勝洋・D項: 木村文則】

【2】ART の実践

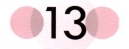

# 13 多胎妊娠発生予防策がもたらせた，より安全な ART

　本邦における ART による多胎妊娠の発生率は，2008 年に日本産科婦人科学会は移植胚数を原則 1 個とする会告の表明以降，順調に低下してきた．これに伴い当然のように早産率，低出生体重児率も低下し，より安全な ART が達成されている事実は，たいへん喜ばしいことである．

　本項は第 1 版では「ART による多胎妊娠発生予防」として，ART による妊娠率向上の対極としての副作用の 1 つである多胎妊娠につき，その現状と期待される発生予防法につき紹介した[1]．そこでは ART 後の多胎妊娠発生予防法として，ART の適用により妊娠を高率に期待できる症例の抽出，すなわち 35 歳以下の比較的若年で，かつ ART による不妊治療回数がまだ浅い不妊女性に対し，移植胚数を 1 個に制限することが多胎妊娠の発生予防に有望であることを示し，さらにその基準の臨床導入による初期効果についても紹介した．多胎妊娠の発生率低下は自明であるが，同時に懸念される妊娠率の低下をきたさなかったことも明らかにした．

　その後，第 2 版では「ART による多胎妊娠発生の歴史と現況」として，ART による原則 1 個の胚移植という治療戦略が定着し，多胎妊娠の発生率が順調に低下したことを述べた[2]．この第 3 版では，本邦において ART による多胎妊娠が順調に低下してもたらせた，より安全な ART の現況につき解説する．

## A 「妊娠率向上」の努力がもたらした多胎妊娠の激増期

本邦では1980年代前半に，体外受精・胚移植 *in vitro* fertilization-embryo transfer（IVF）の不妊症治療への臨床応用が開始された．当時は経腟的超音波も存在せず，採卵は全身麻酔のもと，腹腔鏡下に行った．卵巣刺激法 controlled ovarian stimulation（COS）は GnRH アナログ製剤がない時代であり，自然周期で LH サージを頼りに，時に真夜中の採卵も行った．培養液は Ham's F-10 に患者自身の非働化血清を添加する自家製培養液が主体で，初期胚を作出し移植した．

このようなシステムで行う IVF による妊娠率は，平均して 10% を超えることは困難であり，この妊娠率向上のため様々な努力が行われた．COS に関してはやがてクエン酸クロミフェンや HMG 製剤を応用し，複数個の採卵が可能となり効率のよい IVF へと移行した．ただし GnRH アナログの入手が遅れた本邦では，premature LH サージに出現による採卵キャンセル率を約 80% 程度に認めた．やがて GnRH アゴニストの登場以降は，COH（controlled ovarian hyperstimulation）とも呼ぶ卵巣刺激も可能となり，PCOS などの症例では時に 20 個をも超える採卵が行われると同時に，卵巣過剰刺激症候群 ovarian hyperstimulation syndrome（OHSS）の増加も社会問題となった時期がある．

一方で経腟的超音波が開発され，腹腔鏡下採卵が不要になった結果，不妊治療機関の数的主流は大学や総合病院などを離れ，クリニックが中心となった．市販の培養液が入手できるようになり，受精率や胚発生・分割率が次第に向上した．これらの結果，移植できる胚の数は次第に増加し，妊娠率の向上に対する努力は一定の成果を得た．その対極でもある医原性の多胎妊娠の増加は当然の結果として生じることになり，しかも IVF や ICSI（intracytoplasmic sperm injection）を希望する患者数の増加に伴い激増の一途となった．ところがヒト胚凍結の技術が開発されるまでは，移植胚数を制限できる状況にもなく，多胎妊娠のなかでも品胎以上の超多胎妊娠の発生がまれではなかった．その結果，周産期医療や NICU の健全な運営にも少なからぬ負担を強い，何より元気な子供を望み ART まで決意したクライアントへの様々な負担が問題視され始めた．

## B 多胎妊娠による周産期への影響

周知のように多胎妊娠は単胎妊娠と比較して母子のリスクが高い．母体は切迫流産・早産になりやすく，長期間の入院を要する場合がある．また妊娠高血圧症候群・微弱陣痛・弛緩出血・感染を合併することが多く，母体死亡率も単胎妊娠に比べてやや高率である．胎児では早産未熟児や低出生体重児が多く，NICU管理下での長期入院の必要がある．さらに未熟性による後遺障害を残すことや，胎児数の増加に比例して周産期死亡率は高くなる．

## C 多胎妊娠の発生予防戦略

そこで移植胚数を過剰にすることのないよう，まず受精卵を凍結保存するという技術の開発に力が注がれた．

### 1 胚の凍結保存法の開発

生殖系列細胞の保存に関する歴史は古く，葛西ら[3]によると，精子凍結に関しては1949年にニワトリで，卵子凍結に関しては1977年にマウスで，胚凍結に関しては1972年にマウスで各々保存に初成功している．

一方ヒトにおいては，1953年に精子の凍結保存に初成功した[4]．胚に関しては1983年にTrounsonら[5]により，凍結保存した胚による妊娠成功が初め

● 表2-22 ● 生殖系列細胞の凍結保存法の臨床応用

1．精子凍結
- 精巣や精巣上体からの手術的採取精子の保存
- 未婚男性の悪性腫瘍治療前の妊孕性温存
- AIDの精液によるウイルス感染予防対策

2．卵子凍結
- 未婚女性の悪性腫瘍治療前の妊孕性温存

3．胚凍結
- 多胎妊娠の発生予防
- OHSSの発生および重症化予防への応用（全胚凍結）
- 既婚女性の悪性腫瘍治療前の妊孕性温存

て報告された．卵子に関しては1986年にChenら[6]により，MII期卵子の凍結保存成功が初めて報告された．以上のような精子・卵子および胚の凍結・融解技術の進歩により，現在表2-22に示すような目的で臨床応用が行われている．

多胎妊娠の発生を予防するという目的に対して，移植する胚数を制限できれば有用であることは容易に想定されてきた．しかしながら余剰と判断した胚を保存する方法が実際に開発されるまでは，せっかく獲得できた胚なので移植するという手段を選択せざるをえなかった時代も歴史的には存在した．

## 2　移植胚数の制限

ARTにおいて妊娠率の向上と多胎妊娠発生率の増加は表裏一体の関係にある．多胎妊娠発生率を低下させることだけを目的とするならば，移植胚数を制限して余剰の胚を凍結するという単純な戦略が有効であることも明らかである．しかしながら不妊症に悩むクライアントは，妊娠率を低下してまで多胎妊娠を避けてほしいとは希望しない．すなわちARTによる多胎妊娠発生予防に対しては移植胚数の制限が効果的であるが，ART治療の質的低下，換言すれば妊娠率低下を招くことは決して許容されない．したがって移植胚数をたとえ制限しても，妊娠率を決して低下することなく，多胎妊娠の発生率を0％に近づけることが究極の目標となる．

### a）第一期　四胎以上の多胎妊娠の発生予防：上限3個以内

1983年に上述のように凍結・融解胚による妊娠成功が初めて報告[5]されて以来，本邦よりARTの臨床導入を先行した欧米諸国では，移植胚数の制限に対する気運は向上した．本邦では1983年にIVF-ETが開始され，治療成績の向上のために複数個の胚を子宮に移植した結果，多胎妊娠の発生率は上昇した．

そこで1996年に日本産科婦人科学会ではARTで妊娠した母児の安全を推進するために，移植胚数を原則として3個以内とする会告を公表した[7]．その結果，四胎以上の妊娠発生の予防に一応の歯止めを認めたものの，依然としてARTによる全妊娠に占める多胎妊娠率は15〜20％で推移した．次第に移植胚数を3個以内とする会告ではまだ不充分という認識が高まり，特に三胎妊娠の発生を予防することが求められた．

b) 第二期 三胎以上の多胎妊娠の発生予防：選択的2個移植

そこで私達のグループでは，三胎妊娠の発生を予防するため，ARTによる複数胚移植により妊娠した場合，多胎妊娠を発生しやすいカップルを予知し，それらに対して移植胚数を選択的に2個に制限し，余剰胚は凍結保存するという治療方針を検討し報告した[8,9]．すなわち過去のART後の三胎以上の妊娠発生症例に絞り，ART後にどのような条件の患者が三胎妊娠になりやすいかを予知する因子を分析した．その結果，①40歳未満，②初回ART，③形態良好胚（当時は初期胚）数が3個以上ある場合には，三胎妊娠を発生しやすいことが判明し，これらを選択的2個胚移植 elective double embryo transfer（eDET）の適応とした．

1999年8月以降に，インフォームドコンセントを得た症例に対し，eDETを導入した結果，三胎妊娠発生数は減少し，多胎妊娠発生率も導入前の23.5％（8/34）に比べて，17.3％（150/463）に減少した（p＝0.40）．一方で，妊娠率は導入前の26.6％（34/128）に比べて，32.4％（150/463）と低下を認めなかった（p＝0.21）．

しかしながら双胎妊娠も認容しないとするならば，さらに最良好胚を1個選択し，余剰胚は凍結する方針に進める必要性が生じた．

c) 第三期 双胎妊娠の発生予防：原則1個

そこで私達は過去のARTによる治療で100％着床した症例，すなわち移植胚数と同数の胎嚢と胎児心拍を確認できた症例の分析から，選択的1個胚移植 elective single embryo transfer（eSET）の適応を考案した[10]．その結果，①35歳未満，②初回ART，③形態良好胚が2個以上，④Day 2では4細胞期以上，Day 3では5細胞期以上まで分割，と設定した（なお当時はまだ胚盤胞移植は現在ほど広く普及していない時代であった）．

2006年8月以降に，インフォームドコンセントを得た症例に対し，eSETを導入した短期的な期間の効果を検討した結果，多胎妊娠発生率もeDET導入期間の17.3％（150/463）に比べて，4.8％（1/21）に減少した（p＝0.14）．一方で，妊娠率は導入前の32.4％（150/463）に比べて，38.2％（21/55）と低下を認めなかった（p＝0.39）．

2007年に日本生殖医学会は，不妊治療による多胎妊娠の発生予防の重要性を医療者の共通認識とするための一手段として，同学会・倫理委員会の答申

●表 2-23●日本生殖医学会による「多胎妊娠防止のための移植胚数ガイドライン」[11]

> 多胎妊娠防止のための移植胚数ガイドライン
> 2007 年 3 月 16 日
> 日本生殖医学会倫理委員会
>
> 　日本生殖医学会は，近年の生殖補助医療の進歩とわが国における多胎妊娠数の著しい増加に鑑み，倫理委員会において多胎妊娠防止のための移植胚数に関するガイドラインを検討してきました．わが国および諸外国における治療成績などを検討した結果，このたび以下の様な結論に達しましたので，報告いたします．
>
> 1. 体外受精などの胚移植においては，日本産科婦人科学会の見解どおり，移植胚数を 3 個以内とすることを厳守する．
> 2. 多胎妊娠のリスクが高い 35 歳未満の初回治療周期では，移植胚数を原則として 1 個に制限する．なお，良好胚盤胞を移植する場合は，必ず 1 個移植とする．
> 3. 前項に含まれない 40 歳未満の治療周期では，移植胚数を原則として 2 個以下とする．なお良好胚盤胞を移植する場合は，必ず 2 個以下とする．
> 4. 移植胚数の制限に伴い，治療を受けるカップルに対しては，移植しない胚を凍結する選択肢について，各クリニックにおいて必ず提示することを求める．

をもとに，表 2-23 に示す「多胎妊娠防止のための移植胚数ガイドライン」を作成した[11]．これによると，当時の国内外における ART の進歩による治療成績の向上と，本邦における多胎妊娠の著しい増加を鑑み，多胎妊娠のリスクが高い 35 歳未満の初回治療周期では移植胚数を原則 1 個に，それ以外の 40 歳未満の治療周期では原則 2 個にするという内容であった．

　翌 2008 年に日本産科婦人科学会は，多胎妊娠の増加に伴い管理を要する母体と出生する早産児の増加による当時の周産期医療の現状から，ART により発生する多胎妊娠をさらに減少せしめることを目的として，表 2-24 に示すように ART の胚移植において，移植する胚は原則として単一とする，という会告を示した[12]．ただし 35 歳以上の女性，または 2 回以上続けて妊娠不成立であった女性などについては，2 個移植を許容した．

## 3　より安全な ART へ ～多胎妊娠発生率の推移～

　ところで本会告の臨床実地現場への影響は明らかであった．すなわち図 2-73 に示すように最近の本邦における単一胚移植率は，日本産科婦人科学会

● 表 2-24 ● 日本産科婦人科学会による「生殖補助医療における多胎妊娠防止に関する見解」[12]

会　告

学会会員殿

　平成 20 年 4 月 12 日の第 60 回総会において「多胎妊娠」に関する見解を改定しましたので，会告として会員にお知らせいたします．

「多胎妊娠」に関する見解改定について

　日本産科婦人科学会（以下，本学会）は，生殖補助医療の普及にともない増加した多胎妊娠を防止する目的で，平成 8 年「多胎妊娠」に関する見解を発表し，会員に遵守を求めてまいりました．その後，生殖補助医療の技術はさらにめざましい進歩を遂げ　治療成績と安全性の向上をみるに至っています．一方　周産期医療の場に目を転じると　母体および新生児の管理を担う体制は，施設，医療者とも，その量において相対的にきわめて不十分な状況となっています．これには，多胎妊娠の増加にともない，管理を要する母体と出生する早産児が増加したことも，その要因として大きく関与していると考えられます．

　ここに本学会は，母体および胎児・新生児の健全なる福祉を保持する観点から，生殖補助医療にともなって発生する多胎妊娠をさらに減少せしめることが急務と考え，現在の生殖補助医療技術の水準を基に，次のとおり見解を改定いたします．

生殖補助医療における多胎妊娠防止に関する見解

　生殖補助医療の胚移植において　移植する胚は原則として単一とする．ただし，35 歳以上の女性，または 2 回以上続けて妊娠不成立であった女性などについては，2 胚移植を許容する．治療を受ける夫婦に対しては，移植しない胚を後の治療周期で利用するために凍結保存する技術のあることを　必ず提示しなければならない．

平成 20 年 4 月 12 日
社団法人日本産科婦人科学会
理事長　　　　吉村　泰典
倫理委員会委員長　星合　昊

の報告による 2007 年以降の 7 年間の推移から，IVF，ICSI，および凍結融解胚移植ともに 50％前後から 80％前後に明らかな増加を示した[12]．ただし会告発表の前年である 2007 年には，すでに単一胚移植率が約 50％に到達していたという事実は，ART を行う施設が同年に日本生殖医学会が発表した「多胎妊娠防止のための移植胚数ガイドライン」に沿い，あるいは個々の施設における自主的な判断から，移植胚数をできる限り減少させ，多胎妊娠の発生を回避するための努力が窺える結果であった．そのような気運に乗じ，日本

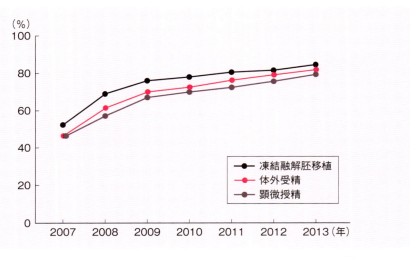

●図 2-73● 本邦における単一胚移植率の推移（2007〜2013 年）[12]

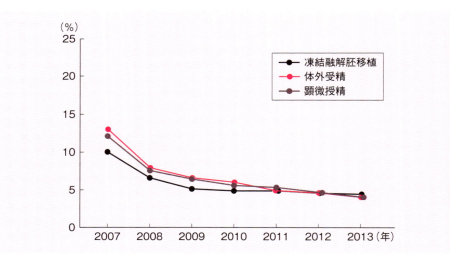

●図 2-74● 本邦における多胎妊娠発生率の推移（2007〜2013 年）[12]

産科婦人科学会はまさにタイムリーな状況で会告を示す決断を行った点で評価できる．なおすべての年次において，IVF や ICSI による新鮮胚移植の単胚移植率と比べ，凍結胚移植のほうで単胚移植率が高率であった理由として

は，凍結胚移植に至った症例では，全例ではないにせよ新鮮胚移植後に余剰胚が存在する程度の採卵数や受精卵数が確保できた結果であり，このうち多くが胚盤胞で凍結保存していると推定され，良質の胚を選択することがより容易であった結果ではないかと推察できる．

上述の単一胚移植率の推移が，多胎妊娠発生率を改善した効果を示すデータを図 2-74 に示す[12]．IVF，ICSI，および凍結融解胚移植による多胎妊娠発生率は，2007 年は各々 12.7％，11.6％，9.9％であったが，2013 年には各々 3.3％，3.3％，3.6％まで著明に減少した．これに伴い当然のように早産率，低出生体重児率も低下し，より安全な ART が達成されている事実は，たいへん喜ばしいことである．

今後も引き続き出生児の長期間にわたる追跡調査や，産科合併症の予防も含めて，クライアントにより安全な ART を提供できるよう，心がけていく必要がある．

### ■文献

1) 柴原浩章．ART による多胎妊娠の発生予防法．In: 柴原浩章, 森本義晴, 京野廣一, 編. 図説よくわかる臨床不妊症学 生殖補助医療編. 東京: 中外医学社; 2007. p. 269-79.
2) 柴原浩章．ART による多胎妊娠発生の歴史と現況．In: 柴原浩章, 森本義晴, 京野廣一, 編. 図説よくわかる臨床不妊症学 生殖補助医療編, 第 2 版. 東京: 中外医学社; 2012. p. 283-91.
3) 葛西孫三郎, 枝重圭祐. 生殖系列細胞の保存. In: 日本哺乳動物卵子学会, 編. 生命の誕生に向けて, 第 2 版. 2011. p. 27-34.
4) Bunge RG, Sherman JK. Fertilizing capacity of frozen human spermatozoa. Nature. 1953; 172: 767-8.
5) Trounson A, Mohr L. Human pregnancy following cryopreservation, thawing and transfer of an eight-cel embryo. Nature. 1983; 305: 707-9.
6) Chen C. Pregnancy after human oocyte cryopreservation. Lancet. 1986; 1: 884-6.
7) 水口弘司, 広井正彦, 森　崇英, 他. 生殖内分泌委員会報告（平成 5 年分の体外受精・胚移植等の臨床成績）. 日産婦誌. 1994; 46: 1269-77.
8) Shibahara H, Suzuki T, Tanaka Y, et al. Establishment and application of criteria for the elective transfer of two good-quality embryos to reduce high-order multiple pregnancies. Reprod Med Biol. 2002; 1: 23-9.

9) Suzuki T, Shibahara H, Hirano Y, et al. Randomized study comparing day 2 versus day 3 elective transfer of two good-quality embryos. Reprod Med Biol. 2004; 3: 99-104.
10) Shibahara H, Hirano Y, Okajima T, et al. Establishment of criteria for elective single embryo transfer at day 2 or day 3 by analyzing cases with successful implantation of all embryos transferred. J Obstet Gynaecol Res. 2007; 33: 501-5.
11) 日本生殖医学会ホームページ. http://www/jsrm.or.jp/
12) 日本産科婦人科学会ホームページ. http://www.jsog.or.jp/

【柴原浩章】

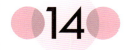

【2】ARTの実践

# 14 反復不成功症例への対策

　生殖補助医療 assisted reproductive technology（ART）によって不妊治療はめざましい発展をとげてきた．胚培養技術の向上により胚盤胞培養が可能となり，また vitrification 法の開発により凍結融解胚の生存性が向上した．これらの技術革新により，着床に理想的な子宮内膜を調整できる凍結融解胚盤胞移植が多くの施設で施行され，単胚移植での妊娠率が約40％と現在最も有効な方法と考えられている．しかしながら，反復して ART を施行しても妊娠が成立しない症例が存在し，対応に苦慮することも珍しくない．

　この ART 反復不成功症例には様々な病態が含まれているが，①胚因子，②子宮因子に分類することが可能である．胚因子に関しては，卵子や精子の質が不良のため不良胚しか獲得できない，または poor responder のため卵子自体採取できない場合があげられる．子宮因子に関しては良好胚を移植しても着床しない病態，いわゆる反復着床不全 recurrent/repeated implantation failure（RIF）である．今回，胚因子および子宮因子のそれぞれに対し反復不成功症例への対策を考えてみたい．

## A 胚因子に対する対策

### 1　調節卵巣刺激 controlled ovarian stimulation（COS）の変更

　ART において採卵効率の向上を目的に，排卵誘発剤を用いて複数の卵胞発育を促し採卵することでより多くの卵子を回収する方法が用いられ，COS

●表 2-26● controlled ovarian stimulation（COS）

| a）ゴナドトロピン gonadotropin（Gn）を用いた COS |
|---|
| ・ロング法（long GnRH agonist protocol）：最も調節性に優れた standard な方法<br>・ショート法（short GnRH agonist protocol）：flare up による内因性 Gn を利用できるため卵巣予備能低下症例に対して有効な方法<br>・アンタゴニスト法（GnRH antagonist protocol）：GnRH agonist protocol と比較し OHSS 発症率が低いため OHSS ハイリスク症例に対して有効な方法 |
| b）低刺激法 |
| ・クエン酸クロミフェン clomiphene citrate（CC）<br>・aromatase inhibitor |
| c）完全自然周期 |

と呼ばれている（表 2-26）．年齢，抗ミュラー管ホルモン anti-Müllerian hormone（AMH）や胞状卵胞数 antral follicle count（AFC）を参考に最適な COS を選択する．結果的に良好胚を獲得できなかった場合，COS を変更することにより獲得良好胚数が増加することがあり，まずはトライすべき方法である．

## 2　培養環境の変更

　ART で使用される培養液は sequential media と single medium に大別される．胚は 8 細胞期の前後で栄養要求性が変化する．8 細胞期までの主なエネルギー源はピルビン酸と乳酸であるが，それ以降はグルコースとなる．sequential media は胚の栄養要求性の変化に応じて培養環境を変更するという概念から考案された培養液であり，受精から 3 日目までと，3 日目から胚盤胞までの 2 種類の培養液を用いる．一方の single medium は胚自身が必要な栄養を選択して摂取するため培養液の変更は不要であるという概念から考案された培養液であり，受精から胚盤胞まで継続して 1 種類の培養液を用いる．いずれの培養液が胚発育に良好なのかは報告により様々であり，結論は出ていない．しかしながら，良好胚が獲得できなかった場合，sequential media から single medium，single medium から sequential media への変更を考慮してよいと考える．さらに，sequential media および single medium

は各社から市販されているがその組成は微妙に異なるため，sequential media，single medium は変更せずとも，その中で種類を変更することで良好胚獲得数が増える可能性もある．

## 3　移植胚ステージの変更

　胚培養技術の向上から胚盤胞まで培養することが可能となり，胚盤胞移植を行う施設が増えている．胚盤胞移植では培養期間の延長により異常胚が淘汰され，着床するポテンシャルの高い胚だけを選別することができる．また，自然妊娠において胚が子宮内腔に入る生理的時期に胚移植をする．その時期は子宮収縮が減少，頸管粘液も減少し着床に良好な環境が整えられている．しかしながら，一部の症例にとって培養期間の延長が胚発育へ悪影響を及ぼしている可能性は否定できない．胚盤胞培養で胚発生停止や良好胚盤胞を獲得できなかった場合，初期胚移植を試みることにより妊娠が成立することを時に経験する．一方，初期胚移植反復不成功症例に対して胚盤胞移植を行うことに論を待たない．

## 4　assisted hatching（AH）

　胚盤胞は透明帯を脱出し子宮内膜に着床する．体外培養や凍結融解操作により透明帯が硬化し，透明帯からの胚の脱出（hatching）が妨げられ着床率が低下するとの考えから，透明帯に対して処理を行い，hatching を補助する操作（assisted hatching）が行われるようになった．2012 年の Cochrane のレビューによると，AH 非施行群と比較して AH 施行群は臨床的妊娠率（OR 1.13，95% CI 1.01〜1.27）が高く，わずかに有意差を認めた[1]．前回 ART 不成功症例に限定すると，AH 非施行群と比較して AH 施行群は臨床的妊娠率（OR 1.42, 95% CI 1.11〜1.81）の有意差はさらに大きくなった．したがって，routine の AH に関しては弱い推奨にとどまるが，反復不成功症例に対して AH は有効な可能性がある．

## 5　poor responder への対策

　Gn を用いて卵巣刺激を試みるものの，充分な数の卵胞発育を得ることができない症例が存在する．2010 年に ESHRE（ヨーロッパ生殖医学会）でこ

● 表 2-27 ● poor ovarian response の定義

| （ⅰ）高齢（≧40歳）または他の危険因子あり |
|---|
| 他の危険因子としては，卵巣手術や化学療法の既往，内膜症性嚢胞，骨盤内感染，染色体異常などがあげられる． |
| （ⅱ）poor response の既往 |
| 調節卵巣刺激による採卵数が 3 個以下を poor response の基準とする． |
| （ⅲ）卵巣予備能検査異常 |
| 胞状卵胞数 antral follicle count（AFC）が 5〜7 個未満または抗ミュラー管ホルモン anti-Müllerian hormone（AMH）が 0.5〜1.1 ng/m/ 以下を卵巣予備能検査異常とする． |

以上の 3 項目のうち少なくとも 2 項目を満たす場合，poor response と定義する．また，（ⅱ）の基準を 2 周期既往した場合には（ⅰ），（ⅲ）がなくても poor response と定義する．

のような症例に対する用語・定義について議論され，決定された（表 2-27）[2]．

　加齢とともに AMH 値は低下し，Gn を用いた卵巣刺激に対する反応は不良となり，いわゆる poor responder となる．本邦における不妊患者の高齢化は著しく，したがって我々は poor responder への対応に迫られる機会が多くなってきている．poor responder に対して高刺激を行っても，それに見合った発育卵胞数・採卵数が得られないため，主に低刺激法を選択せざるを得ないが，低刺激であっても少ない卵胞を可能な限り拾い上げることが非常に重要である．また，poor responder に対する ART において有効な可能性のある補助療法としてデヒドロエピアンドロステロン dehydroepiandrosterone（DHEA）と成長ホルモン growth hormone（GH）があり，これらを投与するという選択肢もある．

### a）デヒドロエピアンドロステロン dehydroepiandrosterone（DHEA）

　DHEA はテストステロンおよびエストラジオールの前駆体であり，主に副腎皮質や卵巣で合成され，血中に分泌されている．また，DHEA は弱いアンドロゲン作用をもち，加齢に伴い産生量が減少するホルモンとして知られ，抗加齢を目的にサプリメントとして服用されている．2005 年に DHEA 内服により発育卵胞数が 3 個から 18 個に増加した症例の報告以降[3]，poor responder に対する DHEA 投与の有効性に関して複数の報告がされてきた．そ

して 2015 年に Cochrane のレビューが発表され，その結果，プラセボ投与群と比較して DHEA 投与群は生産＋on going 率（OR 1.88，95％ CI 1.30〜2.71）が有意に高かった[4]．しかしながら，バイアスの高い報告を除外すると生産＋on going 率（OR 1.50，95％ CI 0.88〜2.71）は有意差まで至らず，DHEA 投与の有効性に関しての結論を出すにはさらなる RCT が必要としている．なお，DHEA の卵胞発育への作用機序はいまだ不明な点が多いが，Gn に反応する卵胞数を増加させることにより，採卵数を増加させそれが妊娠率の向上に関連すると考えられる．

### b）成長ホルモン growth hormone（GH）

ART における補助療法としての GH 投与に関する 2010 年の Cochrane レビューがある[5]．その結果，GH 投与群とプラセボ投与群で臨床的妊娠率，生産率に差を認めず routine な投与は勧められないが，poor responder に対しては，プラセボ投与群と比較して GH 投与群は臨床的妊娠率（OR 3.28，95％ CI 1.74〜6.20），生産率（OR 5.39，95％ CI 1.89〜15.35）ともに有意に高かった．GH は卵巣内における IGF-1（insulin-like growth factor-1）の産生を増加し，IGF-1 は卵胞発育，エストロゲン産生や卵子の成熟などの卵巣機能に重要な役割を有しており，GH 投与が poor responder に対して有効であるとすれば，上記機序によるものと推測される．

## 6 着床前スクリーニング preimplantation genetic screening（PGS）

ART において *de novo* に発生する異数性胚をスクリーニングする方法である．正常胚のみを移植するため，着床率向上および流産予防効果が期待されている．最近の診断法はマイクロアレイ技術を用いた比較ゲノムハイブリダイゼーション array comparative genomic hybridization（aCGH）が用いられているが，今後次世代シークエンス next generation sequencing（NGS）へ移行していくと考えられている．

本邦では現時点で日本産科婦人科学会が PGS の実施を認めていない．しかしながら，PGS の有効性を評価する臨床研究の実施が決定しており，その結果が待たれる．

## B 子宮因子に対する対策

### 1 RIF の定義

RIF に関する systematic review からは 2 回連続した胚移植において，少なくとも 4 個以上の良好初期胚ないしは 2 個以上の良好胚盤胞を移植したにも関わらず着床しない状態を RIF と定義すべきとの報告があるが[6]，現在その定義に定まったものは存在しない．年齢，胚齢，胚質，胚移植周期数，累積移植胚数，卵巣予備能など，今後国際的な RIF の定義の統一が期待される．

### 2 子宮内膜調整法の変更

ART では COS により複数卵胞が発育するため血中エストラジオール値は高値になる．高エストラジオールにより異常増殖した子宮内膜は胚の着床に最適ではない．凍結融解胚移植は着床に適した子宮内膜を調整できるため妊娠率が高い．新鮮胚移植で反復不成功の場合には，凍結融解胚移植を行うことが望ましい．一部の症例に関しては，凍結融解による胚のダメージが不成功の原因となることもあるため，凍結融解胚移植反復不成功の場合には新鮮胚移植を行うことも検討する．

凍結融解胚移植の子宮内膜調整法として，ホルモン補充周期と自然周期がある．systematic review ではいずれの調整法においても妊娠率，生産率に差はないと報告されている[7]．また，ホルモン補充周期の中でも GnRH agonist 併用の有無で差を認めていない．しかしながら，反復不成功の場合には子宮内膜調整法の変更を試みてもよい．

### 3 器質的疾患への対策

#### a）子宮筋腫，子宮内膜ポリープ，先天的子宮形態異常（子宮奇形），子宮内腔癒着症

子宮鏡検査を行い診断する．そしてこれらの疾患があれば手術を行い着床環境の改善を図る．先天的子宮形態異常の中では特に中隔子宮が RIF や流産と関連が強いため，子宮鏡下中隔切除を行うことが望ましい．子宮内腔癒着症に対しては子宮鏡下癒着剥離術を行う．器質的疾患がなかったとしても，子宮鏡を行うこと自体が妊娠率を向上させるという報告もあり，RIF に

対して診断的子宮鏡検査を積極的に行う．

### b）卵管留水腫

炎症性サイトカインなどを高濃度に含有する卵管内貯留液が子宮内腔に流入することにより着床率が低下すると考えられている．したがって RIF の場合には腹腔鏡下卵管切除術を行うことにより着床率向上に繋がる可能性がある．しかしながら，卵管留水腫合併症例でも妊娠する場合はあるため，ART 初回治療前に腹腔鏡下卵管切除術を行うかどうかは議論の余地がある．

## 4 子宮内膜発育不全への対策

子宮内膜の厚さが薄い症例は妊娠率が低いことが知られている．その場合，まず血中エストラジオール濃度を高くすることを試みるが，それに反応しない症例も経験する．そのような症例は子宮放射状動脈血流の低下により子宮内膜増殖が障害されていると考えられ，血流改善薬としてビタミン E，L-アルギニンやクエン酸シルデナフィルを用いる[8]．

詳細は「図説よくわかる臨床不妊症学　不妊症治療 up to date 編，【2】生殖補助医療（ART）　10 子宮血流の改善法とその効果（中外医学社，2012）」を参照頂きたい．

## 5 2 段階胚移植法（two-step embryo transfer），子宮内膜刺激胚移植法 stimulation of endometrium embryo transfer（SEET）

自然妊娠において，受精は卵管内で成立し，胚は分割をしながら子宮内へ移動し子宮内膜へ着床する．この間，胚と子宮内膜細胞との間で相互応答（cross-talk）が起こり，胚および子宮内膜が活性化し，着床しやすい環境が導かれると推察されている．

2 段階胚移植法は，Day 2/3 初期胚移植後に Day 5 胚盤胞移植を行う方法である[9]．Day 2/3 初期胚が子宮内膜との相互応答に関与し，Day 5 胚盤胞の着床によい影響を与え妊娠率が向上すると考えられている．

SEET 法は 2 段階胚移植法を参考にして考案された方法である[10]．胚培養液上清には子宮内膜胚受容能促進に関与する胚由来因子が存在することが報

告されている．そこで，2段階胚移植における1段階目の初期胚に代わり，胚培養液上清を子宮腔内に注入することにより子宮内膜が刺激を受け，胚受容に適した環境が誘導されることを期待する方法である．さらに単一胚盤胞移植のため，多胎妊娠の問題も克服可能である．

詳細は「同書，8 子宮内膜刺激胚移植法の理論と有効性」を参照頂きたい．

## 6 末梢血単核球 peripheral blood mononuclear cell（PBMC）子宮内注入法

複数の基礎的研究から，「ヒト末梢血中単核球は全身の循環系を介してHCGと協調して黄体機能を賦活し，子宮にも直接作用して胚着床を誘導している」という妊娠維持機構に基づき，PBMC子宮内注入法が考案された．

新鮮胚盤胞移植におけるPBMC子宮内注入法は，採卵日（Day 0）に採血しPBMCを分離後HCG存在下に培養し，Day 2またはDay 3に再び採血してPBMCを分離後，先に培養したPBMCと混ぜて子宮内へ注入，Day 5に胚盤胞移植を行う．その結果，ART反復不成功症例に対するPBMC子宮内注入法は，40歳未満の形態良好胚移植例には有効であることが示された[11]．

凍結融解胚盤胞移植におけるPBMC子宮内注入法ではHCG存在下に培養せず，Day 2またはDay 3に採血してPBMCを分離，子宮内注入し，Day 5に胚盤胞移植を行う．その結果，凍結融解移植におけるPBMC子宮内注入法は，3回以上反復不成功症例には有効であった[12]．

詳細は「同書，9 PBMCの理論と有効性」を参照頂きたい．

## 7 子宮内膜擦過法

RIFに対してART前に子宮内膜を擦過することにより着床率が向上したとの報告が散見されている．子宮内膜擦過の時期は，卵巣刺激中やART施行前周期の増殖期，黄体期，さらに単回，複数回と報告により様々である．ART前周期に施行した，子宮内膜擦過法および子宮鏡の有効性に関するsystematic reviewでは，非施行群と比較して施行群は臨床的妊娠率（OR 1.71，95% CI 1.44〜2.02），生産率（OR 2.46，95% CI 1.90〜3.18）ともに有意に高かった[13]．子宮内膜擦過が局所炎症反応，子宮内膜の遺伝子発現の調節，免疫担当細胞の活性化を惹起し，着床環境の改善に寄与すると考えられ

ている.

## むすび

反復不成功症例への対策を概説した. この中には evidence として充分とは言えないものも含まれていることに留意頂きたい. 反復不成功の患者夫婦に対しては,身体的,精神的,経済的負担の大きい ART を継続するかを一緒に考える環境づくりが必要であり,その上で ART 継続を希望した場合には本項で示したいずれかの対策を提示すべきと考える.

### ■文献

1) Carney SK, Das S, Blake D, et al. Assisted hatching on assisted conception (in vitro fertilisation (IVF) and intracytoplasmic sperm injection (ICSI). Cochrane Database Syst Rev. 2012; 12: CD001894.
2) Ferraretti AP, La Marca A, Fauser BC, et al. ESHRE consensus on the definition of 'poor response' to ovarian stimulation for in vitro fertilization: the Bologna criteria. Hum Reprod. 2011; 26: 1616-24.
3) Barad DH, Gleicher N. Increased oocyte production after treatment with dehydroepiandrosterone. Fertil Steril. 2005; 84: 756.
4) Nagels HE, Rishworth JR, Siristatidis CS, et al. Androgens (dehydroepiandrosterone or testosterone) for women undergoing assisted reproduction. Cochrane Database Syst Rev. 2015; 11: CD009749.
5) Duffy JM, Ahmad G, Mohiyiddeen L, et al. Growth hormone for in vitro fertilization. Cochrane Database Syst Rev. 2010; 1: CD000099.
6) Polanski LT, Baumgarten MN, Quenby S, et al. What exactly do we mean by 'recurrent implantation failure'? A systematic review and opinion. Reprod Biomed Online. 2014; 28: 409-23.
7) Groenewoud ER, Cantineau AE, Kollen BJ, et al. What is the optimal means of preparing the endometrium in frozen-thawed embryo transfer cycles? A systematic review and meta-analysis. Hum Reprod Update. 2013; 19: 458-70.
8) Takasaki A, Tamura H, Miwa I, et al. Endometrial growth and uterine blood flow: a pilot study for improving endometrial thickness in the patients with a thin endometrium. Fertil Steril. 2010; 93: 1851-8.
9) Goto S, Shiotani M, Kitagawa M. Effectiveness of two-step (consecutive) embryo transfer in patients who have two embryos on day 2: comparison with cleavage-stage embryo transfer. Fertil Steril. 2005;

83: 721-3.
10) Goto S, Kadowaki T, Hashimoto H. Stimulation of endometrium embryo transfer (SEET): injection of embryo culture supernatant into the uterine cavity before blastocyst transfer can improve implantation and pregnancy rates. Fertil Steril. 2007; 88: 1339-43.
11) Yoshioka S, Fujiwara H, Nakayama T, et al. Intrauterine administration of autologous peripheral blood mononuclear cells promotes implantation rates in patients with repeated failure of IVF-embryo transfer. Hum Reprod. 2006; 21: 3290-4.
12) Okitsu O, Kiyokawa M, Oda T. Intrauterine administration of autologous peripheral blood mononuclear cells increases clinical pregnancy rates in frozen/thawed embryo transfer cycles of patients with repeated implantation failure. J Reprod Immunol. 2011; 92: 82-7.
13) Potdar N, Gelbaya T, Nardo LG. Endometrial injury to overcome recurrent embryo implantation failure: a systematic review and meta-analysis. Reprod Biomed Online. 2012; 25: 561-71.

【鈴木達也】

【2】ART の実践

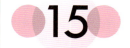

# 15 米国における日本人患者の非配偶者間生殖医療の現状

## A IFC プログラム概要

　弊社 IFC（International Fertility Center）は，パシフィック生殖医療センター（Pacific Fertility Center，米国カリフォルニア州サンフランシスコ市）の日本への情報窓口として医療コーディネート業務を行っている．1995 年から 2015 年末までの 20 年間で，IFC プログラムを通して家族計画を達成し，治療を終了した日本人夫婦の数はおよそ 1100 組を超える．

　IFC では，卵子提供プログラムを中心として，多種の配偶者間および非配偶者間生殖補助医療プログラムコーディネートを実施しているが，2014 年以降 IFC プログラムに参加した夫婦の 100％が，着床前全染色体診断 comprehensive chromoscme screening（CCS）の同時実施を希望した．CCS とは，胚移植前に，個々の受精卵に対して染色体異数性を調べ，異数性のない受精卵のみ移植するという選択肢である．家系に特定の遺伝病リスクがある場合，単一遺伝子遺伝病を調べる着床前遺伝子診断 preimplantation genetic diagnosis（PGD）プログラムも実施しており，もちろん PGD と CCS の同時実施も可能である．2006 年までは，代理出産およびドナー卵子・代理出産プログラムの受け入れも行っていたが，後に述べる理由で，現在は，代理出産ならびにドナー卵子・代理出産プログラムの新規患者の受け付けはほとんどない．受精卵提供プログラムは米国の生殖医療プログラムとして存在するも

のの，弊社プログラムにおいては日本人夫婦が実際にレシピアントとなった例をみない．

　男性不妊治療の一環としては，無精子症と診断された男性に対して，特定の条件が揃った場合，精子ドナープログラムに進む決断をする前に精子が存在するかもしれない精巣上のスポットを最大36カ所にわたって探す「FNAマッピング」という手段を用い，自己精子使用の可能性を最大限探る治療を，テューレック・クリニック（The Turek Clinic 米国カリフォルニア州サンフランシスコ市）にて受けられるようになっている．顕微授精が一般化されて久しい今，FNAマッピングを実施することにより，最終的に精子ドナープログラム適応となるケースはきわめて少ないが，精子ドナープログラムの参加者は米国内の精子バンクを利用した．

### B 配偶者間体外受精プログラム

　米国における非配偶者間体外受精プログラムを語る前に，まずは一般に行われている配偶者間体外受精プログラムについて述べておきたい．全米の統計によると，自己卵子による体外受精については，採卵が行われる女性の年齢が満45歳に達すると，その挙児率がほぼ0%となることがわかっているため，一般的に米国の生殖医療センターでの自己卵子による体外受精治療受け付けの年齢制限を，基本的にその女性の満45歳の誕生日と定めているところが多い．その時点以降で治療を続けたい場合，卵子提供プログラムという選択肢を提示されることになる．米国における一般的な配偶者間体外受精プログラム受け入れの条件としては以下が含まれる．

　　①体外受精の適応症を持つカップルであり，妊娠・出産に適切な心身の健康状態にあること（正式な婚姻をしていなくとも，他の誰とも婚姻が成立しておらず，両親として子供を共に育てる意志があれば受け入れ可能）．
　　②妻（女性パートナー）が採卵サイクル開始時に満45歳未満であること．
　　③ホルモン投与のない状態での月経周期第3日目のFSH（卵胞刺激ホルモン）・$E_2$（エストラジオール），あるいはAMHの値が標準値内であること．
　　④超音波検診により，適切な数の胞状卵胞が認められていること．

⑤子宮環境が着床・妊娠・分娩に適する状態であると考えられること．

上記の通りであるため，満 45 歳未満の場合でも他の条件の状況によっては，配偶者間体外受精による治療が勧められず，すぐに卵子提供・代理出産といった他プログラムの適応となることもある．さらに，いったん配偶者間体外受精プログラムに進んだ後でも，以下の結果になった場合は，（個人差や治療歴の内容にもよるが）自己卵子による治療を中止し，卵子提供プログラムを勧められることが多い：

①月経周期第 3 日目に測定した FSH の値が高くなってしまった場合．年齢にもよるが，どの年齢層でも 20 mIU/m$l$ を超える場合（FSH 値がいったん高くなってしまった場合，数値を低下させる投薬を受けての治療は根本的に妊娠成立・継続には役に立たないかもしれないと米国では一般的に考えられている）．

②胞状卵胞の数が，両方の卵巣を合わせて 5 個以下の場合．

③自然周期ではなく，排卵誘発剤（注射）を用いた体外受精の採卵サイクルで，採取できる卵子の数が 2 個以下の場合．

④精子側の問題が認められないが，全く受精しない，あるいは受精率がきわめて低い場合．

⑤得られた受精卵のグレードや分割状態が悪い場合．

さらには，最近の傾向として特記すべきは以下の点である：

⑥着床前全染色体診断（CCS）を実施した結果として，染色体異数性のない受精卵が得られないサイクルが 2 回続いた場合．

また，上記の状況も含め，自己卵子による体外受精サイクルを 3, 4 回繰り返しても妊娠の兆しがない場合，あるいは初期流産に終わる場合，自己卵子による治療の継続の是非について担当医との詳細相談が行われ，非配偶者間体外受精を含め，別の選択肢を熟慮することになるケースが多い．米国では一般的に自己卵子による体外受精を，5, 6 回以上継続するケースはきわめて少ないといえる．

## C 着床前遺伝子診断（PGD）および着床前全染色体診断（CCS）プログラム

ハンチントン病や脊髄小脳変性症などの単一遺伝子遺伝病について受精卵

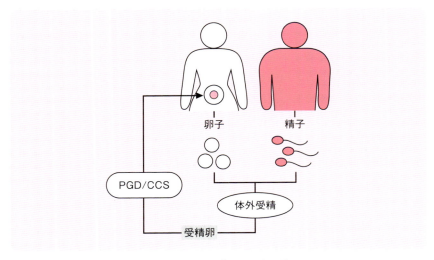

●図 2-80●PGD/CCS プログラム

診断を行う PGD，あるいは染色体異数性による習慣流産の予防対策として，あるいは，妊娠継続への可能性が見込めない受精卵の移植を回避するため，CCS プログラムを提供している．これらの治療プログラムは，米国で一般化しており，事前申請などは必要がない．また，技術も日進月歩であり，体外受精治療の現場で，配偶者間体外受精はもとより，卵子ドナーあるいは精子ドナー由来の配偶子をつかうカップルについても，弊社プログラムにおいては，CCS を希望するケースが 2014 年以降 100％となっている．PGD/CCS 共に，体外受精が行われる際，得られた受精卵を 5〜7 日間培養し，状態のよい胚盤胞が得られたら，すでにアシストハッチングを施していた受精卵の栄養外胚葉の部分から細胞を採取する．受精卵そのものはすべて院内ラボラトリーにて凍結保存され，採取された検体は，専門のラボラトリーに送られ，PGD/CCS が実施される．後日正常と診断された受精卵のみを胚移植する（図 2-80）．

なお，単一遺伝子遺伝病の着床前診断については，その特定ケースが PGD の適応可となるかどうかは，個々のケースごとに詳細遺伝カウンセリングを行った後でなければ判断できない場合も多い．自己卵子による治療であっても，配偶者間体外受精プログラムの条件と年齢制限が異なっていることを含

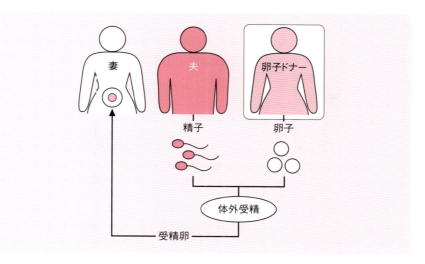

●図 2-81●卵子提供プログラム

め，以下の受け入れ条件が加わる：
　①特定の遺伝病リスクが家系にあることが診断されており，PGD で技術的に診断可能であると事前に明確な判断ができていること．
　②PGD/CCS を行う受精卵（胚盤胞）の総数が少なくとも 2 個以上となるような採卵数が予測されること．
　③採卵する女性の年齢が基本的には満 40 歳未満であること（卵子ドナーによる治療も可だが，卵子ドナーの年齢制限は基本的に満 21 歳以上 30 歳未満という卵子提供プログラムの条件が適用となる）．

　なお，PGD/CCS の技術そのものの限界があるため，それを納得した上でプログラムに進めるよう，専門の遺伝カウンセラーによるカウンセリングに夫婦（パートナー）二人共が参加することが義務づけられている．

## D 卵子提供プログラム

　卵子ドナーから卵子の提供を受け，夫の精子と体外受精を行い，得られた受精卵を妻の子宮に移植するというのが卵子提供プログラムによる治療である（図 2-81）．このプログラムは日本ではまだ容認されていないが，カリフォルニア州では，1980 年代後半からすでに生殖医療のごく一般的な標準選択肢と

して受け入れられている．卵子提供プログラムの適応症には以下が含まれる：
　①加齢などによる卵巣予備能低下（diminished ovarian reserve: DOR）．
　②自己卵子による IVF の複数回に及ぶ不成功/初期流産．
　③明確な卵巣機能障害・早発閉経・Turner 症候群などの診断．
　④卵巣摘出．
　⑤自然閉経．
　⑥PGD/CCS を希望していたが，その遺伝病が診断不可能な場合，あるいはいったん実施されたものの，正常受精卵がないなどの理由で断念した場合など．
　⑦その他担当医が認める適応症．

卵子提供プログラムへの受け入れ条件としては，以下が含まれる：
　①自己卵子がない，あるいは自己卵子では妊娠の可能性がない/きわめて低いという診断．
　②夫婦（パートナー）共に心理カウンセリングを事前に受けること．
　③妻（女性パートナー）が健康であり，基本的にサイクル開始時に満 50 歳未満であること（ただし，満 50 歳以上 55 歳未満である場合は，心身の健康状態などについての厳しい条件付きで受け入れ）．弊社提携クリニックのプログラムにおいては，どんな場合でも，夫婦（パートナー）の合計年齢が 110 歳未満を条件としている．
　④クリニック指定の健康診断・検査にて異常が認められないこと．
　⑤Turner 症候群の患者の場合，特に循環器についてクリニック指定特別項目の健康診断・検査結果が良好であること．

日本で卵子提供プログラムを容認する際には，「卵子が卵巣内に全く認められない女性を対象」にする動きがあったことを聞き及んでいるが，弊社プログラム参加患者の適応症の統計を取ると，実に興味深い内訳が浮上する．IFC 卵子提供プログラムに参加した女性の適応症の内訳（図 2-82）を参照されたい．参加者のうち，84％が加齢などによる卵巣予備能低下，あるいは自己卵子による体外受精の複数回の失敗があった女性達である．Turner 症候群や早発閉経の他，自然閉経も含め，予め「卵子が全くない」と診断を受けた女性達は 2 割に満たない．渡米前（卵子提供プログラム参加前）の自己卵子による体外受精の回数としては，4 回以上というケースが全体の 7 割以上，

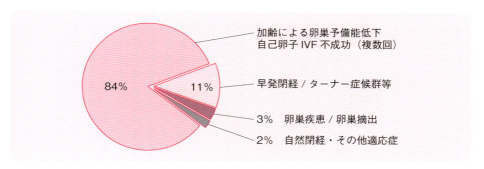

●図 2-82●IFC 卵子提供プログラム適応症の内訳

10 回以上が 3 割，20 回以上というケースについては，卵子提供プログラムの存在が広く知られてきたせいか，最近では減少傾向にあり，1 割未満となっている．このような女性達すべてが卵子提供プログラムを否定されることになると，自己卵子による治療成功の可能性が 0％に近くても，心身の負担が多い治療をそのまま継続することになるのは決して望ましいことではないと米国の関係者は考えている．

## E 代理出産プログラムおよびドナー卵子・代理出産プログラム

現在日本では，代理母による妊娠・出産は認められていない．しかし，米国カリフォルニア州では，早くからこの方法が受け入れられており，それまでは子供を持つことを断念せざるを得なかった夫婦も，遺伝的にも実子である子供を胸に抱くことができるようになっている．IFC のプログラムで過去に受け付けていたのは，体外受精による代理出産プログラムのみである．つまり，挙児を希望する夫婦の精子と卵子を体外受精させ，得られた受精卵を代理母に移植するため，代理母と子供の間に遺伝的つながりはない．過去に起こった「ベビー M 事件」のような人工授精によるケース（つまり，代理母と子供が遺伝的つながりのあるケース）は一切受け付けなかった．配偶者間体外受精で得られた受精卵を代理母に移植する「代理出産プログラム」（図 2-83）の他，卵子ドナーから卵子の提供を受けて，夫の精子と体外受精を行い，その受精卵を代理母に移植するという「ドナー卵子・代理出産」（図 2-84）も受け付けていた．

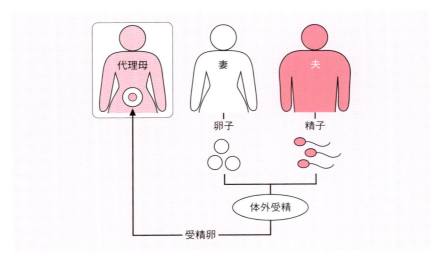

●図 2-83●代理出産プログラム

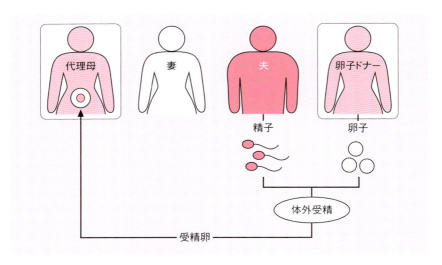

●図 2-84●ドナー卵子・代理出産プログラム

代理出産プログラムの適応症としては，以下があげられる：
　①子宮の全摘出後．
　②子宮奇形，Rokitansky 症候群など．

③重度の子宮筋腫・腺筋症など．
④自己妊娠/出産が不可能，あるいは健康上の重篤な危険性．
⑤その他担当医が認める適応症．

代理出産プログラム受け入れの条件としては，以下が含まれる：
①婚姻している夫婦であること（日本在住の夫婦の場合の法的手続きのため）．
②夫婦共に心理鑑定を受け，合格すること．
③胚移植，妊娠中期超音波検診，出産に立ち会うこと．
④子供の出生後も代理母と継続してコンタクトを取ること．
⑤基本的に，妻が採卵サイクル開始時に満40歳未満であり，卵巣機能が正常であること（卵子の生殖能力の観点から）．

加えて，最近の特記事項としては，CCS実施により，予め染色体異数性のない受精卵を選別することで，できるだけ代理母に心身の負担がないようにする傾向にある．

ドナー卵子・代理出産プログラムの適応症としては，以下があげられる：
①子宮・卵巣共に摘出後．
②卵巣および子宮の障害．
③その他担当医が認める適応症．

ドナー卵子・代理出産プログラムの受け入れ条件は基本的に一般的な代理出産プログラムと同様であるが，年齢制限としては，基本的に妻が満50歳未満，そして弊社提携クリニックのプログラムとしては，夫婦の合計年齢が110歳未満を年齢制限条件としている．

先に述べた通り，現在弊社プログラムにおいて，代理出産およびドナー卵子・代理出産プログラムの新規患者受け入れはほとんど行われていない．その理由は，米国における代理母関連の医療保険状況の悪化である．米国外在住の夫婦が米国で加入できる，代理母および出生する児の医療保険は，その加入費が莫大であるにもかかわらず，補償金額が低すぎ，すなわち，代理母の妊娠・分娩時に万が一のことが起こった場合や，早産などの理由で出生した児のNICU（新生児集中治療室）への入院が長期化した場合など，日本円にして何千万円という医療費が実費として発生するリスクが可能性として存在する．これでは，金銭的リスクがあまりに膨大であり，何より代理母や子

供の健康上の安全性が充分に守られないかもしれないリスクが発生する．現在日本在住夫婦の代理出産プログラムの新規受け付けを凍結同様の状態とならざるを得ない理由がそれである．このような現状からも考え，保険体制が異なる日本国内で一日も早く代理出産が容認されることを願っている．

## F 非配偶者間生殖医療プログラムが米国加州で安全に行われている理由

非配偶者間生殖医療は，すでに生殖医療プログラムの一般的な選択肢として市民権を得てから年月が長い．ここでは，なぜ米国カリフォルニア州において安全に非配偶者間生殖医療が行われているかを考えてみる．

①医療施設による受け入れ体制の完備
- 既存の多数の臨床例
- 第三者関与対応のあるカルテ・検診/治療予約・経理の管理システム完備
- プライバシー厳守の特別相談・検診用個室・待合室の設置
- 看護師コーディネーター職の設置と外部医療コーディネーターとの協力体制

②好意的な社会環境
- オープンな環境が規制や管理を容易にし，問題回避が可能

③専門家の分業による明確な環境の確立と治療促進（医師，弁護士，ドナー/代理母登録機関，医療コーディネーター，遺伝カウンセラー，心理カウンセラーなど）

④ドナーあるいは代理母登録機関による登録および管理
- 志願者の募集・登録前審査の徹底およびドナー/代理母の責任遂行の手助け

⑤好意的な法的環境
- 判例による親権の確保
- 生殖医療専門弁護士による契約準備

⑥全当事者に対する医療上のインフォームドコンセント徹底
- リスクを説明した上での安全性重視のプログラム

⑦心理サポートの提供

上記のような整った環境に支えられ，カリフォルニア州における非配偶者

間生殖医療の需要は年々さらに増加している．

## G 日本在住の患者が海外プログラムに参加することの負担

　非配偶者間生殖医療プログラムに参加するため日本から渡米する患者の数は年々増加しているが，残念ながら，参加のための負担は大きい．
　①精神的負担：オープンに話せない
　②時間的負担：滞在日数の確保が困難
　③地理的負担：距離的な不安と不自由さ
　④金銭的負担：米国の医療費は世界一高額，渡航費用の必要性
　　（米国内でも，「格安」とアピールしている医療プログラムは，必要ステップなどが省かれている場合があり，安全性に問題がある．）
　上記のうち最も大きな負担は，やはり金銭的負担であろう．非配偶者間生殖医療プログラムに参加することで発生する費用の項目は以下を含む．
- 医療費，検査費，薬剤代金
- 代理母・ドナーへの謝礼，経費，傷害保険
- 心理鑑定・カウンセリング費用
- 遺伝カウンセリング費用
- 登録機関・医療コーディネーター手数料
- 渡航費，宿泊費
- 代理出産プログラムのみ：医療保険・生命保険の掛金，出産費用，子守り費用，親権申請費用，弁護士費用，裁判所費用，出生証明書・パスポート申請費用など子供に関連する費用

　具体的には，日本在住夫婦が米国において非配偶者間生殖医療プログラムに参加するための金銭的負担はおよそ以下の通りである（上記の費用項目を総計した概算）．

- 卵子提供プログラム　　　　　約 US $50,000 以上
- 代理出産プログラム　　　　　約 US $300,000 以上
- ドナー卵子・代理出産　　　　約 US $320,000 以上
- PGD あるいは CCS　　　　　 約 US $35,000〜45,000 以上

　どのプログラムの総費用についても，一般家庭において簡単に考えることができるような金額ではないことは明白である．しかし，卵子提供プログラ

ムに特定して述べると，世間の予想に反して，参加者のおよそ70％が一般サラリーマン家庭であることから，相当の期待と覚悟をもっての参加であることが窺われる．また，特記事項としては，職業別にみてみると，IFC卵子提供プログラム参加者の16％が医師の家庭，また，21％が，胚培養士・薬剤師・看護師・検査技師・ラボラトリー職員など，医療従事者・関係者の家庭が全体の4割近くを占めることが，弊社IFCの患者層の特徴である．

## H 潜在的な患者層

これまで実際に渡米した夫婦の実に20倍以上もの患者からきわめて真剣な問い合わせを受けてきた．実際に渡米に踏み切ることができなかったケースのほとんどが，金銭的負担，あるいは渡米滞在日数の確保の困難さを断念の理由にあげている．

その他特記すべき事項としては，10代から20代の間に，Turner症候群あるいはRokitansky症候群などの診断を受けた独身女性達からの問い合わせが頻繁にあるという事実だ．これらの女性達は，将来的な自分の人生の選択肢に不安を覚えながらも，可能性を理解するために情報を必要としている．遺伝病が家系にあることがわかった独身男性あるいは女性についても，自身の発症の可能性に悩みながらも，人生をまっとうするため，将来の結婚の可能性を視野に入れて，PGD/CCSの可能性についての情報を求めてくる．

## I 日本での容認と実施への願い

卵子提供，代理出産，あるいはPGD/CCSの適応症があり，治療を希望する，あるいはそのような治療が存在することだけで救われる人々がきわめて多く存在するという事実，そして，海外治療における患者への負担がきわめて重いという明確な事実から，今後日本において生殖医療の新しい選択肢が実施される方向になった場合に恩恵を受けることができるであろう人々がいかに多いかということは，容易に想像がつく．

医療先進国の日本では，世界トップレベルの先端生殖医療技術が確実に存在しており，有能な専門医や医療者が大勢存在する．そんな「自分の国の自分の主治医の先生の施設で，そのまま生殖医療の新しい選択肢においてもお世話になりたい」と考える患者はきわめて多い．

現在日本で検討されている非配偶者間生殖医療を含む新しい選択肢を「容認するための法整備」と，実際の「プログラムの実施」を現実に現場で行うことは全く別のものである．倫理的かつ安全にプログラムを進めることが可能であることは米国カリフォルニア州で実証されているが，日本の医療体制・社会背景に適合した容認への姿勢ならびに「確実な実施」を私は強く願っている．「確実な実施」の際に日本でも必要となっていくのが医療コーディネーターという日本ではまだ耳慣れない業種である．生殖医療現場のあらゆる側面における専門知識を持ち，医療施設・ドナーや代理母といった関与する第三者およびその登録機関・弁護士・保険制度・心理カウンセラー・遺伝カウンセラーなどの間で煩雑な手配とプログラム促進を行う医療コーディネート業務は，現場での実施に際して必須である．医療施設のインフラ設定のコンサルティングならびに分業化に伴う医療コーディネーター養成を含め，日本の現場に適合した実施手段や治療促進方法などに取り組むのが私達医療コーディネーターの将来の役目と考える．

　非配偶者間体外受精プログラムやPGD/CCSなどに対する世論がどんどん肯定的に変化している今日，日本の医療体制・社会背景に適合した生殖医療の新しい選択肢が容認され，日本でオープンに実施される日が一日も早く来ることを，多くの患者達と共に切に願う次第である．

【川田ゆかり】

# 3

# ARTの応用と将来展望

【3】ART の応用と将来展望

# 1

# 着床前診断
## 遺伝病の PGD，習慣流産の PGS

　着床前診断 preimplantation genetic diagnosis（PGD）は，当初，単一遺伝子疾患（X 連鎖性遺伝性疾患）の診断を目的に施行された．その後現在まで約 20 年，対象疾患数，実施件数ともに世界的に増加している．同時に同じ技術を利用し，流産予防の 1 つの選択肢として，胚の染色体構造異常（転座など）の検索，染色体異数性について網羅的に解析する，いわゆる着床前スクリーニング preimplantation genetic screening（PGS）が実施されるに至っている．現在着床前診断の対象について考えると図 3-1 のごとく分けられ，それぞれについて検討する必要がある．4〜8 細胞期胚から単一割球，あるいは極体を生検し，遺伝子解析することで胚全体の診断・評価を行われてきたが，最近では，充分な検体量採取および胚移植時の子宮内膜との同期を考慮して，さらに進んだステージ（桑実胚，胚盤胞）での生検も施行されている．この技術は生殖医療・遺伝学のいずれも高度な技術，深い知識はもとより，崇高な倫理観を持ち合わせている施行者によって行われるべき診断技術である．わが国においても，この技術を取り巻く状況は，この数年で大きく変化した．2004 年の日本産科婦人科学会の初めての認定を受け，その後実施に至っている．今後さらに対象例は増加し，発展していくことが予想される．ここでは，着床前診断の方法について簡単に触れ，PGD，PGS の現状について解説する．

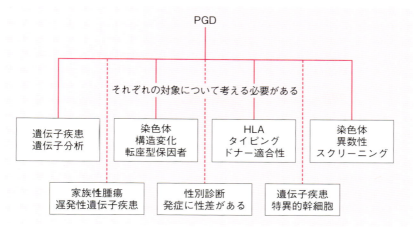

●図 3-1 ● PGD の適応

## A 着床前診断法

　この技術の施行者には，高度な生殖医療技術および豊富な遺伝学の知識，診断技術が要求される．着床前診断は，生殖補助技術の重要な技術の1つとなっている（図3-2）．PGD，PGSの流れを示す（図3-3）．大きな流れは，①体外受精，②胚（割球）生検，③遺伝子診断，そして④解析評価後の胚移植である．検体としては，割球および極体が利用可能である．

### 1　極体生検
　第1，第2減数分裂の過程で放出された極体を利用するものである．胚自体に直接侵襲を加えないことが，胚成長の安全性に繋がると考えられる．極体解析では，卵子のミラーイメージとしてその結果が解釈される（図3-4）[1]．

### 2　胚生検
　4～8細胞期胚の割球が用いられていたが，現在はより多くの検体を得る目的で胚盤胞を用いるケースでも行われている．マイクロマニピュレーター下に受精卵を置き各方法によって生検する．まず，卵子周囲の透明帯 zona pellcida の切開が必要である．①micro grass pipette により，物理的に切開

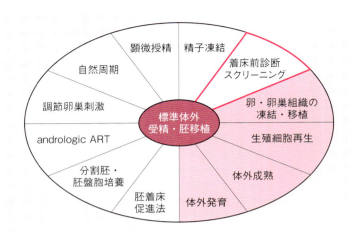

●図 3-2● 生殖補助医療体系（森　崇英先生による）

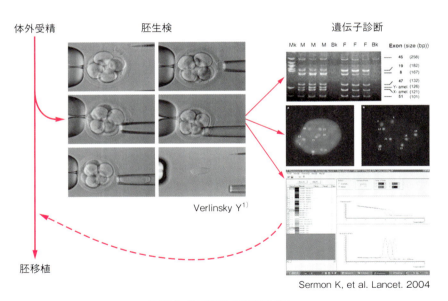

●図 3-3● 着床前診断の流れ

する方法，②Tyrode 液の作用で科学的に開孔させる方法，③レーザーによる切開する方法，の3つが一般的である．

ついで実際の胚生検には以下の2つがある．

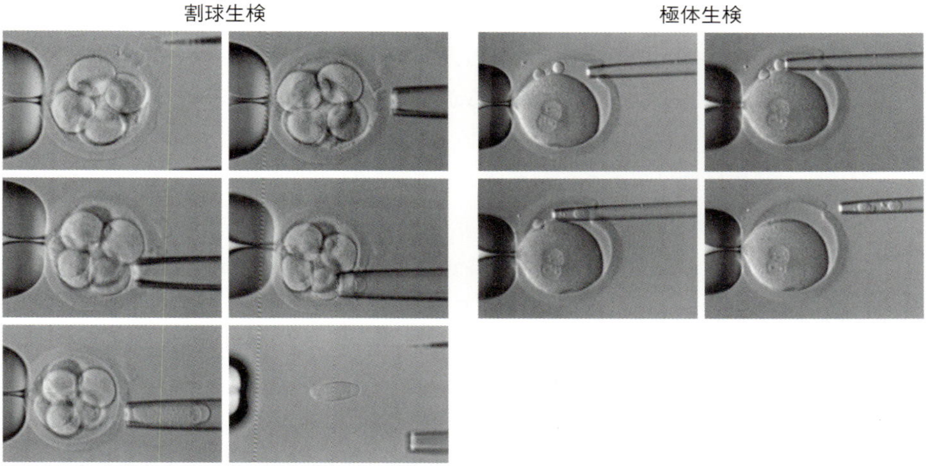

割球生検　　　　　　　　　　　極体生検

●図 3-4● 胚生検[1]

### a）細胞吸引法 blastomere aspiration

胚の透明体にマイクロピペットでスリットを作成し，そこよりマイクロピペット内に割球を吸引する方法（図 3-4）[1]．

### b）圧出法 extrusion

透明体にスリットを作成し，その反対側にマイクロピペットから培養液を注入してその圧力によって割球をスリットから押し出す．

両法ともに迅速・確実に生検するためには修練が必要である．また，通常は1割球を採取するが，診断精度を高める目的で，8細胞では2割球を採取することもある．生検後の胚の発育については現在のところ，特に大きな問題点は報告されておらず，マウスでは着床率，出生率もコントロールと同じで奇形発生の報告もないという報告もある[2]．ヒトにおいても同様な報告があるが[3]，継続して評価をしていくことは言うまでもない．

## B 遺伝子診断

### 1　polymerase chain reaction（PCR）法

DNA の熱変性を利用して，耐熱性 *Taq* polymerase，primer を用いて，標的遺伝子領域を短時間で数十万倍に増幅する方法である．着床前診断におい

ては検体が，わずか割球1〜2個（DNA量として10 pg 程度）と微量であるので，この技術は不可欠である．この方法の開発によって，多くの遺伝性疾患が診断可能となった．高感度であるがため，操作中のコンタミネーションには充分気をつける必要がある．

PCRの種類には以下の5つがあげられる．

### ①conventional PCR

標的とする原因遺伝子に対して，特異的 primer を作成し増幅する．

### ②primer extension PCR（PEP PCR）

template となるサンプル DNA 量が微量であるため，遺伝子解析の前に，random primer を用いて，全 DNA を増幅する方法．

### ③nested PCR

上記のごとく，template DNA が少ないので，遺伝子コピーも同様に少ない．そのため，標的遺伝子に対し，内側，外側の2つの primer を作成し，2段階にわたり増幅する方法である．

### ④multiplex PCR

一度の PCR で複数箇所の標的塩基配列を増幅解析する方法である．dystrophine 遺伝子のように大きい遺伝子に対して，診断効率を高めるため，報告されている遺伝子変異部位に対し，同時に複数の primer を作成し，増幅する．

### ⑤real-time（quantitive）PCR

PCR 基本的原理は，増幅後，染色しゲルに泳動し，可視化したバンドの強度を定性し判断する．しかし，微量な遺伝子発現，あるいはその変化，比較をする際には，DNA の定量が必要であった．TaqMan probe の開発により，ゲルに泳動することなく，精密に DNA を定量解析することが可能となった．

## 2 fluorescence *in situ* hybridization（FISH）法

目的 DNA と相補的な DNA probe を準備し，hybridization を行う．PCR のような短い DNA の異常を検出するのは難しいが，細胞の染色体の数的異常，大きな構造異常を検出するには有効である．

## 3 comparative genomic hybridization (CGH)

hybridization を利用し，全染色体の DNA を相対的に比較する方法である．

## 4 array-CGH, SNPs-array

ミニチュアスライドガラス上に，数百のプローブを作成し貼り付け，hybridization し，検体と標準の蛍光色により発現遺伝子を解析する方法である．2007年ヒトの全ゲノム情報が解明され，遺伝子解析技術は急速に進歩を遂げた．ゲノムワイド関連研究 genome-wide association study がさらに拍車をかけ，近年有効性について多数報告されている．理論的には多数の遺伝子を解析することが可能であり，非常にパワフルな技術であるが，その結果の正確な評価などまだ課題もある．これまでの G-banding による核型解析では正常核型であった場合でも，array-CGH，SNPs-array により微細な構造変化も検出することがある．現在，着床前診断に対しては，今後期待される技術の1つと考えられるが，その正確な結果の評価が求められ，臨床遺伝学の知識を充分に兼ね備えた専門医が慎重に対応することが不可欠である（図3-5）[4]．また，着床前診断後妊娠においては，絨毛採取，羊水穿刺を施行し出生前診断することが必要となる場合がある．

前述の3，4の方法は，次世代シークエンサー next generation sequencer の開発によって可能となり，将来的には，遺伝子関連検査の中心となる画期的な技術である．

## C 遺伝病の PGD

着床前診断は，分子生物学的技術と体外受精—胚移植における顕微受精の技術が要求される非常に高度な診断技術である．いわゆる狭義の着床前診断とは，"着床前遺伝子診断" preimplantation genetic diagnosis（PGD）を指し，1990年，X連鎖性遺伝性疾患に対しての性別診断として，Handyside らによって報告された[5]．それまでは，出生前遺伝子診断 prenatal genetic diagnosis として，妊娠中の絨毛，羊水を検体として分子生物学的手法 PCR 法および FISH 法により解析されていた．そして，この結果から妊娠継続の可否の検討がなされていた．すなわち，PGD の背景には，出生前診断の結果余

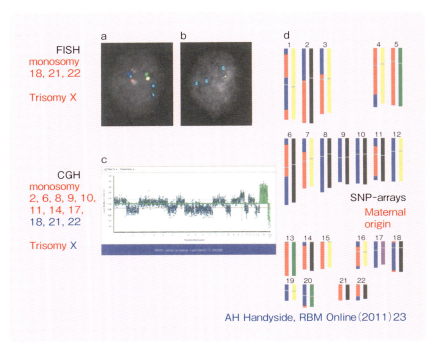

●図 3-5● SNP-array を用いた染色体分析

儀なく選択される人工妊娠中絶術を回避する技術であることを，Handyside らは述べている．その後，世界的にこの技術は急速に広がり，対象となる遺伝性疾患も，その地域性も反映して多岐にわたっている．表 3-1 に現在，対象あるいは分析可能な遺伝性疾患を示す[6]．現在 100 以上の疾患に対して施行され，多くの子供が誕生している．初めは，X 連鎖性遺伝性疾患の回避のため，性別診断がされたが，その後技術の発達とともに，対象遺伝性疾患は増加し，欠失，挿入，点突然変異など微細な遺伝子変化も診断可能となっている．

特殊な例では，Fanconi 貧血，β-サラセミアなど，保因者（原因となる遺伝子変異を持っているが，発症していない状態）同士妊娠の場合，次世代に必ず変異遺伝子が伝播するため，保因者か患児となってしまう．そのため発症を回避する意味で，保因者を PGD より診断する．そしてさらに，同胞に患

● 表 3-1 ● 着床前遺伝子診断可能な疾患
(末岡　浩. 日本臨牀. 2005; 63 Suppl: 116-26)

| 1) X 連鎖性遺伝性疾患 |
|---|
| Duchenne 型筋ジストロフィー<br>血友病 A<br>Lesch-Nyhan 症候群<br>脆弱 X 症候群<br>X 連鎖性精神遅滞<br>Wiskott-Aldrich 症候群<br>副腎脳白質ジストロフィー<br>低 $\gamma$ グロブリン血症<br>X 連鎖性痙性対麻痺<br>知覚運動ニューロン疾患 II 型<br>メチルサラセミア<br>Menkes 病<br>Lowe 症候群 |
| 2) 単一遺伝子疾患 |
| 嚢胞性線維症（$\Delta$F508 allele のみ）<br>Lesch-Nyhan 症候群（HPRT の mutation の一部のみ）<br>Duchenne 型筋ジストロフィー<br>Tay-Sachs 病<br>血友病 A<br>$\alpha_1$-アンチトリプシン欠損症<br>色素性網膜炎<br>脆弱 X 症候群<br>Marfan 症候群<br>$\beta$-グロビン欠損症<br>腺腫性結腸ポリポーシス<br>Menkes 病<br>Lowe 症候群 |

児がすでにいる場合は，治療を目的として HLA 型のマッチングまでを診断する．このように単に遺伝子診断のみではなく，同時に，HLA タイピングまで実際に行われている（図 3-6）[7]．

またミトコンドリア病，SNPs（single nucleotide polymorphisms）など一塩基多型，あるいは，糖尿病，高血圧などの多因子遺伝子病の診断に対しても研究は進んでいる．最近では，生殖医療と epigenetic modification の問題

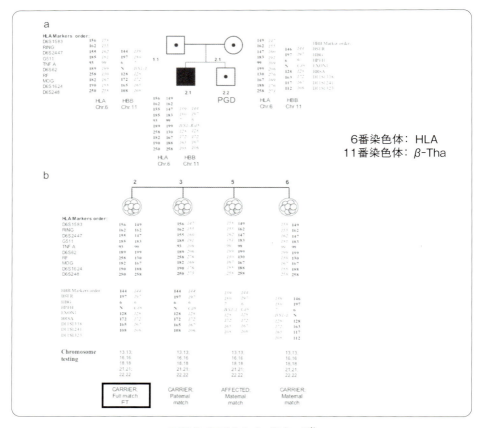

●図 3-6●HLA タイピング[1)]

が注目されている（図 3-7）．これは，塩基配列に変化は認めないものの，出生後，実際に疾患を発症することである．すなわち，PGD を施行したにもかかわらず，その後，胚発生・成長過程で，後天的に修飾を受け表現型として現れるということである．現在，様々な施設において，胚に対する epigenetic な影響について多面的な角度から基礎的データの集積が試みられている[8)]．

従来，絨毛，羊水を検体とした出生前診断は，PGD の確認という理由で施行されていたが，このような epigenetic modification の観点から今後は，違った意味を持った位置づけがなされることも考えられる．

倫理的問題
技術的な問題
　診断不成功2〜3%〔2.2%（〜n=136）（ESHRE 2002）〕
　　　　　　　　PCR 9.1%，FISH 0.9%
　　　⇨ 絨毛採取，羊水穿刺による確認
　　　　 エピジェネティック修飾による疾患
　　　⇨ SNPs（single nucleotide polymorphisms）
　　　　 多因子遺伝性疾患

経済的効果
妊娠合併症

●図 3-7●PGD の課題

●表 3-2●胚のクオリティ評価の方法

（京野廣一. 胚のクオリティー評価. In: 図説 ART マニュアル. 大阪: 永井書店; 2002. p.142-9）

1．形態的評価（MNB も含む）
　1）前核期
　2）分割期
　3）胞胚
2．発育速度からみた評価
3．その他の評価
　1）PGS による染色体診断
　2）グルコース消費量
　3）酸素消費量
　4）顆粒膜細胞のアポトーシス小体の出現率
　5）胚のミトコンドリア分布，ATP 産生，微小管構造

## D 習慣流産の PGS

　1993 年，Munne らにより FISH 法を用いて細胞（割球）の染色体異数性について検討されたのが着床前胚スクリーニングの最初の報告である[9]．これはあくまでも，胚の"質"を評価し良好胚を選別し，胚移植することで妊娠率の向上を目的としたものである．現在では世界各国の生殖・不妊センターにおいて着床前胚診断，着床前胚スクリーニングが実施されている．

胚の質的評価には表 3-2 のような方法があげられる．形態的評価，胚の発育による評価は一般的である（図 3-7）．PGS は異数体胚を除外し胚移植するため，妊娠率の向上，流産率の低下が期待できる．現在妊娠率の低い高年齢女性では不分離による異数体の発生が流産の可能性となることもあり，このスクリーニングが期待された．Munne らは 37 歳以上の高年齢なケースに対し，X，Y，13，15，16，18，21，22 のプローブを用いて異数体を解析し，正常胚を選択し胚移植することで，着床率を向上させたと報告している[9,10]．しかし，Munne らをはじめとする，FISH による方法では，分析対象となる染色体数が限られており，また報告された論文のメタアナリシス解析では，その有効性は明確に証明されていないことから，現在妊娠率向上のために，積極的に施行されていない．

　PGD の技術による児に対する影響について世界的にみると，米国の Cohen らの 4000 周期に及ぶ PGD を施行し，600 以上の健常児が分娩に至っていることを報告しており，特に大きな合併症は報告されてはいない[11]．

　自然流産の原因として，16 番染色体に代表される，常染色体のトリソミーのような異数性が指摘されている．反復・習慣流産のカップルには，染色体均衡型転座が認められることがあり，これらのカップルが妊娠した場合，ある確率で，不均衡型の染色体核型を生ずる可能性があり，その結果流産に至ることがある．PGS では，胚の染色体異数性を解析することで，胚移植の可否を検討することが可能となる．Verlinsky らは，480 例の新生児において PGS が原因と考えられる変化は認めず，安全性は確立していると述べている[12]．しかし，主にトリソミーなどの染色体異数性，Robertson 転座，大きな構造変化については，解析可能であるが，モザイク・キメラ・微細構造変化に対する診断は今後の課題である．

　現在，胚盤胞からの生検を施行し，CGH により解析し，胚の染色体（DNA）を網羅的に評価し，変化の認められない胚のみを移植することで，流産率を低下させ，その結果妊娠率の向上に繋がるとの報告が多くなされている[13,14]．わが国においても，難治性不妊症に対する受精卵診断として，着床前診断が有効か否かを確認する目的で，日本産科婦人科学会が主導となり研究を開始する予定となっている（図 3-8）．

　European Society of Human Reproduction and Embryology（ESHRE）の

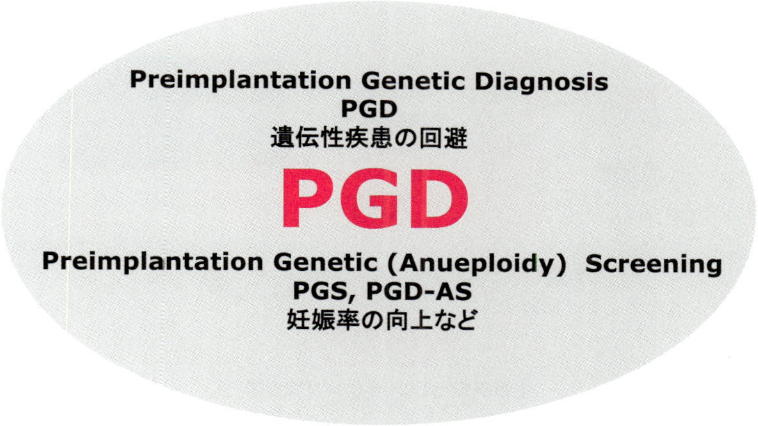

```
Preimplantation Genetic Diagnosis
            PGD
        遺伝性疾患の回避

            PGD

Preimplantation Genetic (Anueploidy) Screening
         PGS, PGD-AS
         妊娠率の向上など
```

●図 3-8●PGD の分類

```
着床前受精卵遺伝子スクリーニング（PGS）について
■ 臨床研究として開始　日本産科婦人科学会倫理委員会承認
■ 原因不明の 2 回以上の流産
■ 3 回以上の体外受精による妊娠不成立例

■ CGH-array を用いた，網羅的な受精卵解析
■ 変化の認められない受精卵の移植
■ 3 年間，300 例の実施によるデータ収集
```

●図 3-9●難治性不妊症に対する受精卵診断

あるいは American Society Reproductive Medicine（ASRM）の近年の報告をみても，PGD に関するものが非常に多く，なかでも半数以上は PGS が占めている．しかし PGS はあくまでもスクリーニングであり，染色体に何らかの変化をもたらすことではない．配偶子の正確な選択ができない現在においては，充分にカップルに対して，その意義と結果の解釈を正確に伝える必要がある．2006 年 ESHRE から出版された"PGD in Europe"では，PGD についての，適応，結果，課題などが詳細に記載されている[15]．その中でも，その施行にあたっては，ガイドラインにそうことが当然ではあるが，各国で様々

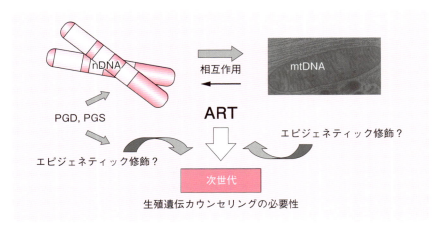

●図 3-10● ART を取り巻く遺伝学的問題

な特色があるため,まず,その国内での法,あるいはガイドラインを整備し,さらに ESHRE, ASRM, The Human Genetic Commission(HGC)などのガイドラインに準拠し施行することが望ましい.

特に今後,遺伝カウンセリングは,生殖医療分野,遺伝学分野の両方から,チームで対応することが必要であることが記載されている.PGD に際しカウンセリングを受けたことにより正しい技術の解釈,不安の解消などの点において 90% ものカップルが満足している(図 3-10).

## E 日本の現状・将来

前述してきたように,すでに世界では数千例を超える PGD/PGS が行われている.わが国では 2004 年,日本産科婦人科学会が初めて,着床前診断実施施設として慶應義塾大学を認定したのが,実際のスタートである.その後,数例に同施設で実施され,妊娠例が報告されるに至った.また,審査対象も他の医療機関から,異なった遺伝性疾患についての申請がなされた.2005 年以降,習慣流産の転座型保因者のカップルに対しての,着床前診断(いわゆる PGS)が名古屋市立大学をはじめ他生殖医療専門クリニックから申請され承認されている.この例は,習慣流産を重篤な遺伝性疾患という観点で判断し承認に至ったものである.その後も,他の医療機関からの申請がされてい

## ●表 3-3● 日本人類遺伝学会のガイドライン（日本人類遺伝学会，1996）

### 遺伝性疾患の遺伝子診断に関するガイドライン

ヒト DNA を用いた診断（以下遺伝子診断）可能な遺伝性疾患の数は年々増加し，その臨床的な有用性は広く認められている．しかし他方，遺伝子診断前後の遺伝カウンセリングの必要性，および診断によって得られた個人の遺伝子情報や診断に用いた生体試料の取り扱いなど，慎重に検討すべき問題も生じてきた．遺伝子診断は発症した患者について診断確認のために行われるほか，その情報をもとにして発症していない家族，クライアントについて保因者診断，発症前診断，出生前診断などを目的として施行される．遺伝子診断には病因となる変異遺伝子が直接検出可能な場合と間接的に DNA 多型を利用しその有無をかなりの確率で検出可能な場合がある．実施にあたり，それぞれの疾患，遺伝子情報，採取された生体試料などに基づき適切な診断法が選択される．遺伝性疾患の遺伝子診断の施行に際しては，それを受ける者（以下被検者という）およびその家族の人権を守り，適正な遺伝子診断の普及を図り，日本人類遺伝学会が平成 6 年 12 月に提案した「遺伝カウンセリング・出生前診断に関するガイドライン」に準拠し，次に掲げる各項目に留意することを提言する．

1. 遺伝性疾患は同一疾患であっても，その遺伝子変異，臨床像，予後，治療効果などはしばしば，多彩である．遺伝子診断の施行にあたっては，これらに十分留意しなければならない．
2. 遺伝子診断前カウンセリングに際して，カウンセラーは被検者に通常の遺伝カウンセリングのほか，遺伝子診断の目的・方法および精度，特に不可避な診断限界などについて正確な情報を伝えなければならない．説明は口頭に加えて，各疾患ごとに文書を作成し遺漏なきように努めるのが望ましい．
3. 遺伝子診断に際しては被検者からインフォームド・コンセントをとらなければならない．クライアントおよびその家族は知る権利とともにそれを拒否する権利（知らないでいる権利・知りたくない権利）も有しており，いずれも尊重されなければならない．特に成人期発症の遺伝性疾患の発症前診断については複数回の診断前カウンセリングを施行し，被検者本人の自主性に基づいた意思決定であることを確認する．この場合，複数のカウンセラーで対応するのが望ましい．
4. 自主性に基づいて意思決定を行う権能がないと判断され，代理人により決定される場合，その決定は被検者の利益を保護するものでなければならない．
5. クライアントが遺伝子診断を要求しても，医師は社会的，倫理的規範に照らして，もしくは自己の信条として同意できない場合はそれを拒否することができる．
6. 遺伝子診断は，完成された手法で熟練した手技によらなければならない．正確を期するため複数の検査機関による検査も考えられる．検査にあたる機関は常に精度の向上に努めるとともに，診断後の追跡調査も含め，一定の精度管理下に置かれるのが望ましい．
7. 診断結果は，十分な遺伝子解析の知識をもち，対象疾患にも精通した複数の専門家によって判断されなければならない．
8. 診断結果は被検者にとって理解しやすい言葉で説明されなければならない．このなかには，変異遺伝子と病状の関係などの疾患予後も含まれる．仮に診断が不成功であったり，診断結果が不正確であってもその内容を明確に被検者に伝える．
9. カウンセラーは診断結果の説明に際して，被検者単独であるよりも被検者が信頼する人物の同席が望ましいと判断されれば，これを奨める．被検者は診断のための検査を受けても途中で中止を申し出たり，結果の告知を拒否することができる．
10. 診断後カウンセリングは必須であり，必要と判断された場合は経時的に続ける．
11. 遺伝子解析で得られた個人情報は直接カウンセリングにあたった者により，守秘義務に従って管理され，それを本人以外に伝えてはならない．権能がないと判断され代理人の決定によって遺伝子診断が行われた場合は，その代理人にのみ伝えられる．
   ただし，必要があって本人の同意が得られた場合，もしくは同意が得られなくても，情報を伝えることで特定の個人が蒙る重大な被害が防止でき，そうした必要性が十分にあると判断された場合は守秘義務は解かれる．しかしこうした判断はカウンセラーが行うのではなく所轄の倫理審査委員会などに委ねなければならない．
12. 遺伝子診断使用後の検体は，被検者およびその家族の利益のために保存できる．
   検体は本来の目的以外に使用してはならない．検体に関する個人情報は守秘義務の対象となる．もしも関連した疾患の診断などに将来使用する可能性があると判断された場合は，個人を特定する情報は削除されて提供される旨を明確に説明し，別に文書で同意を得ておかねばならない．

る．この数年でPGDに対する状況は，学会，また国としても対応が進められており，変化している．会告に準拠したPGD，PGS実施は今後拡大するものと予想される．しかし，世界各国をみても，着床前診断に対する見解は異なり，遺伝性疾患もその国，地域性があるため必ずしもグローバルなスタンダードを構築することは容易なことではないと考えられる．日本は今，実施されている着床前診断は少ないが，反面，世界の着床前診断の現状を充分に検討することができる状況にある．各国の結果，課題点などを充分に検討吟味し，わが国の倫理観に合ったガイドラインの作成が望まれる．課題として，長期にわたる申請期間，施行施設の技術的な評価，そして，倫理的な論議などまだ解決すべき点はあげられるが，大切なことは，技術の急速な発達に遅れることなく，医療という常にヒトに対して行われる行為であるということを認識する必要があることである．そのため，着床前診断を行う際は，遺伝カウンセリングは不可欠であり，早急なシステムの整備が必要である．着床前診断の施行前，診断後はもとより，その後の妊娠，分娩，さらには長期的な経過観察にかかわる必要がある．2004年から認定が開始された，生殖医療従事者指導医および臨床遺伝専門医を中心に，非医師を含めたチームによる体制作りが必要である．表3-3に日本人類遺伝学会の遺伝子診断のガイドラインを示す．日本における着床前胚診断（遺伝子診断）は，実施においては，まだ多くのコンセンサスを国民から得る必要があると考えられる．重要なことは分娩後の児の長期フォローアップを可能な限り行うことであり，そのために日本産科婦人科学会，日本生殖医療学会が中心となり分娩後のフォローアップについて大規模な計画も考えられている．日本における着床前診断は慎重な症例の選択を行った上で，認定された高度技術を有する生殖医療専門施設において実施されていくことにより，その効果も充分に期待される．

■文献

1) Verlinsky Y, Kuliev A. Atlas of preimplantation genetic diagnosis, 2nd ed. 2004.
2) Takeuchi K, Kaufmann RA, Sandow BA, et al. Pre-clinical models for human preembryobiopsy and genetic diagnosis: 1. Efficacy and normalcy of mouse pre-embryo development after different biopsy technique. Fertil Steril. 1992; 57: 425-30.

3) Gianaroli L, Magli M-C, Ferraretti A, et al. Preimplantation diagnosis for aneuploidies in patients undergoing in vitro fertilization with a poor prognosis: identification of the categories for which it should be proposed. Fertil Steril. 1999; 72: 837-44.
4) Handyside A. PGD and aneuploidy screening for 24 chromosomes by genome-wide SNP analysis: seeing the wood and trees. Reprod Biomed Online. 2011; 23: 344, 686-91.
5) Handyside A, Kontogianni E, Hardy K, et al. Pregnancies from biopsied human preimplantation embryos sexed by Y-specific DNA amplification. Nature. 1990; 344: 768-70.
6) ESHRE PGD Consortium Steering Committee. ESHRE Preimplantation Genetic Diagnosis Consortium: data collection 3 (May 2001). Hum Reprord. 2002; 17: 233-46.
7) Kulive A, Recheitsky S, Verlinsky O, et al. Preimplantation diagnosis and HLA typing for haemoglobin disorders. Reprod Biomed Online. 2005; 11: 362-70.
8) Katagiri Y, Aoki C, Shibui Y, et al. Imprinted gene expression of placental tissue associated with neonatal weight and placental weight. ASRM. 2006; Suppl. 222.
9) Munne S, Lee A, Rosenwaks Z, et al. Diagnosis of major chromosome aneuplcidies in human preimplantation embryos. Hum Reprod. 1993; 8: 2185-91.
10) Griffin DK, Wilton LJ, Handyside AH, et al. Diagnosis of sex in preimplantation embryos by fluorescence in situ hybridization. Br Med J. 1993; 306: 1382.
11) Cohen J, Garrisi M, Zouves C, et al. Results of PGD for chromosome abnormalities in 4079 cycles. ASRM. 2005; Suppl: O-116.
12) Tur-Kaspa I, Horwititz A, Ginsberg N, et al. Clinical outcome of PGD. ASRM. 2005; Suppl: O-240.
13) Yang Z, Liu J, Collins GS, et al. Selection of single blastocysts for fresh transfer via standard morphology good prognosis IVF patients: result from a randomized pilot study. Mol Cytogenet. 2012; 5: 24.
14) Harton GL, Munné S, Surrey M, et al. Diminished effect of maternal age on implantation after preimplantation genetic diagnosis with arraycomparative genomic diagnosis hybridization. Fertil Steril. 2013; 100: 1695-703.
15) Soini S, Ibarreta D, Anastasiandou V, et al. The interface between medically assisted reproduction and genetics: technical, social, ethical and leagal issues. ESHRE Monographs. 2006; 2-51.

【竹下直樹】

【3】ART の応用と将来展望

# 2 がん・生殖医療の現在

　国立がん研究センターのがん対策情報センターの 2011 年の統計[1]では，乳がん 4224 人，子宮がん 3504 人，卵巣がん 922 人，悪性リンパ腫 547 人，白血病 854 人の 40 歳未満の女性罹患者数が報告されている．これらの治療では手術やアルキル化剤による化学療法，骨盤（全身）放射線照射などが計画されることも多く，毎年多くの小児，思春期・若年成人患者が妊孕性低下のリスクに曝されていると考えられる．

　がん診療における診断・治療の進歩はこれらの患者の生命予後を飛躍的に改善し，長期生存患者の QOL（quality of life）という問題にも目が向けられるようになってきている．とりわけ，性腺や子宮の機能低下（もしくは廃絶）による内分泌異常，不妊の原因となる化学療法，放射線照射，生殖臓器に対する外科的処置は，AYA 世代（adolescent and young adult）がんサバイバーの QOL を低下させる深刻な問題の原因となる．内分泌異常においては薬物治療が一定の効果が期待できるものの，性腺機能の高度な障害による不妊に関しては現在のところ根本的な対応策はなく，子供を持ち，育てたいという気持ちを叶えるためには養子縁組や配偶子の提供（現在本邦では議論途中）に頼らざるを得ない．一方，近年の生殖補助医療 assisted reproducetive technology（ART）の進歩，とりわけ凍結技術の発展により，性腺機能低下をきたす前の精子凍結，胚（受精卵）のみならず卵子や卵巣組織の凍結保存まで可能となっている．

こういった背景のもと，2006年には米国臨床腫瘍学会（ASCO）と米国生殖医学会（ASRM）が共同で若年がん患者に対する妊孕性温存に関するガイドラインを発表し，若年者に対するがん治療において適切な情報提供と妊孕性温存の提案の重要性を示すに至った[2-4]．本邦でも2004年に日本癌治療学会が「悪性腫瘍治療前患者の配偶子凍結保存に関する見解」を発表し，2012年には日本がん・生殖医療研究会（JSFP，2015年から学会）が設立されたことなどを含め，全国で様々な取り組みがなされるようになってきた[4-7]．これらの流れを表3-4に示した．

本項では国内外のがん・生殖医療の現状と女性患者を中心とした妊孕性温存治療の実際について解説したい．

## A 国内外の Oncofertility（がん・生殖医療）の現状

患者の妊孕性低下とそれに対する取り組みについて米国 Northwestern 大学の Woodruff は Oncofertility（がん・生殖医療）という新しい概念を提唱[8]し，情報提供，妊孕性温存治療，研究，教育の重要性を訴え，がん患者を取り巻く腫瘍・生殖医療の専門医，看護，心理の専門家を含む多職種による healthcare providers の関与の必要性が指摘されている[2]．また Oncofertility Consortium を設立し，がん・生殖医療における①scientific gap（科学技術の未熟性），②structural gap（研究機関と臨床施設との学際的隔たり），③tactical gap（異なる研究をサポートする基金機構の不在）といった問題点の解決に取り組んでいる．さらに，ナビゲーターといわれる従事者が全米の患者からの問い合わせに対して，心理カウンセリングのコーディネートや妊孕性温存可能な施設の紹介などを行うシステムを構築している[4]．欧州では2006年にドイツ語圏を中心とした100の大学や医療センターが参加するがん患者の妊孕性温存ネットワークとして FertiPROTEKT が構築されており，また治療によって卵巣機能不全を生じる可能性があるすべての若年女性がん患者が，がん生殖医療に関する精神的サポートと生殖医療専門医の診察が必要であるとしている[4,9]．

本邦でも鈴木らによって設立された JSFP が国の科学研究費の支援，関連学会との協力などを通じて，がん・生殖医療の啓発や情報発信，施設や患者ネットワークの全国展開，他職種にわたる人材育成などの活動をしている．

● 表 3-4 ● がん・生殖医療の社会的背景[4]

| | ART の発展 | 海外でのがん生殖医療 | 日本における関連事項 |
|---|---|---|---|
| 1978 | 英国で IVF による出産例 | | |
| 1983 | 胚凍結実用化 | | |
| 1986 | 凍結卵子を用いた IVF での妊娠 | | |
| 1992 | ICSI による妊娠例の報告 | | |
| 2004 | | ベルギーにてリンパ腫治療後の凍結卵巣組織の自家移植による生児獲得 | 日本癌治療学会が「悪性腫瘍治療前患者の配偶子　凍結保存に関する見解」 |
| 2005 | | | 日本造血細胞移植学会「最新の生殖医療に関する可能性と限界の情報提供をすべき」と会員へ要請<br>岡山大学ががん患者の卵巣凍結開始 |
| 2006 | | ASCO/ASRM 妊孕性温存ガイドライン<br>FertiPROTEKT 始動 | |
| 2007 | | | 日本産科婦人科学会：A-PART 日本の臨床研究承認 |
| 2012 | ASRM が卵子凍結を実用段階 | Oncofertility Consortium 始動 | 日本がん・生殖医療学会（JSFP）始動<br>パンフレット「乳がん治療にあたり将来の出産をご希望の患者さんへ」作成 |
| 2013 | | ASCO/ASRM 妊孕性温存ガイドライン改定 | 聖マリアンナ医大：POI 患者の卵巣凍結による生児獲得<br>岐阜県がん・生殖医療ネットワーク（岐阜モデル）発足 |
| 2014 | | | 日本産科婦人科学会が「医学的適応の卵子・卵巣凍結保存に関する見解」発表<br>「乳がん患者の妊娠出産および生殖医療に関する診療の手引き」発刊 |
| 2015 | | | 日本癌治療学会：ガイドライン作成に着手<br>浦安市が妊孕性温存に対する助成金開始 |
| 2016 | | | 滋賀県が医学的適応による妊孕性温存に対する助成事業を開始 |

本学会のホームページでは全国のがん・生殖医療に関する情報や診療が受けられる施設がわかりやすく表示されている[10]．

## B 妊孕性温存治療の実際

ASCOのガイドラインでは，がん治療による妊孕性低下リスク，妊孕性温存選択肢，妊孕性温存のための話し合いのアルゴリズムなどが示されている．このガイドラインでは女性がん患者に対する治療による妊孕性低下リスク（表3-5）としてがん治療後の無月経発症の可能性を高リスク，中等度リスク，低リスク，極低・リスクなし，不明に分類している．この分類は卵巣予備能の低下に関しては示されていないため注意が必要である．

ここで示されている妊孕性温存方法を，卵巣障害を回避する方法，婦人科がんに対する温存治療，ARTを用いた対策，その他にグループ分けして図3-11にまとめた．この中でがん治療の効果に悪影響を与えずに卵巣障害を回避する方法が理想的であることは論を待たないものの，現状では充分に確立されたものはなく，がん・生殖医療を考える上でARTを用いた対策が大きな比重を占めている．

ガイドラインで示されている実際の妊孕性温存までのアルゴリズムを図3-12に，それぞれの選択肢の適応に関する我々の施設でのフローチャートを図3-13に示す．

配偶子，胚，性線組織の凍結保存の具体的方法に関しては別項に譲り，本項ではそれぞれのがん・生殖医療への応用に関しての留意点をまとめたい．

### 1 卵子および胚凍結保存

ガラス化法の進歩と普及によって未受精卵の凍結保存技術も急速な進歩を遂げてきた．その結果として，欧米を中心に卵子提供や社会的理由による卵子保存が多く実施されるようになっている．

このような背景のもと，2013年にASRMは4個のランダム化比較試験により，凍結融解卵子を用いた体外受精の受精率，妊娠率が新鮮卵子を用いた場合と同等であることが示されたことを受けて卵子凍結を実験的方法の位置付けから標準レベルと変更した[11-15]．しかしながら，融解卵子1個あたりの継続妊娠率は4.5〜12％にとどまっており[14]，必ずしも同等とは言えず，が

● 表 3-5 ● がん治療による閉経リスク（ASCO ガイドライン 2013）

| | 治療プロトコール | 患者および投与量などの因子 | 対象疾患 |
|---|---|---|---|
| 高リスク | アルキル化剤＋全身放射線照射 | | 造血幹細胞移植の前処置，リンパ腫，骨髄腫，ユーイング肉腫，神経芽細胞腫，絨毛がん |
| | アルキル化剤＋骨盤放射線照射 | | 肉腫，卵巣に対して |
| | シクロフォスファミド総量 | 5 g/m$^2$（>40歳）<br>7.5 g/m$^2$（<20歳） | 乳がん，非ホジキンリンパ腫，造血幹細胞移植の前処置 |
| | プロカルバジンを含むレジメン | MOPP：>3サイクル<br>BEACOPP：>6サイクル | ホジキンリンパ腫 |
| | テモゾラミド or BCNU を含むレジメン＋全脳放射線照射 | | 脳腫瘍 |
| | 全腹部あるいは骨盤放射線照射 | >6 Gy（成人女性）<br>>10 Gy（初経発来後）<br>>15 Gy（初経発来前） | ウィルムス腫瘍，神経芽細胞腫，肉腫，ホジキンリンパ腫，卵巣に対して |
| | 全身放射線照射 | | 造血幹細胞移植 |
| | 全脳放射線照射 | >40 Gy | 脳腫瘍 |
| 中等度リスク | シクロフォスファミド総量 | 5 g/m$^2$（30～40歳） | 乳がんなど |
| | 乳がんに対する AC 療法 | X4 コース＋タキサン（<40歳） | 乳がん |
| | モノクローナル抗体（ベバシズマブなど） | | 大腸，肺非小細胞がん，頭頸部，乳がん |
| | FOLFOX4（フルオロウラシル・フォリン酸・オキサリプラチン） | | 大腸がん |
| | シスプラチンを含むレジメン | | 子宮頸がん |
| | 腹部あるいは骨盤放射線照射 | 10～15 Gy（初経発来前）<br>5～10 Gy（初経発来後） | ウイルムス腫瘍，神経芽細胞腫，脊髄腫瘍，脳腫瘍，ALL，ホジキンリンパ腫再発 |
| 低リスク | アルキル化剤以外の薬剤を含むレジメン | ABVD, CHOP, COP, 白血病に対する多剤療法 | ホジキンリンパ腫，非ホジキンリンパ腫，白血病 |
| | シクロフォスファミドを含む乳がんに対するレジメン | CMF, CEF, CAF（<30歳） | 乳がん |
| | アントラサイクリン系＋シタラビン | | AML |
| 極低リスク | ビンクリスチンを用いた多剤療法 | | 白血病，リンパ腫，乳がん，肺がん |
| | 放射性ヨウ素 | | 甲状腺がん |
| 不明 | モノクローナル抗体（セツキシマブ，トラスツズマブ） | | 大腸，肺非小細胞がん，頭頸部，乳がん |
| | チロシンキナーゼ阻害剤（エルロチニブ，イマチニブ） | | 肺非小細胞がん，膵がん，CML，GIST |

化学療法および放射線療法による無月経発症リスク（Fertility preservation for patients with Cancer: American Society of Clinical Oncology clinical practice guideline update 2013 より）
高リスク：無月経発症リスク>70％，中等度リスク：無月経発症リスク：30～70％，低リスク：無月経発症リスク<30％
（適応症などに関しては日本の現状と若干異なる）

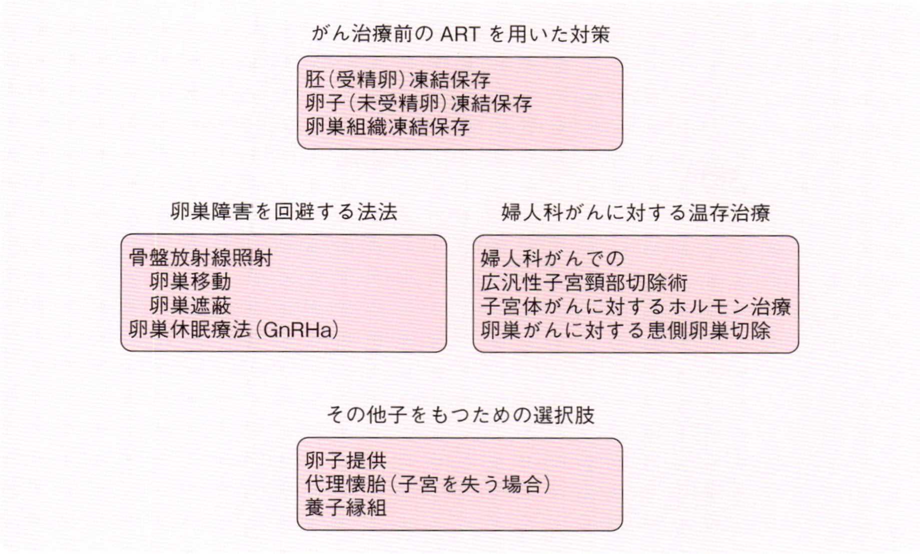

```
            がん治療前のARTを用いた対策
        ┌─────────────────────────┐
        │ 胚(受精卵)凍結保存          │
        │ 卵子(未受精卵)凍結保存       │
        │ 卵巣組織凍結保存            │
        └─────────────────────────┘

     卵巣障害を回避する法法           婦人科がんに対する温存治療
┌─────────────────────┐  ┌─────────────────────────┐
│ 骨盤放射線照射          │  │ 婦人科がんでの              │
│  卵巣移動             │  │ 広汎性子宮頸部切除術         │
│  卵巣遮蔽             │  │ 子宮体がんに対するホルモン治療  │
│ 卵巣休眠療法(GnRHa)    │  │ 卵巣がんに対する患側卵巣切除   │
└─────────────────────┘  └─────────────────────────┘

            その他子をもつための選択肢
        ┌─────────────────────────┐
        │ 卵子提供                  │
        │ 代理懐胎(子宮を失う場合)     │
        │ 養子縁組                  │
        └─────────────────────────┘
```

●図3-11● **女性がん患者に対する妊孕性温存の選択肢**
ASCOガイドライン2013で示されている選択肢を①ARTを用いた対策，②卵巣毒性を回避する方法，③婦人科がんに対する温存治療，④その他　に分類した．

ん生殖医療への応用を考える場合，前述の臨床試験では提供卵子や不妊患者の同胞の卵子の条件の良好な卵子を用いていることを考慮に入れる必要がある．がん治療後の離婚などのリスクも考えて卵子凍結を希望する既婚の場合もあるが，現在の医学的観点からは既婚女性の場合には胚凍結が第一選択と考えられる[4]．

しかしながら，患者の全身状態や前治療の影響による卵巣機能低下などから必ずしも期待通りに卵子や胚凍結が完了し得ない場合もある．また，後述の排卵誘発や採卵に伴うリスク，ホルモン依存性腫瘍に対するリスクの可能性なども総合的な評価を行い，患者の自己決定支援を行う上での十分な情報提供と議論が必要である．

## 2　排卵誘発・採卵

がん・生殖医療での卵子，胚凍結を考える上で，一定数以上の卵子や胚を確保するためには調節卵巣刺激 controlled ovarian stimulation（COS）が必

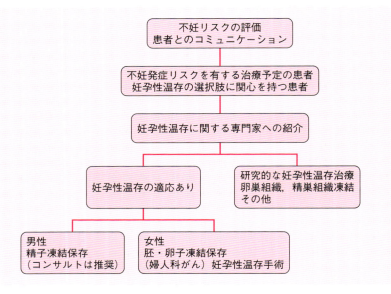

●図 3-12● 妊孕性温存のための評価と話し合いのアルゴリズム
（ASCO ガイドライン 2013）

要である．そこで問題となるのが，COS に伴うがん治療の遅れ，卵巣過剰刺激症候群 ovarian hyperstimulation syndrome（OHSS），さらにエストロゲン依存性腫瘍の場合の腫瘍に対する影響，さらに出血傾向を伴う患者に対しては採卵に伴う出血や血腫などの合併症などが考慮される必要がある．

　白血病などで初発から治療までの許容される時間がほとんどないような場合には，化学療法開始後の寛解時期に実施される場合もある．A-PART 日本支部の臨床研究として実施された白血病患者の卵子凍結の採卵実施の基準として，好中球数 1500/$\mu l$，血小板数 50000/$\mu l$ としている[4]．

　排卵誘発によるがん治療の遅れを短縮するため，月経周期に関わらず COS を開始するランダムスタートという方法が提案され，従来法と比較し刺激期間の微増とゴナドトロピン使用量の増加以外には，採卵数，成熟卵数，受精率に差を認めないという報告がされ[16]，がん治療前の患者の排卵誘発への有用性が期待されている．

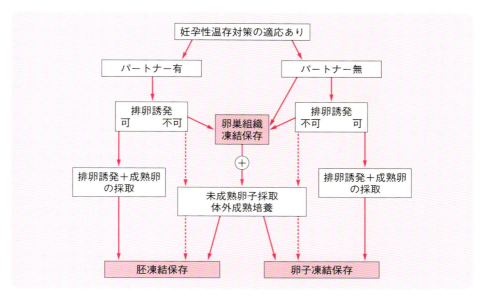

●図 3-13● 岐阜大学医学部附属病院がん・生殖医療相談における女性若年がん患者の妊孕性温存目的の凍結検討のフローチャート

## 3 広汎性子宮頸部切除術による妊孕性温存

　日本婦人科腫瘍学会のガイドラインによると，子宮頸がんⅠA1 期では円錐切除を先行させた確定診断を前提として，脈管侵襲を認めない場合にはリンパ節郭清を省略した単純子宮全摘，脈管侵襲を認める場合には準広汎子宮全摘術および骨盤リンパ節郭清術が標準治療とされている．また，妊孕性温存を強く希望する症例においては，慎重な病理学的評価により円錐切除のみで治療終了の選択肢も提案できるとされている[17]．一方，ⅠA2 期の場合には準広汎子宮全摘以上，ⅠB 期，Ⅱ期では広汎子宮全摘（または放射線治療）が推奨されている[17]．

　これら子宮全摘が推奨されるものの中で，脈管侵襲を伴うⅠA1 期，または腫瘍径 2 cm 未満のⅠA2 からⅠB1 期で，扁平上皮がんまたは高分化腺がんかつリンパ節転移を認めないものなどの厳格な条件下において，広汎性子宮頸部摘出術は再発率リスクを上げないとの報告もなされている[17]．しかしながら本邦の従来法との同等性を証明した前方視的研究は現時点ではなく，

2. がん・生殖医療の現在

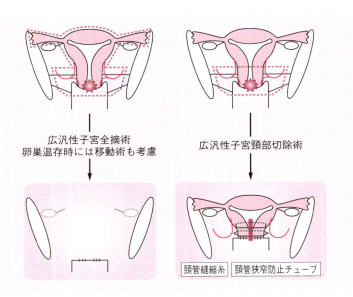

● 図 3-14 ● 腹式広汎性子宮頸部切除術 Abdominal Radical Trachelectomy (ART)
点線で囲んだ部分が切除範囲（通常の広汎子宮全摘術との比較）
ART では頸管縫縮（灰色線），頸管狭窄や感染予防目的のカテーテル留置（中央長方形濃赤色）などを行う．

適応に関しては慎重を期す必要がある．

　当科で腹式に実施している本法の概略を図 3-14 に示す．具体的には骨盤リンパ節郭清の後に子宮動脈上行枝の温存を図り，その他は広汎子宮全摘術に準じた基靱帯を処理，子宮頸部（体部側）と腟壁の切断，リンパ節転移，断端の病変の残存が陰性であることを迅速病理診断で確認の上，残存頸部と腟断端を吻合する．この際に，早産予防対策として残存頸部に対して頸管縫縮，また頸管狭窄や閉鎖の予防目的での IUD や頸管内のカテーテル留置，腟部（neo-cervix）の形成術などが試みられている[4]．生殖機能に関しては，術後の頸管狭窄やそれに伴う無月経[17]，妊娠後の上行性感染による流早産などのリスクから ART での妊娠を推奨する報告もある[18]．一方，牧野らは造影 MRI を用いた臓器血流評価の手法を用い術後の子宮体部血流分布に影響がないことを示した[19]．

## 4　子宮体がんに対するホルモン療法

　本邦でも子宮体がんの罹患数や低年齢化[1]が進んでいる．その背景として，食生活の変化，晩産化，未産婦の増加，月経不順，肥満，糖尿病，などの子宮体がん危険因子の増加によるものと思われる[4]．一方，若年子宮体がんは高分化型腺がんが多いこと[20]，早期症例が多いこと[21]，さらに前述の社会的背景を考慮すると妊孕性温存の対象となる症例が少なくない．

　妊孕性温存を強く希望する子宮内膜がん患者で，組織型，筋層浸潤の有無などを慎重に評価した上での妊孕性温存治療が以前より行われている．具体的には，酢酸メドロキシプロゲステロン（MPA）などを用いたホルモン療法で，高い奏効率が示されている[4]ものの，再発率も高く生児獲得を目的とした暫定的な治療と考えられる．さらに，本治療では頻回な子宮内膜全面搔爬を必要とするため，妊娠許可後の内膜菲薄化による難治性不妊症の続発，周産期リスクの上昇も考慮に入れる必要があり，本治療方法の選択には非常に慎重な評価とインフォームドコンセントが必要となる．

　これらのことより，子宮体がんに対する妊孕性温存療法後の患者に対しては，再発のフォローの重要性と適切な時期の根治術の考慮も忘れてはならない．

　また，不妊治療中のPCOSをはじめとした排卵障害の患者など子宮体がんの高リスク群が生殖医療施設の受診者には多く存在することも念頭におき，これらの患者の早期発見を意識する必要性も忘れてはならない．

## 5　GnRHアゴニストによる卵巣休眠療法

　本法はいくつかのrandomized controlled studyや基礎研究が行われてきたものの[4,22]，肯定的結果と否定的結果と相反する報告が拮抗しており（表3-6），ASCOのガイドラインでもexperimentalとされている[2]．しかしながら，2015年に発表された257例のER陰性乳がん患者を対象とした第Ⅲ相試験（POEMS試験）の結果によると，データの解析状の問題などの指摘はあったものの妊孕性温存効果が期待された[22]．しかしながら，その後の最近の報告では，化学療法後の閉経予防の可能性は否定できないものの，妊孕性温存効果に関しては否定的な状況となっている（Demeestere I, et al. J Clin Oncol. 2016; 34: 2568-74, JAMA. 2015; 314(24)）．

● 表 3-6 ● GnRH アゴニストによる卵巣保護に関する臨床研究[4,22]

| 試験 or 報告者 | 結論 | 対象 | 症例数 | 研究デザイン | 観察項目 | 化学療法終了後の観察期間 |
|---|---|---|---|---|---|---|
| Blumenfeld ら | 肯 | 14〜30歳 リンパ腫 | 111 | 非ラ | 月経再開 | 12 カ月 |
| Beck-Fruchter ら | 肯 | 12報から乳がん，血液疾患など | 579 | メタ | 月経再開 | |
| Badaiwy ら | 肯 | 18〜40歳 乳がん | 80 | ラ | 月経再開，ゴナドトロピン値 | 8 カ月 |
| OPTION | 否 | 乳がん | | ラ | 月経再開 | |
| PROMISE | 肯 | 18〜45歳 乳がん | 281 | ラ | 月経再開，ゴナドトロピン値 | 1 年 |
| ZORO | 否 | 45歳以下 乳がん | 60 | ラ | 月経再開 | 6 カ月 |
| Munster ら | 否 | 45歳以下 乳がん | 49 | ラ | 月経再開，FSH値，インヒビン値 | 2 年 |
| Demeestere ら | 否 | 18〜45歳 リンパ腫 | 129 | ラ | 月経再開，FSH値 | 1 年 |
| POEMS | 判定保留 | 50歳未満，ホルモン陰性初期乳がん | 135 | ラ | 月経再開，妊娠，FSH値，インヒビン値，E2 | 2 年 |
| PROMIS-GIM update | 肯/否 | 18〜45歳 乳がん | 281 | ラ | M，卵巣機能，(ns：妊，DFS) | 5 年 |
| Demeestere ら | 否 | 18〜45歳 リンパ腫 | 129 | ラ | POF，OR，妊 | 5 年 |

肯＝肯定的　否＝否定的
ラ＝ランダム化　非ラ＝非ランダム化　メタ＝メタ解析

## 6　カウンセリング・情報提供の重要性

　がん患者への妊孕性に関する説明において，がん専門医による説明に加え，生殖医療専門医の参加や説明冊子を用いることが，意思決定だけでなく感情

や閉経による肉体的ストレス，さらにがん治療後の regret score などにも良好な影響を与えることが示されている[23,24]．

　一般の不妊症患者と異なり，がん患者は「妊娠できないかもしれない」という状況が突然訪れることとなりとなり，未婚者では結婚，恋愛への不安，既婚者では配偶者に対する自責の念を生じる場合が多い．子供を持たない選択も含めて考え，パートナーと共有する時間はない．そのため，家族や主治医との相談により不妊治療施設を受診するがん患者の主訴は「挙児希望」ではなく「妊孕性温存」ということになる．「妊娠・出産，育児，児の福祉」という本来の到達点にまで思い至っている場合は非常に少ないのが現状である．

　生殖医療に関しても，これらの患者は不妊症患者と比較して充分な情報を持っていないため，「妊孕性温存」に過剰な期待を持って生殖医療施設を受診することが多い[4]．

　先述の ASCO の妊孕性温存ガイドライン 2013 でも，がん診療に携わる healthcare provider に対して以下の提言をしている[2,4]．

①治療開始する前のなるべく早い段階で，治療によって妊孕性が低下し，不妊症になる可能性があることについて言及し，妊孕性温存療法に対して興味を示した患者を，速やかに生殖医療の専門家に紹介することが望ましい．

②可能な限り早く妊孕性温存の可能性に関して臨床的判断を行い患者と話し合うべきである．

③妊娠した時などは，新たな専門医への紹介が必要になる場合があることも言及すべきである．

　また，標準的な治療は患者にとっての総合的な利益となると思われるが，医療行為が研究途上である場合，患者にとっての利益を注意深く考慮しなければならない．まだ発展途上の分野であるがん・生殖医療は，さらなる成績向上を目指し研究段階の技術を用いている．そのため，施設内の臨床試験審査委員会で審査された「研究途上の医療行為であることを明記した正式な説明と同意書」を用いて実施することが推奨される[25]．

　すなわちがん患者の妊孕性温存を考慮する上で，原疾患への悪影響がほとんどないことが前提である．近年の医療の進歩によるがん治療成績の向上に

● 表 3-7 ● Healthcare provider が患者へ説明するポイント[2,4,25]

| 個々の患者が抱えるリスクの通知 |
|---|
| ・がん治療の内容によっては不妊症や卵巣機能不全を引き起こす可能性があること<br>・卵巣不全のリスクはがんの種類，治療の内容，患者の年齢に規定されること<br>・これらの情報から卵巣不全のリスクは（高，中，低，無）に分類される |
| **妊孕性温存に関する一般的な懸案事項** |
| ・方法，選択肢<br>・実施までの期間<br>・がん治療の遅れのリスク<br>・様々な研究的側面<br>・現実的な成功の期待<br>・危険性<br>・配偶子や受精卵の廃棄に関して<br>・死後生殖<br>・配偶子提供，養子縁組，代理懐胎<br>・料金<br>・がん治療による妊娠および児への影響について |
| **専門家への紹介** |
| ・生殖医療の専門家<br>・心理的サポートの専門家<br>・支援団体（患者会など） |

は，早期の標準治療による介入が大前提であり，多くの悪性疾患においては，進行症例や再発においては根治が目的ではなくなること，治療の遅れや変則的な治療によって再発リスクの上昇を招いてはならない．

これらをまとめた healthcare provider が患者へ説明するポイントを表 3-7[2,4,25] にまとめる．

日本のがん診療と生殖医療の実態を考慮すると，多くの場合，患者が生殖医療施設に受診した時点ではこれらの情報提供がなされておらず，妊孕性温存の適応の有無の判断，患者への充分な情報提供や自己決定支援が必要な段階であることが多いと思われる．

そこでがん診療施設と生殖医療施設との相互連携による情報共有が重要となる．

## 7 がん・生殖医療連携の全国展開

　日本でも若年女性がん患者の妊孕性の問題への注目が集まるようになってきており，JSFP は Oncofertility Consortium や FertiPROTEKT のシステムやコンテンツを参考にしながら，日本の現状にあったネットワーク構築を試みている．ホームページでの施設検索システムの作成により患者や腫瘍専門医支援に役立てている．また，地域での医療連携の全国展開支援を行っており，2013 年 2 月発足の岐阜県がん・生殖医療ネットワーク＝岐阜モデル[6]から岡山，長崎，埼玉，福岡，広島，滋賀，兵庫，大分，沖縄，熊本，静岡，宮城，栃木，千葉などへと着実に広がりをみせつつある．さらに，心理，看護の人材育成や臨床研究，患者連携や広報活動など多方面での活動および実績をあげている．今後，それぞれのプロジェクトが有機的につながり日本版 Oncofertility Consortium として完成するものと思われる．

■文献
1) 国立研究開発法人国立がん研究センターがん対策情報センター. がん登録・統計. http://ganjoho.jp/reg_stat/index.html
2) Loren AW, Mangu PB, Beck LN, et al. Fertility preservation for patients with cancer: American Society of Clinical Oncology clinical practice guideline update. J Clin Oncol. 2013; 31: 2500-10.
3) Lee SJ, Schover LR, Partridge AH, et al. American Society of Clinical Oncology recommendations on fertility preservation in cancer patients. J Clin Oncol. 2006; 24: 2917-31.
4) 鈴木 直, 竹原 祐, 編. がん・生殖医療―妊孕性温存の診療. 東京: 医歯薬出版; 2013.
5) 古井辰郎, 牧野弘, 竹中基記, 他. 特集 がん・生殖医療の連携体制構築へ向けて. 産婦人科の実際. 2015; 64: 1033-7.
6) Furui T, Takenaka M, Makino H, et al. An evaluation of the Gifu Model in a trial for a new regional oncofertility network in Japan, focusing on its necessity and effects. Reprod Med Biol. 2016; 15: 107-13.
7) Ataman LM, Rodrigues JK, Marinho RM, et al. Creating a Global Community of Practice for Oncofertility. J Global Oncol. 2016; 2: 83-96.
8) Woodruff TK. The Oncofertility Consortium--addressing fertility in young people with cancer. Nat Rev Clin Oncol. 2010; 7: 466-75.
9) FertiPROTEKT. http://www.fertiprotekt.com.
10) 日本がん・生殖医療学会ホームページ. http://j-sfp.org/index.html

11) Cobo A, Kuwayama M, Perez S, et al. Comparison of concomitant outcome achieved with fresh and cryopreserved donor oocytes vitrified by the Cryotop method. Fertil Steril. 2008; 89: 1657-64.
12) Cobo A, Meseguer M, Remohi J, et al. Use of cryo-banked oocytes in an ovum donation programme: a prospective, randomized, controlled, clinical trial. Hum Reprod. 2010; 25: 2239-46.
13) Parmegiani L, Cognigni GE, Bernardi S, et al. Efficiency of aseptic open vitrification and hermetical cryostorage of human oocytes. Reprod Biomed Online. 2011; 23: 505-12.
14) Practice Committees of American Society for Reproductive M, Society for Assisted Reproductive T. Mature oocyte cryopreservation: a guideline. Fertil Steril. 2013; 99: 37-43.
15) Rienzi L, Romano S, Albricci L, et al. Embryo development of fresh 'versus' vitrified metaphase II oocytes after ICSI: a prospective randomized sibling-oocyte study. Hum Reprod. 2010; 25: 66-73.
16) Cakmak H, Katz A, Cedars MI, et al. Effective method for emergency fertility preservation: random-start controlled ovarian stimulation. Fertil Steril. 2013; 100: 1673-80.
17) 日本婦人科腫瘍学会, 編. 子宮頸癌治療ガイドライン. 東京: 金原出版; 2011. p. 51-3
18) Kasuga Y, Nishio H, Miyakoshi K, et al. Pregnancy outcomes after abdominal radical trachelectomy for early-stage cervical cancer: A 13-year experience in a single tertiary-care center. Int J Gynecol Cancer. 2016; 26: 163-8.
19) Makino H, Kato H, Furui T, et al. Assessment of uterine enhancement rate after abdominal radical trachelectomy using dynamic contrast-enhanced magnetic resonance imaging. Arch Gynecol Obstet. 2016; 293: 625-32.
20) Gallup DG, Stock RJ. Adenocarcinoma of the endometrium in women 40 years of age or younger. Obstet Gynecol. 1984; 64: 417-20.
21) Tran BN, Connell PP, Waggoner S, et al. Characteristics and outcome of endometrial carcinoma patients age 45 years and younger. Am J Clin Oncol. 2000; 23: 476-80.
22) Moore HCF, Unger JM, Phillips K-A, et al. Phase III trial (Prevention of Early Menopause Study [POEMS]-SWOG S0230) of LHRH analog during chemotherapy (CT) to reduce ovarian failure in early-stage, hormone receptor-negative breastcancer: An international Intergroup trial of SWOG, IBCSG, ECOG, and CALGB (Alliance). J Clin Oncol. 2014; 32: LBA505.

23) Schover LR, Jenkins R, Sui D, et al. Randomized trial of peer counseling on reproductive health in African American breast cancer survivors. J Clin Oncol. 2006; 24: 1620-6.
24) Letourneau JM, Ebbel EE, Katz PP, et al. Pretreatment fertility counseling and fertility preservation improve quality of life in reproductive age women with cancer. Cancer. 2012; 118: 1710-7.
25) Roberts J, Ronn R, Tallon N, et al. Fertility preservation in reproductive-age women facing gonadotoxic treatments. Curr Oncol. 2015; 22: e294-304.

【古井辰郎・寺澤恵子・森重健一郎】

【3】ARTの応用と将来展望

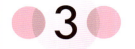

# 生殖細胞再生の科学と医学

　生殖細胞系列とは次の世代に遺伝情報を伝えることのできる，様々な分化段階にある生殖細胞の全体を指し，胎仔期に存在する始原生殖細胞から精子および卵子に至る細胞を含んでいる．本来なら「生殖細胞の再生」とは厳密にはコピー細胞の作成を意味するので，正確には新しい生殖細胞の発生にかかわる「生殖細胞の発生」とすべきである．知りたいのは治療法開発のための発生の原理である．そのため本項では生殖生命科学の流れを系統的に理解するため，あえて「生殖細胞の再生」をテーマとして掲げ，「生殖細胞の発生」の各論的な詳細については発刊予定の別著に譲るのでご参照願いたい．

## A　生殖系列のゲノム決定機構と発生様式

### 1　体細胞ゲノムと生殖細胞ゲノム

　多細胞真核生物の構成細胞群は個体の生命維持に必要な体細胞系列と世代の継承に必要な生殖細胞系列の2つの細胞系列から成り立っている．このような分業体制は与えられた環境に適応して生存し続けようとする生命が，自己の持つすべての情報をゲノムとして体細胞と生殖細胞内に固定化して保全するという生命現象と捉えることができよう．体細胞は自己形成に必要な情報を，また生殖細胞は自己ゲノムの次世代への引き継ぎに必要な情報を確保している．端的には，体細胞は当世代の，生殖細胞は次世代の生命体として生存し続けるための暗号の保持，いわば「ゲノムの不滅性」の保持を使命と

する細胞群と位置付けることができる．

## 2　生殖系列細胞の発生様式—前成と後成

　生殖細胞系列の決定機構には大別して 2 つの様式がある．1 つは前成様式（preformation），もう 1 つは後成様式（エピジェネシス，epigenesis）である．前成様式では，将来は生殖細胞（卵と精子）になるよう運命付けられた前駆細胞のなかに，生殖細胞形成に必要な因子である RNA-タンパク複合体（生殖質；生殖顆粒あるいは極顆粒とも呼ばれる）が局在しており，発生初期の卵割あるいは細胞分裂を通してこの因子を受け継いだ細胞のみが生殖細胞へと分化する．この生殖細胞決定機構の研究には線虫，ショウジョウバエ，アフリカツメガエルがモデル動物として用いられてきたが，共通したメカニズムとして生殖前駆細胞において一定期間ゲノムワイドに転写が抑制されていることである．このことは，周りに存在する体細胞の運命がいろいろなシグナルの影響下に様々な変化を遂げる環境に置かれているにもかかわらず，生殖細胞への分化を運命付けられた生殖前駆細胞に関する限り未分化性を保障する分子機構の存在を示唆している．

　もう 1 つの後成様式では，生殖前駆細胞のなかに特有な運命決定物質は存在せず，同じ分化能を持つ細胞に近隣の細胞から誘導シグナルが与えられ，一部の細胞のみが生殖細胞としての資格を獲得する．哺乳類の生殖細胞はこの後成様式により決定される．そして進化的には後成様式がより古く，より広く生物界に普及していると考えられている．このように前成と後成という全く異なった様式によって決定される生殖系列細胞も，運命決定後の発生過程では進化的に保存された共通の分子を使用していることが次第に明らかになってきた．生殖細胞発生のごく初期における様式の相違を明らかにすることは，生命体の本質を理解する上で大きな示唆を与えてくれると期待できる．

## B　生殖細胞のゲノム特性[1]

### 1　生殖細胞の特化（specification）

　体細胞でも生殖細胞でも全能性幹細胞つまり受精卵から身体を構成しているいろいろな組織や臓器へ分化する過程で，それぞれ固有の機能と構造を備えた細胞（群）に分化するが，生殖細胞は最終的には生殖機能の発現に専門

化した終末細胞に分化するのでこれに「特化（specification）」という呼称が与えられている．特化した細胞は特定の与えられた任務を全うするようプログラムされており，通常，他の細胞系列への分化可塑性を失う．

## 2　世代交代における生殖細胞の役割

さて，「世代交代の担い手」である生殖細胞の特性は，世代から世代へとゲノムを引き継ぐという生命現象の担当者である．体細胞の担う生命現象は心，肺，腸などそれぞれに特化した機能を果たすことにより個の生命の保全に欠かせない存在で，病気になったり怪我したりすると治すための治療をうけることになる．このように体細胞系列はからだの臓器，組織の形態と機能の異常を修復・複元しながら，一世代のみでその使命を全うして終わる．だからゲノムの役割もその世代のみで終る．これに対し生殖細胞系列では親のゲノムが子のゲノムへと世代を超えて引き継がれるので，遺伝だけでなくその世代に起きた突然変異を引き継ぐ進化という，経代的に世代間の生命現象の発現調節に与かる．そして，卵子と精子が受精してできる受精卵は体細胞と生殖細胞の両方のゲノムを引き継ぐ役割を果たしているので，受精卵のゲノム特性は父親と母親の両ゲノムを子に伝えることにある．

## 3　世代交代における生殖細胞のゲノム特性

世代交代が順当に進むためには，個体の設計図であるゲノムが新しい次の世代のゲノムに組換えられ，それに対応して後述するエピゲノム修飾が伴わなければならない．つまり新しい個体となって，ゲノムは不変であるがエピゲノムが変化することによってエピゲノム発現が変化する結果，世代交代が行われる．平たくいえば新しいゲノム・エピゲノム個体として生き返ることになる．この世代交代を担当しているのが生殖細胞系列である．そのため生殖細胞には重要な3つのゲノム特性がある．第1には，半数体である卵子と精子が合体してできる受精卵は，個体のすべての体細胞に分化して個体を再構築し得る全能性（totipotency）を持った生命体であることである．第2には，受精卵が個体へ発生する過程の早期に体細胞系列から生殖細胞系列が分離し，独自の発生経路を辿ることである．やや難しい表現になるが，潜在的分化多能性を温存し次世代の個体形成能を潜在的に維持していることであ

る．第3には，次世代の生殖細胞系列の発生には雌雄差があるので，生殖巣細胞を含めた体細胞系列を新しい性差に応じて再構成しなければならないことである．これには後述する遺伝子刷り込み（インプリンティング）が深くかかわっている．

## C 生殖細胞のエピゲノム特性[1]

　生殖細胞は発生のごく初期に体細胞から分かれて，体細胞とは相互に影響しながらも独立した細胞系列として確立される．生殖細胞はゲノムとエピゲノム情報を次世代に伝えるという使命を帯びた細胞である．体細胞系列からの生殖細胞系列の分離と，生殖細胞系列として独立した固有の発生経路が確立されるためには，エピジェネシス機構が決定的に重要な役割を演じていることが，幹細胞を出発点とした研究で明らかにされてきた．生殖細胞の発生プログラムには以下に述べる少なくとも5項目のエピゲノム特性が含まれている．

### 1　受精卵の全能性

　全能性とは個体発生能（個体発生の全能性-totipotency）を持つことで，自然界では受精卵のみが個体発生能，すなわち全能性を持った唯一の生命体である．したがって受精卵はすべての細胞に分化できるという全能を持った細胞であることを意味しており，体細胞と生殖細胞の両系譜への分化発生能を持った万能細胞といえる．精子と卵子は分化した細胞であるが，両者が合体して受精卵となると，一変して身体を構成するあらゆる体細胞と生殖細胞に変貌する能力を獲得する．このような先祖返り現象に似た現象こそ新しい生命の発生に繋がるので，受精卵こそが個体発生の全プログラムを再現することができる唯一の存在である．

### 2　始原生殖細胞の潜在的分化多能性

　始原生殖細胞 primordial germ cell（PGC）は生殖細胞系譜の根幹に位置する細胞であって生殖系幹細胞といえる．すべての生殖細胞はPGCから分化発生するので，潜在的分化多能性（latent pluripotency）を持つと考えられている．このPGCに由来した卵子と精子とはそれぞれが独立した分化多能性

を持つわけではなく，両者が合体して受精卵となって初めて全能性を獲得するので，受精卵となることにより初めて個体性を獲得し得る潜在的分化多能性を獲得するといえる．

### 3 後成的エピゲノム修飾

世代から次の世代への移行は親のゲノムが組換えられ，さらにそのゲノムがエピゲノム修飾を受けて子に受け継がれて，新しい個体として生まれ変わる．つまりゲノム組換えと後成的エピゲノム修飾によって，ゲノムとエピゲノムが再編されて新しい生命体に移行する．

### 4 体細胞系列への分化プログラムの抑制

生殖細胞系列の始祖となる PGC が体細胞系列から独立分化するために巧妙な仕組みが刻みこまれている．それは，PGC の分離独立のため一過性に体細胞系列への分化プログラムは抑制された状態が必須となっている．

### 5 生殖細胞系列への分化プログラムの促進

生殖細胞系列への分化プログラムが滞りなく進行するためには，体細胞と生殖細胞の両系列の分化プログラムがともに促進されなければならない．おそらくは，PGC が体細胞系列から独立分化するまでは体細胞系列の分化プログラムは抑制されており，PGC が独立分化するのと同時系列的に抑制が解除されて，両系列の分化プログラムがともに亢進すると考えられている．

## D 遺伝子と遺伝子発現

遺伝子とは「RNA に転写されてタンパクへと翻訳される核酸の領域」と定義されており，ヒトのゲノムには約 2 万個の遺伝子がある．しかしタンパクに翻訳されない non-cording RNA が遺伝子発現制御に重要な役割を果たしていることも明らかにされてきた．これらはタンパクに翻訳されないので遺伝子の定義には該当しない．そこでここではタンパクをコードする核酸の領域という在来の定義にとどめ，将来的に必要に応じて定義の変更も考慮されねばならないかも知れない．

体細胞の特性はその細胞に発現する遺伝子によって規定されるので，遺伝

子の発現調節のあらましを知っておく必要がある．遺伝子が活性化されるにはまず RNA へ転写されなければならない．転写とは DNA を鋳型として RNA を造る酵素である RNA ポリメラーゼが，遺伝子の上流から下流へと移動しながら塩基配列の情報を DNA から RNA へと写し取る過程である．そのためにはまずプロモーター領域へ RNA ポリメラーゼが引き寄せられ，活性化される必要がある．この機能タンパクが転写因子である．転写因子の多くは制御領域にある特定の塩基配列を認識して結合し，転写のコアクチベーター（補助活性化因子）を介して転写を活性化させる．したがって転写因子とは転写のスイッチ・タンパクと考えられている．それぞれの遺伝子の制御領域にはユニークな塩基配列があるので，複数の異なった転写因子が様々な組み合わせを持って結合する．その結果個々の遺伝子は特有な転写活性化を受けることとなり，その細胞系列に特異な発現調節が保障されるという．

## E 分子生物学の誕生

### 1　生命の本態に迫る科学的方法論

一般に「いのちの営み」はからだの細胞が発揮する機能で生命現象と呼ばれている．生殖細胞の特性は遺伝と進化の担い手であり，何れも世代を超えて受け継がれる生命現象という点で共通している．そこでこれら 2 つの生命現象を対象とする生物学を広義に解釈してここでは「生命現象学」として一括して捉えると，「生命の本態は何か」という問いに対する回答を求める道筋がみえてくるであろう．体細胞の営む生命現象ではなく生殖細胞に特化した生命現象である「遺伝と進化」を「生殖の生命現象学」と位置付け，この分野の発展の経緯を紐解くと，遺伝と進化の両分野を結び付けた方法論は今日驚異的な発展を遂げた分子生物学そのものであった．

19 世紀後半，ダーウィン進化論とメンデルの遺伝の法則がそれぞれ提唱されたものの，両領域の学問分野は直接には影響し合うことなく独立して発展してきた．20 世紀の前半になって進化と遺伝という重要な 2 つの生命現象を対象とする異分野の生物学の流れが合流することとなった．合流の契機を演出したのは生物学者ではなく，意外にも理論物理学者でウィーン生まれのシュレーディンガーであった．彼はもともと波動力学の物理学者で，波動方

程式に関する業績によって1933年のノーベル物理学賞を授与されている．この波動力学と名付けられた新力学は，ハイゼンベルクのマトリックス力学と数学的に等価なものであることを彼自身が証明して以来，「生命の本態」を遺伝形質の安定性に着目して非連続性構造，いわば微粒子として捉えるべきと提唱した．そして生命の実態は量子力学の理論で解明可能として今日の分子生物学の基本を明示した．

## 2　生命体粒子説とその構造解析

　分子生物学の誕生にはもう1つ超えるべき壁があった．それは生命体粒子の構造解析である．20世紀に入ってから染色体上における核酸の局在にワトソンとクリックが注目，1953年DNAの結晶構造のX線解析の結果二重螺旋構造であることが判明し，彼らは生命体の実態は複製可能な素粒子であると考えた．

　このDNA構造解明によりシュレーディンガーの天才的ともいえる仮説が実証され，分子生物学の誕生となった．ワトソンとクリックによるDNA二重螺旋構造モデルと，遺伝情報に関する中心教条など，DNAをベースとする生命機能の実態が矢継ぎ早に明らかにされた．セントラル・ドグマとは細胞の活性物質はタンパクであるので，遺伝情報として核内に蓄えられたDNAの機能を核外で再現するシステムがあるはずと予見したのである．その介在因子がメッセンジャーRNA（mRNA）であることが証明された結果，遺伝子の持つ情報は，DNA情報→RNA転写→タンパク翻訳という順に従って一連のゲノム情報の発現機構が明らかになった．核内にDNAとして保管されている情報が細胞質タンパクとして発現されるとする考えを中心教条 central dogma として提示したのは他ならぬクリックであった．ここまでくると，ヒトの全ゲノム解析を進めるべしとの提案により「ヒトゲノムプロジェクト」が発足，僅か17年後の2003年，ヒトの全ゲノム解読完了が高らかに宣言された．天才的発想を感じさせるシュレーディンガーの粒子仮説以来59年，DNAの二重螺旋構造の発見以来わずか50年のことである．このようにして「生命の本態は何か」との問いに対する解答が得られたが，以後，生命科学は飛躍的発展を遂げるポストゲノム時代に突入することとなった．

　分子生物学の登場によって化学と生物学そして物理学などの自然科学全体

が生命現象全体にかかわっていることが明らかにされ，今日では生命の実態は生命情報全般を伝える構造と機能を対象とする生命科学とし理解されるようになった．

## F 胚性幹細胞 embryonic stem cells（ES cells）

1981年に2つの研究機関からマウス胚の内細胞塊（ICM）からそれぞれ独立して多能性幹細胞である胚性幹細胞 embryonic stem cells（ES cells）が樹立された．このことは幹細胞時代の到来を告げる新知見であり，ES細胞の樹立に触発されて幹細胞研究が本格的に始動することになり，今日の再生医学を支える幹細胞学の始まりとなった．

### 1 生殖発生生物学から幹細胞生物学の誕生―生命の起源に迫る科学的方法論

哺乳類の幹細胞の中では最も未分化な細胞である卵子が受精して受精卵となると活発な細胞分裂（卵割）を続けて発生を開始する．数日間発生が進んで胚盤胞期に達すると内部に腔が形成され，子宮内膜への着床準備のため胚盤胞内腔を取り囲んで2つの部分に分かれる．1つは将来胚胎の身体になる内細胞塊 inner cell mass（ICM），もう1つは将来胎盤の一部になる絨毛細胞 trophectoderm（TF）に分化する．ICMは自己のあらゆる体細胞の起源細胞になるので多能性幹細胞 pluripotent stem cell であるが，このICMからは，次世代生命体の起源となる始原生殖細胞 primordial germ cell（PGC）細胞が分化するので，その成立の仕組みを追跡することによって生命の起源に辿りつくことが可能である．

1981年に2つの研究機関からマウス胚のICMからそれぞれ独立して多能性幹細胞である胚性幹細胞 embryonic stem cells（ES cells）が樹立された．英国ケンブリッジ大学のエヴァンスとカウフマンが子宮内のマウス胚盤胞のICMから発生プログラムだけを内包した多能性幹細胞の培養技術を開発，細胞系として樹立した．またマーティン・エヴァンスは少し遅れて同年12月にマウス胚培養により多能性幹細胞を樹立，「胚性幹細胞 embryonic stem cells, ES cells」と命名した．さらに彼は，ES細胞に遺伝子導入して遺伝子改変 transgenic マウスの作出技術を開発，遺伝子の機能解析に欠かすことの

できない方法論として今日汎用されている．この一連の学術貢献に対し2007年のノーベル生理学医学賞が授与された．

## 2 ヒトES細胞の樹立

マウスES細胞の確立からヒトES細胞の確立まで20年足らずの期間を経て，1998年，ウィスコンシン大学のトムソンらによってヒト胚性幹細胞human embryonic stem cells（hESCs）が樹立された．これを機に再生医学研究の基本路線が明確化し，ヒトES細胞を出発点として各種体細胞の誘導技術開発と実用化に向かって華々しい研究が展開され始めた．ここにES細胞の全盛時代が訪れたが，移植用組織や臓器を臨床応用するにあたって2つの内在関門があった．1つは移植免疫拒絶のバリアーを突破するための組織適合性の導入であり，もう1つは患者自身のES細胞の誘導である．2007年になって次に述べる人工多能性幹細胞 induced pluripotent stem cells（iPS cells）が開発されてからは（Takahashi K, et al. 2007），ESからiPSへ重心が移った感があるものの，次に触れるSCNT-ES法も免疫的組織適合性を備えたES誘導法として目下臨床応用への道が検証されている．

## G 体細胞核移植-ES細胞 somatic cell nuclear transfer-ES（SCNT-ES）

### 1 原理

iPS細胞の登場以前には再生移植医療を目的とする場合，自己配偶子を誘導するもとになる多能性幹細胞としてはES細胞しか存在しなかった．ES細胞を起点とした場合の体細胞の分化誘導には，理論的には第1段階で自己の体細胞核を提供除核卵に核移植して自己クローン胚を作成，第2段階として得られたクローン胚からES細胞を樹立（第2種樹立となるので日本では生殖細胞に関しては禁止）してクローン胚由来の組織適合性ES細胞の作成という手順となる．したがってSCNTにおける卵子は体細胞核の初期化のツールとなる．iPSの場合には胚性遺伝子の強制発現によって核のリプログラミングを実行することになる．iPSとSCNTとの違いは，SCNTでは初期胚ができるので全能性を獲得することが可能となる（extraembryonicを含むすべてに分化可能）．これに対しiPSの初期化はICM相当の多能性までの

初期化にとどまる．

　体細胞クローン somatic cell clone は体細胞の核移植により作出された動物個体のことであるが，脊椎動物では 1997 年，羊の乳腺細胞の核移植によって作出されたドリーが最初である．体細胞核移植そのものは個体に成り得ないが，未受精卵に体細胞を核移植すると受精卵におけると同じようにリセットされて個体にまで発生することが証明された．これを体細胞核移植-胚移植法 somatic cell nuclear transfer-embryonic stem（SCNT-ES）と呼び，多種の動物で試行されたが，必ずしも完全な復活は難しいのが現状で，初期化過程におけるリプログラミング不全がその原因と考えられている．

　この SCNT-ES から出発して 2 倍体の胚が作出されると，それを半数化することが可能になれば雌または雄の配偶子として正常な 2 倍体を持った受精卵に誘導できる可能性がある．これが SCNT-ET の構想である．SCNT では初期胚ができるので胚体外組織を含む全能性が獲得される．つまり卵子は体細胞核の初期化のツールとなる．これに対し，iPS の初期化は ICM 相当の多能性までの初期化にとどまる．

## 2　生殖クローニングと治療クローニング

　iPS 細胞がドナー細胞のミトコンドリアをそのまま継承するのに対し，SCNT では卵子のミトコンドリアにほぼ置換される．SCNT より発育した胚盤胞を移植すればクローン個体の作出に繋がる生殖クローニング reproductive cloning となる．他方，SCNT より発育した胚盤胞から胚性幹細胞を樹立すれば組織適合性 histocompatible の NT-ESC（核移植 ES 細胞）となるので，再生医療の手段として有効に使える治療クローニング therapeutic cloning となる．紡錘体置換法（ST）が配偶子系列遺伝子治療を目的とするのに対し，SCNT-ES 法では除核卵子に組織適合性を目指すドナー細胞を移植することによって核の初期化を誘導する方法である．

## H　人工多能性幹細胞　induced pluripotent stem cells (iPSCs)

### 1　iPS 細胞の幹細胞特性

　マウス ES 細胞に続いて樹立されたヒト ES 細胞はヒト再生医療の有力な

ドナーと期待されたものの，免疫拒絶の問題解決とヒト卵の供給という2つの克服すべき問題点を抱えていた．これらの問題解決策として登場したのが人工多能性幹細胞であった．多能性幹細胞を誘導できる原理は，分化したヒト体細胞核を初期化することによってES様の多能性細胞を作成した上で，さらに目的とする組織細胞に分化させることである．現在，マウス体細胞に人為的に多能性を誘導するには，核移植によるリプログラミング，既知因子による初期化，培養による自発初期化の3つの方法が提示されているが，本項では既知因子による初期化の典型である人工多能性幹細胞（iPSCs）について概略を紹介する．

　ES細胞と融合させると体細胞のリプログラミングが成功する事実はES細胞が多能性を誘導する因子を持っていることを示唆している．これら多能性誘導因子はまた多能性の維持因子としての重要な機能を果たしていることを意味している．この仮定に従ってYamanakaらは24の候補因子について多能性誘導能をテストした．分析の結果，レトロウィルスが介在する4因子（Oct-3/4，Sox2，c-Myc，Klf4）をマウス胚細胞あるいは成獣マウス線維芽細胞に移入し，Oct-3/4とSox2の標的となる*Fbx15*の発現を指標として誘導したところ，誘導多能性幹細胞 induced pluripotent stem cells（iPSC）の発生が認められた．これらの細胞は形態，増殖能，奇形腫形成などにおいてES細胞と同じ細胞であった[2]．Sox2を除く3因子の導入によって形態と増殖能は全く同じであるが多能性を欠くES様細胞が作出された．Fbx15による選別を受けたiPS細胞は，しかし，ES細胞とは遺伝子発現，DNAメチル化パターンなどの点で明らかに異なっていた．胚盤胞に移植すると，iPS細胞はキメラ胚の形成に参画したが，成獣あるいは生殖系列キメラ形成能は持っていなかった．これらのデータはFbx15選別iPS細胞におけるリプログラミングは不完全であることが示された．

## 2　有意な改良（図3-15）

　さらに有意な改良が3つのグループによって成し遂げられた．より厳密な選択マーカーである*Nanog*を用いて体細胞と生殖細胞系キメラに通用するiPS細胞が造られたのである．そのうちの1つは[3]生殖系列を介して子孫のマウスに伝達されることが証明されている．*Fbx15*と*Nanog*の両方とも

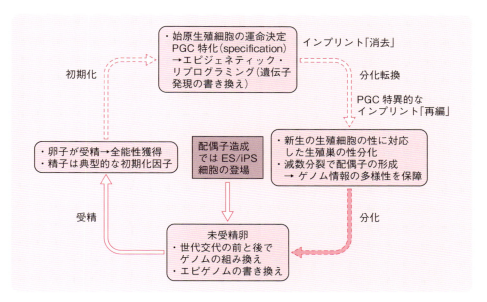

●図 3-15● 受精卵のリプログラミング・サイクル

受精卵を軸とした親から子への世代交代のサイクルは PGC を巡る求心回路と遠心回路から構成されている．①PGC の特化→②インプリント消去による初期化→③新生 PGC 特異的インプリント再編→④配偶子と生殖巣の性分化という連続した 4 段階のプロセスからなるリプログラミング・サイクルが回転することにより生命体が受け継がれていく．このような循環を「受精卵のリプコグラミング・サイクル」という表現を用いて示した概念図．

Oct-3/4 と Sox2 の標的であるが，前者は多能性に不可欠の誘導因子であり後者は決定因子の役を果たしている．Nanog 選択を受けた iPS 細胞は DNA メチル化やヒストン修飾などにおけるグローバルな遺伝子発現において ES 細胞とほとんど区別できない．Nanog 選択の雌 iPS 細胞は体細胞サイレンスを受けた X 染色体の再活性化を示し，分化に際してランダムな X 不活性化を受けている．Oct-3/4 もまた iPS 細胞誘導において厳密な選択マーカーとして使用可能である．これらの成績から 4 因子の発現によって完全なリプログラミングが達成され得ること，適切な選択過程に活用することが可能であることが証明された．

## I ミトコンドリア病の予防的治療─紡錘体置換法[4]

核移植は広義には細胞間の核置換を指し，方法論的に配偶子系列の遺伝子

治療を目的とした紡錘体置換 spindle transfer（ST）と組織適合性 ES 細胞の樹立を目的とした体細胞核移植 somatic cell nuclear transfer（SCNT）とに大別される．ST 法はすでにミトコンドリア病を発症した患者には治療法として対応できないので，発症予防法としてすでに英国で臨床応用が認められている．ST 法では M II 卵子において紡錘体を置換することによって，異常なミトコンドリアを排除しながら患者カプルの核遺伝子を継承することが可能な技術である．

## 1　ミトコンドリア病の病態

細胞質には種々の細胞内小器官の 1 つとして初期発生に必要なエネルギー産生小器官である細胞質ミトコンドリアが存在し，核内 DNA とは別に，卵細胞質固有のミトコンドリア遺伝子（mtDNA）の支配下に機能している．一般に核移植とは核の入れ替えつまり核置換であるから，核移植技術は細胞質置換と同義である．しかしこの細胞質置換は同時にミトコンドリアを含む他の細胞内小器官の置換も行われる．ミトコンドリア病は細胞質に正常と変異（ミュータント，$\Delta$）ミトコンドリア遺伝子が混在するために，変異 mtDNA（mutant mtDNA）が原因となる遺伝病である．実際には正常と $\Delta$mtDNA が混在しているので，その治療に際しては $\Delta$mtDNA を正常の mtDNA に置き換えなければならない．具体的方法として用いられているのは $\Delta$mtDNA のみを対象として矯正することは不可能であるから，正常と変異を含めてすべてのミトコンドリアを置換する紡錘体置換法 spindle transfer（ST）が行われる．

## 2　ミトコンドリア病の発症機序

メンデル遺伝の法則に従わないミトコンドリア病の治療は困難を極めていたが，その理由は，①多くのミトコンドリア病は正常と $\Delta$mtDNA が混在するヘテロプラスミーを呈していること，②変異体の割合が発症と重症度に相関すること，③配偶子形成過程におけるボトルネック効果により，個々の卵子が種々の程度のヘテロプラスミーを持ち予測不能であること，④細胞分裂に伴うミトコンドリア遺伝子の不均衡配分，などがあげられている．体外受精ですでに臨床応用の段階に入っている着床前遺伝子診断 preimplantation genetic diagnosis（PGD）は，胚発生から分割期胚の割球や胚盤胞期の栄養外胚葉などの診断用サンプルに，胚のヘテロプラスミーが正確に反映されていることが前提となっているが，現行の PGD 法ではこの点が不明確で再検討を要する課題として残されている．

## 3　ミトコンドリア病の予防的治療─紡錘体置換法（ST 法）（図 3-16）

　ミトコンドリア病の治療法としては既述の紡錘体置換法 spindle transfer（ST）を用いるが，これも一種の患者の核移植 nuclear transfer である．この

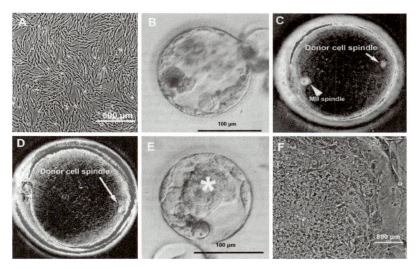

●図 3-16●体細胞核移植による ES 細胞誘導法
A　核ドナーである胎児線維芽細胞の移植前写真
B　劣質なヒト SCNT 胚盤胞─明瞭な ICM 形成を認めず外に排除された細胞を認める
C　ドナー核をインタクトな MII 卵細胞に移植するとスピンドル様構造を認めるが，徐核後移植しても形成されない．卵子 MII スピンドルとドナー体細胞スピンドルの両者を認める
D　卵の除核とカフェイン存在下に体細胞と核融合すると体細胞核スピンドルが形成される
E　カフェイン処理により良質の ICM（＊）のあるヒト SCNT 胚盤胞が得られる
F　カフェイン処理 SCNT ヒト胚盤胞由来の典型的形態像を示す NT-ES 細胞コロニー

(Tachibana M, et al. Cell. 2013)

方法はES細胞を樹立して治療目的に供するのではなく，正常と変異体（Δ）mtDNAが混在する，いわばヘテロプラスミー状態にある罹患者の卵子ミトコンドリア総体を正常の卵子ミトコンドリアと入れ替えることによって発症を防ぐ技術，つまり発症防止技術であって配偶子系列の遺伝子治療といえる．ただし，卵子形成過程にはボトルネック現象と考えられるメカニズムによる劇的なヘテロプラスミーの変化が存在することが霊長類でも確かめられているので，現在行われているPGDに対する再検討が必要であるとの主張も当然ある．この意味ではST法がより確実な変異体の排除に有利であるとする考えもあるので，確認を含めて再検討すべきであろう．

## J ミトコンドリア病の発症後治療─体細胞遺伝子治療
（図3-16, 3-17）

ST法は児の出生以前に治療する配偶子系列の遺伝子治療であり，生後のミトコンドリア病発症者に対する治療法とはなり得ない．そこで出生後に発症したミトコンドリア病では心合併症の回避が最大課題であるので，変異ミトコンドリアを排除した組織適合性胚性幹細胞 histocompatible ES を樹立し，心筋細胞へ分化誘導をかけるという戦略を立てる．この目的に対し現在，細胞融合法 cell fusion，直接初期化法 direct reprogramming および核移植法 nuclear transfer の3つの方法が検討されている．

細胞融合法はミトコンドリアの問題以前に核遺伝子の倍数性の異常が生じるため，臨床応用は不可である．また直接リプログラミング法によるiPSは体細胞のミトコンドリアを直接継承するので，ミュータント（変異Δ）mtDNAの割合が低い細胞をドナーに選別可能な手段がない限りΔmtDNAの排除は不可能である．これに対し体細胞核移植ではミトコンドリアはドナー卵子によってほぼ置換されることになり，しかも加齢や酸化ストレスに曝されたミトコンドリアではなく，卵子由来の新鮮なミトコンドリアであるので，体細胞核移植法 nt-ES が現時点では唯一の方法と考えられるという[5]．すでに霊長類モデルにおいてSCNT法によって組織適合性ES細胞の樹立に成功しているという[4]．

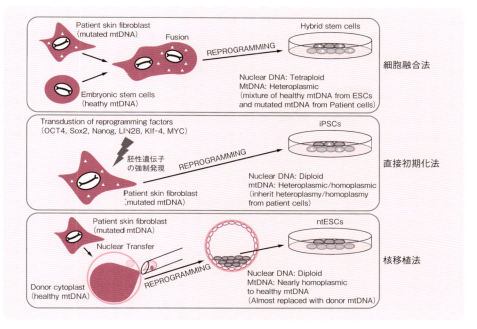

●図3-17●組織適合性胚性幹細胞樹立法と遺伝子継承（立花眞仁，他．日内泌会誌．2007; 18: 38-42 より改変・引用[6]）
上から細胞融合法，直接初期化法および，核移植法を示す．変異ミトコンドリアを排除する組織適合性胚性幹細胞の樹立目的に対しては，現在のところ核移植法が最も有力な方法である．
（細胞内の白色三角形は変異ミトコンドリア mutant（Δ）mtDNA を表す．）

## K 幹細胞とニッチ

幹細胞が自己増殖する場はニッチ[注1] niche と呼ばれる特殊な空間である．このニッチは幹細胞の持つ自己複製と分化という次元の違った2つの機能が

---

注1) ニッチ：幹細胞の維持に必要な場としての微小空間．造血学者の Schofield R が石造などの大切なものを保管する教会などの建物の窪み（ニッチ）にたとえて命名したという．彼の提唱したニッチ仮説に従えば，ニッチには周りの細胞（ニッチ細胞）が産生する幹細胞維持に必要な因子や足場が存在し，幹細胞はニッチ内にあれば幹細胞として維持されるがニッチの外に出ると幹細胞としての性質を失い分化過程に入る．加齢や損傷により幹細胞が失われてニッチに空ができると新たに入った細胞が幹細胞として維持される[7]．

再現できる限定された微小環境であって，幹細胞自身の持つ増殖と分化という機能的二次元性を温存するための特殊な居住空間と考えられている．幹細胞の機能と形態は生存する近傍の微小環境に由来する様々なシグナルによって決定される．シグナルには液性因子，細胞外マトリックス，接着因子などがあり，それらの総合作用により決まるので，幹細胞の維持にかかわる周辺環境がニッチといえる．幹細胞とニッチからなる幹細胞維持機構を「幹細胞システム」という．ニッチは必ずしも幹細胞の自己複製を維持する機能のみを指すわけではない．休眠状態 dormancy とは成体において，幹細胞が自己複製することなく維持される状態をいう．休眠状態の維持にもニッチがかかわっており，維持ニッチから逸脱した幹細胞が自己複製し，維持ニッチに収まったものが幹細胞の性質を維持し，他は分化に向かう．これは椅子取りゲームと表現されているようである．

幹細胞の分化様式についての解釈として，幹細胞が分化して特定の機能と形態を持った終末分化細胞に特化するには，多能性幹細胞→組織幹細胞→TA (transient amplifying) 細胞→プロゲニター細胞→終末分化細胞のヒエラルキーに従って分化しなければならないと考えられている．しかし巡行性に分化するだけでなく，一度分化した細胞をより未熟な状態へと逆戻りする「脱分化」現象も知られている．

## L 卵子幹細胞　oogonial stem cells

卵巣組織中に増殖可能な卵子幹細胞の存在を予測しその証拠を突き止めた研究があるので紹介しておきたい．自己組織適合性を満たす生殖細胞の作成が五里霧中であった今世紀初頭から，卵巣中に卵子幹細胞に相当する細胞の存在を主張するアメリカの研究グループがあるので，それに関する最近の情報を提供しておきたい．

### 1　卵巣内の卵子幹細胞 oogonial stem cells（OSCs）

哺乳動物の卵母細胞は胎生中期までは猛烈な勢いで増えるが，減数分裂の開始とともに増殖を停止して以後は減少の一途をたどり，卵新生はないとする 20 世紀半ば Zuckerman によって唱道された中心教条が信じられていた．これに異論を唱えたハーバード大学のグループが出生後にも卵新生があると

主張し，その供給源は骨髄ではないかと考えられていた．しかし，この時期の多能性幹細胞の源は骨髄にあるとの認識が主流で組織幹細胞という概念は乏しかった．しかし組織幹細胞である卵子幹細胞 oogonial stem cells（OSCs）がマウスやヒト成体卵巣中に存在することが同じグループによって実証されたがすぐには信じられず，専門家からは否定的な見解が渦巻いていた（著者はかつて OSCs の発見者が講演するとの情報を得てストックホルムの会場に駆け付けたことがあるが，残念ながら講演はキャンセルになった）．

## 2 卵子幹細胞の分離

卵巣組織から卵子幹細胞の分離方法の大筋を以下に紹介しておきたい．あらかじめガラス化凍結保存しておいた性同一障害の適応で性別適合手術患者卵巣組織を融解，その細胞懸濁液から生殖細胞特異的な RNA ヘリカーゼである DDX4（Dead box polypeptide 4）の細胞外ドメインを認識する抗体を用いた FACS（蛍光活性細胞分離法）によって，OSCs 様細胞を分離した．このヒト OSCs は 5～8 $\mu m$ の細胞で卵巣中にわずかに存在，PRDM1，DPPA3，IETM3，TERT などの初期胚細胞に特異な mRNA を発現している．これをマウス胎仔線維芽細胞 mouse fetal fibroblast（MFF）をフィーダーとして 4～8 週間培養すると，安定的に増殖する細胞が得られた．

OSCs は生殖細胞特異タンパクである *Ddx4* を発現しており，FACS 解析で純化した OSCs には primitive germ cell と同一遺伝子発現が認められており，*in vitro* で数ヵ月間培養が可能で，大きさ，形態ともに卵細胞に酷似，*Nobox*（*newborn ovary homeobox*），*Ybx 2*（*Y-bar protein 2* または *Msy2*），*Jhx8*（*LIM homeobox protein 8*），*Gdf 9*（*growth differentiation factor 9*），*Zp1*，*Zp2*，*Zp3* などの卵子透明帯関連遺伝子の発現が確認されている．

## 3 卵子幹細胞から卵子の分化誘導

培養ヒト OSCs では継代の 72 時間をピークとして 35～50 $\mu m$ の大きな細胞に成長した．これは *DDX4*，*KIT*，*YBX2*，*LHX8* などの mRNA とタンパクを発現しており，卵母細胞と考えられた．さらに 72 時間後のヒト OSCs では減数分裂特異的な *DMC1* と *SYCP3* の発現を核に認め，FACS を用いた核 DNA 量分析では生殖細胞（卵子）と考えられる 1n 細胞を認めた．そして

ヒトOSCsをGFPで標識してからヒト卵巣組織の細胞懸濁液と培養したところ，24時間後には径50μmの大きなGFP陽性細胞を小さなGFP陰性細胞が取り囲む原始卵胞に類似の構造がみられた．この像はヒトOSCsから卵母細胞が造成され卵巣組織懸濁液中の顆粒膜細胞が周囲に集結した像と解釈された．さらにGFP標識ヒトOSCsをヒト卵巣組織片に注入し，これを免疫抑制マウスに異種移植すると，1〜2週間後にGFP陽性細胞を扁平な細胞が取り囲んだ原始卵胞様構造が認められた．このGFP陽性細胞は卵母細胞特異的なLHX8とYBX2を発現していたが，YBX2は減数分裂の複糸期（相同染色体の対合，交差，相同組み換えが起こる時期）に特異的なマーカーである．

### 4 OSCsの今後の展望

このような背景はあるものの，ヒト成人卵巣から僅少ながらヒトOSCsの分離同定によりその存在証明がなされたので，今後，ヒトOSCsを臨床応用の標的とする有用性がiPSC誘導性卵子造成との比較について論じられることになるであろう．ただし，ヒト卵子を受精させる実験研究は日本ではART以外の目的には禁じられているので研究には慎重を期さなければならない．老化卵子対策としての有用性の評価を目的とするなら合法的手続きをとれば可能とすべきであろう．特に加齢卵子凍結の成績が予想よりはるかに悪い現状からすれば，OSCs法，IVA法，あるいは卵子若返り法など，実用化の可能性を比較検討する余地があろう．特にOSCs法の将来展望として重要なことは，GFP発現処置をしたメスマウスに外因性にゴナドトロピンを投与したところ，GFP陽性のOSCsが排卵されその卵子は受精して胚盤胞にまで成長したという知見である．今後の臨床応用の可能性という観点からさらなる知見の蓄積を期待したい．

## M プロ精原細胞（精子幹細胞）から機能精子の *in vitro* 誘導

### 1 精子形成過程

精原幹（プロ精原）細胞から成熟精子に至る過程はマウスでは35日間，ヒトでは64日間を要するとされているが，この発生過程は3段階に分かれる．

第1段階は精原細胞の増殖期であり，1個の精原幹細胞が約1000個の精原細胞に増殖する．次は減数分裂期で，遺伝子組み換えによって精原細胞ゲノムの個別性と多様性が生まれる．最後は円形の精子細胞が鞭毛を持った精子への変態期で，運動性と受精能を持った成熟精子になる．

*in vitro* での精子形成は，古典的な器官培養法（組織片培養）が用いられてきたが，その方法では減数分裂途中で細胞分化が停止したという．分子生物学の時代に入ってから新しい方法も試みられたが失敗に終始し研究は停滞したままであった．ところが2011年になって，横浜市立大の研究グループが，精原幹細胞から精子までの全過程を古典的な器官培養法を用いて再現することに成功しているので以下に紹介しておく．

## 2 減数分裂周期における配偶子間の核相の相違

生殖細胞である卵子も精子も起源は生殖幹細胞相当のPGCであり，これが胚胎期に卵子幹細胞と精子幹細胞の相当細胞に分化した後，成熟分裂周期に入る．これは1回の体細胞分裂と2回の連続した減数分裂からなってはいるが，卵子と精子とではそれぞれの配偶子として完成する過程が全く異なる．まず両配偶子の幹細胞ともに初回の体細胞分裂によってあらかじめ染色体を倍加（2n→2n x 2）しておき（減数分裂前DNA合成），引き続いて2回の減数分裂によって受精準備の整った半数体（n）ゲノムの核相に移る．その場合，卵子と精子では同じ核相（n）でありながら存在様式は全く異なる．卵子では最初の体細胞分裂によってまず染色体が倍加した後，続いて起こる2回の減数分裂によって1個の半数体（n）核を持った卵子と半数体の極体（n）が3個（3 x n）できる．

この間に卵細胞質ではエピジェネティック成熟が随伴し，後続する受精，胚発生そして着床といった一連の連続したプロセスが進行する．これに対し精子形成過程では2回の連続した等割減数分裂が進行して，最終的には1n染色体の成熟精子4匹の形成というプロセスをたどる．

## 3 精巣組織小片の器官培養法による精子形成

マウス新生仔の精巣組織小片を器官培養することにより，精子幹細胞であるプロ精原細胞から機能精子を作成する方法で，3つのポイントがある．①

気相液相境界培養法を用いること，②形成された精子系の生殖細胞に特異的にGFP（green fluorescent protein）を発現するトランスジェニック・マウスを開発・使用したこと，③培養液にKSR（knockout serum replacement）を用いたこと，である．

　前述のごとく精子と卵子の形成過程においては，核と細胞質の分割と分離が全く異なっている．精子形成では両者が並行して平等に進行するので*in vitro*の誘導系が展開される仕組みになっている．精巣組織小片の器官培養法による精子形成法の適応となり得る対象患者が救われるよう臨床応用が期待される．

## N　ES細胞から生殖細胞の誘導—reproductive cloning と therapeutic cloning

　始原生殖細胞 primordial germ cell（PGC）とは読んで字のごとく生殖細胞の起源細胞として卵子と精子へ分化する運命を担っている細胞であるので生殖幹細胞として機能している．ただし，配偶子へ分化する半数化の仕組みが卵子と精子とでは異なっているので，ここでは分化の性差を包括した呼び名としてPGCを「生殖幹細胞」との用語を便宜的に使う．

### 1　体細胞核移植ES細胞 somatic cell nuclear transfer-ES（SCNT-ES）

　体細胞核移植（SCNT）とは，除核した卵子に組織適合性を目的とするドナー細胞核を移植して，卵子細胞質にあるリプログラミング因子による核の初期化力を誘導・活用してES細胞を作出する方法である．iPS細胞の場合には胚性遺伝子の強制発現によって核のリプログラミングを実行するので，SCNTにおける卵子は体細胞核の初期化のツールになる．iPSとの違いはSCNTでは初期胚ができるので全能性 totipotency を獲得することが可能となる点である．したがって iPS の初期化における多能性が ICM にまで及ぶことになる．また iPS がドナー細胞のミトコンドリアをそのまま継承するのに対し，SCNT では卵子のミトコンドリアにほぼ置換される．SCNT より発育した胚盤胞を移植すればクローン個体の作出（reproductive cloning）に繋がり，胚盤胞より ES 細胞を樹立すれば組織適合性（histocompatible）NT-

ESC となって再生医療のツールとして使用できる (therapeutic cloning).

これに対して ES 細胞は多能性を保持したまま恒常的に自己複製を繰り返すという多能性幹細胞の適格性を持っている. ES 細胞は, iPS 細胞の出現までは唯一の多能性幹細胞として幹細胞学の進歩を支えてきたし, 現在でも ES 細胞は iPS 細胞の機能解析などに際して比較対照細胞として特性検定目的に対して有効に活用されている. その表現型は, ①未分化のまま自己複製する, ②培養下で内・中・外胚葉の系統細胞種に分化する, ③マウスにおいては初期胚への移植によってキメラ個体の形成に寄与し, 生殖細胞を含むすべての細胞種に分化する, という多能性幹細胞としての特性要件を満たしている.

## 2　ES 細胞から生殖細胞再生研究の禁止

ここで, 多能性幹細胞である ES 細胞を起点として, 下流の生殖幹細胞である PGC への分化のあらましを紹介しておきたい.

ES 細胞は多能性を持つとはいえ全能性（個体発生能）を持たない点では iPS と同格である. それゆえ, 生殖細胞の再生研究には自己ゲノムを保有した SCNT-ES という道は残されていたものの, ヒト生殖細胞の再生研究には多くの問題点が指摘されており, SCNT-ES（第2種樹立）を起点とする再生研究は体細胞に限定され, 生殖細胞の再生研究には禁止されている. ヒト生殖細胞の再生に関する限り自己ゲノムの継承が絶対条件となり, これをクリアーできるのは精子と卵子の受精によって生じる受精卵しかないので, 逆に精子は完璧な初期化因子であり受精は最も強力で適格なリプログラミング法といえる.

## 3　ヒト生殖クローニング reproductive cloning の禁止

卵子または精子のいずれか一方が欠損している絶対不妊患者の治療に際しては, 卵子提供を受けた上でその卵子の核を抜き取った後, 患者本人の体細胞核移植によってクローン胚を作成, さらにこの胚から（クローン胚経由）ES 細胞を誘導作成し（体細胞核移植 ES 細胞 = SCNT-ES）, これから配偶子へと分化誘導して作成する方法が理論的に考えられる. しかし, 臨床応用を想定すると卵子提供という険しい倫理問題の壁が立ちはだかっているし, ク

ローン羊ドリーの苦い実験例が示す通りインプリント異常だらけの失敗作であった．したがって，SCNT-ES 経由の ES 細胞は体細胞の再生目的に限定され，生殖細胞作成に使用することは禁じられている[注2]．

## O iPS 細胞から生殖細胞の誘導

### 1 iPS 細胞がもたらしたブレイク・スルー—生命の起源の解明（図 3-18）

iPS 細胞は 2006 年，マウスで，ついで翌 2007 年，ヒトでも作成された ES 類似の多能性幹細胞である．当時ドリー誕生が初期化因子への鍵を握ると想定していた大方の発生生物学者の意表を突いて，京都大学の山中伸弥らが 4 つの転写因子（*Oct3/4*, *Sox2*, *Klf4*, *c-Myc*）の遺伝子導入によって体細胞の初期化が起こり，形態と機能が ES 細胞類似の人工多能性幹細胞にリプログラムすることを初めて証明した．iPS 細胞を自己の体細胞から作製すると

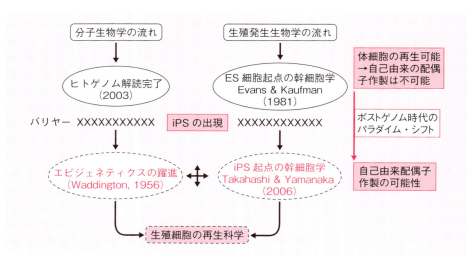

●図 3-18● 胚性幹（ES）細胞由来の生殖細胞の再生医学

分子生物学の潮流はヒトゲノムの全面解読という成果をもたらしエピジェネティクスの躍進に繋がった．他方，生殖発生生物学の流れは期せずして ES 細胞起点の幹細胞学を創造することとなったが，生命現象の解明にはエピジェネティクスと幹細胞学との交流が必至であった．この仲介役を演じたのが iPS 細胞であって，両領域の生命科学が融合して生殖細胞の再生科学の展開というパラダイム・シフトが誘発された．

---

注 2）ヒト ES 細胞の使用に関する指針: 文科省告示第 87 号，平成 22 年 5 月 22 日．

体細胞核移植胚由来の ES 細胞（SCNT-ES）に匹敵し，これから生殖細胞を分化誘導すれば自己ゲノムを担保した配偶子の作出が理論的に可能となる．しかも自己体細胞を初期化するので第三者の卵子提供を受ける必要はない．生殖細胞の再生研究に精魂を傾けている研究者にとっても，また配偶子を欠失した絶対不妊患者にとっても意欲と希望が与えられる．

　受精卵は全能性と多能性を兼備した唯一の細胞であり，ES 細胞は多能性のみを持っている幹細胞の典型である．いずれの細胞もリプログラミングの過程において「全能化あるいは多能化」される立場にある．この場合，「する」立場にある因子は何かを考えると受精卵に対しては間違いなく「精子」であり受精現象は精子が卵子に侵入して初期化（リプログラム）する現象と理解できよう．また体細胞に対してはリプログラミング因子として働くはずである．

　この初期化現象を発動する具体的な初期化因子の実体は何か．2006 年，Takahashi と Yamanaka は ES 細胞が ES 細胞であるために必要な遺伝子こそが体細胞を ES 細胞化するのに必要な遺伝子であるとの仮説のもとにその因子を探索した．そこで，ES 細胞で発現する遺伝子群と体細胞で発現する遺伝子群を比較，ES 細胞のみで発現する遺伝子群の同定を試みた．候補遺伝子について機能的スクリーニングを行い，*Oct3/4*, *Sox2*, *Klf4*, *c-Myc* という 4 つの遺伝子（いずれも転写因子）の組み合わせによって，マウス線維芽細胞から ES 細胞に類似した特徴を備えた細胞の作製に成功したのである[2]．既知因子によって初期化することによって樹立された細胞は「人工多能性幹細胞 induced pluripotent stem cells（iPSC）」と命名された．この業績に対し，山中伸弥教授とケンブリッジ大学のジョン・ガードン教授に 2012 年のノーベル生理学医学賞が授与されたことは周知の通りである．

## 2　iPS 細胞の多能性幹細胞としての特性

　1981 年，胚盤胞期のマウス受精卵から胚性幹細胞（ES 細胞）が樹立されたが，初期化因子としてエピジェネティック修飾因子が考えられていただけに，転写因子が責任遺伝子として同定されたことは意外であったらしい．ES 細胞も iPS 細胞も多能性幹細胞である点では共通しているが，臨床応用上の価値には落差を認めざるを得ない．

第1に供給源については両者とも多能性幹細胞であるが，ES細胞が初期胚に由来するのに対しiPS細胞は分化体細胞に由来するので，多能性幹細胞のソースを自己体細胞に求めることができるという決定的な利点がある．一方，ES細胞自身から個体が発生することはなく，単独で個体になりうる受精卵が持つ分化全能性とES細胞の持つ分化多能性とは明確に区別される．
　第2に安定した状態で試験管内において自己複製が可能な細胞であるという点である．このような細胞は神経幹細胞や精子幹細胞と形質転換したがん細胞に限られている．1998年ヒトES細胞が胚盤胞期のヒト受精卵から樹立されてから（Thomson, et al. 1998），再生医療への応用研究が活発化した．再生医療への応用という点からみると，両種幹細胞とも自己由来で自己ゲノムの温存が保障されているので「アロ免疫拒絶」の問題は回避できる．しかし，ES細胞を出発点とした分化経路を活用する場合にはSCNT-ES経路をたどることになるので，「受精卵の提供と損壊に伴う倫理問題」をクリアーしなければならない．この点，iPS細胞が末梢分化体細胞由来であるので，生命倫理の難問題を回避できる．
　第3に，iPS細胞誘導にかかわる4つの転写因子は分化した体細胞から分化多能性（初期化）状態へ回帰する画期的な手段を提供している．「ダイレクトリプログラミング」現象の分子機構のなかに初期化への折り返しプログラムが含まれるかどうか不明であるが，初期化因子と多分化因子とが「ダイレクトリプログラミング」にどのような機序で関与しているのか今後の動向を見極めて行く必要があろう．

## 3　iPS細胞による生命科学研究のパラダイム・シフト（図3-18）

　最後に生殖細胞発生のゲノム・エピゲノム機構の解明に果たしたiPS細胞の意義を考えてみたい．iPS細胞が生殖細胞の再生研究にもたらした意義がきわめて大きいことは周知の通りである．生殖細胞の再生が難渋をきわめた理由として正常発生には2つの重要な要件が満たされなければならないからである．1つは体細胞要件で母方/父方特異的インプリント遺伝子のインプリンティング sex-linked genomic imprinting が正常に実行されていること，もう1つは生殖細胞において相補的ゲノム・インプリンティング complementary genomic imprinting が精確に実行されていることである．体細胞

● 表 3-8 ● Loss-of-Function と Gain-of-Function 実験における 5 個の転写因子の表現型比較

（Yamanaka S. Cell Stem Cell. 2007; 1: 39-49[8])より引用．著者訳）

| 転写因子 | ノックアウト ES 細胞 | ノックアウト胚 | ES 細胞の過剰発現 |
| --- | --- | --- | --- |
| Oct-3/4 | 樹立不可能<br>Niwa, et al, 2000 | エピブラスト発生なし<br>Nichols, et al, 1998 | 分化誘導<br>Niwa, et al, 2000 |
| Sox2 | 樹立不可能<br>Masui, et al, 2007 | エピブラスト発生なし<br>Avilion, et al, 2003 | LIF 独立性の誘導なし<br>Nakagawa and SY,<br>Unpublished data |
| C-Myc | 樹立可能<br>正常の self-renewal<br>Davis, et al, 1993 | 正常エピブラスト<br>Davis, et al, 1993 | 分化誘導なし<br>LIF 独立性の誘導<br>Cartwright, et al, 2005 |
| KLF4 | Not reported | 正常エピブラスト<br>Katz, et al, 2002 | 分化誘導なし<br>LIF 独立性の誘導<br>Tokuzawa Y,<br>Nakagawa M, and SY<br>unpublished data |
| Nanog | 樹立可能<br>自発的分化<br>Mitsui, et al, 2003 | エピブラスト発生なし<br>Mitsui, et al, 2003 | 分化誘導なし<br>LIF 非依存性の誘導<br>Chambers, et al, 2003,<br>Mitsui, et al, 2003 |

　核移植ルートを利用したドリーの場合には生殖細胞の再生段階で多数のインプリント異常が発見されたのに対し，iPS を起源幹細胞として採用したマウスの場合には♀/♂ともに成功している．両ルートの再現効果の差は明瞭で決定的である．

　このように，多能性幹細胞由来の生殖細胞の再生科学が iPS の出現により行き詰まり状態から脱出できたことは間違いあるまい（表3-8）．iPS の出現は3つの意味で生命科学研究にパラダイム・シフトをもたらしたと考えたい．まず1つには，ポストゲノム時代におけるエピゲノミクスの急展開と同調して「生命の源」を探索する方法論の開発，2つ目は，人工多能性幹細胞を起点とした生殖細胞と体細胞の分化機構を探索する方法論の開発である．そして3つ目には，自己ゲノム由来配偶子の作製を可能にする方法論の開発可能性の展開である．ここに生殖再生科学から生殖発生科学へと躍進する基盤が確

立したと著者は受け取っている．

### むすび

本邦における ART の妊娠率は受療者の高齢化とともに今や 10％程度に落ち込んでいるが，背景には社会性不妊という女性の育児と就労との板挟み環境ともいえる皮肉な社会現象が指摘されている．体外受精の年齢制約という壁を乗り越える解決の手段として，生殖科学の研究者達は少数ながら冬眠卵子の活性化法を考案しすでに臨床応用が始まっている．さらに卵子加齢の主因であるミトコンドリアの機能低下に対し「いわゆる卵子若返り法」も案出され限定的ながら適用可能な方法と期待されている．

一方，体細胞クローン経由の生殖細胞の再生法の開発も模索されたが，若い第三者からの卵子提供が必須である上に，コピー人間の制作手段を提供することになるなどの受け入れ難い倫理問題を伴う．その上，ミトコンドリア病の発症後治療（体細胞遺伝子治療）では体細胞核を脱核卵子への核移植に伴うテロメア短縮などがハードルとなっているので，これも万能とはいえずミトコンドリア病の発症後治療（体細胞遺伝子治療）においては SCNT-ES 法の援用を必要とする．折も折，iPS 細胞の出現は生殖生命科学的に合理的な方法論に到達する可能性が提示されると期待される．生殖生命科学の本場を垣間見る思いである．

### 謝　辞

本稿作成にあたっては九州大学の佐々木裕之教授と林克彦教授，ならびに京都大学の斎藤通紀教授から多大のお教えを戴いた．また東北大学の立花眞仁助教と九州大学の鵜木元香助教からも有益なご示唆を受けた．併せて深謝申し上げる．

■文献
1) 栗本一基, 斎藤通紀. 生殖系列の決定機構とその特性. In：森　崇英, 編. 卵子学. 京都：京都大学学術出版会；2011. p. 25-43
2) Takahashi K, Yamanaka S. Induction of pluripotent stem cells from mouse embryonic and adult fibroblast cultures by defined factors. Cell.

2006; 126: 663-76.
3) Okita K, Ichisaka T, Yamanaka S. Generation of germline sompetent induced pluripotent stem cells. Nature. 2007; 448: 313-7.
4) Tachibana M, Amato P, Sparman M, et al. Towards germline therapy of inherited mitochondrial diseases. Nature. 2013; 493: 627-31.
5) Byrne JA, Pedersen DA, Clepper LL, et al. Producing primate embryonic stem cells by somatic cell nuclear transfer. Nature. 2007; 450: 497-502.
6) 立花眞仁, Shoukhart Mitalipov. 日内泌会誌. 2013; 18: 38-42.
7) 小林　悟, 浅岡美穂. ショウジョバエの卵子幹細胞. In: 森　崇英, 編. 卵子学. 京都: 京都大学学術出版会; 2011. p. 13-24.
8) Yamanaka S. Strategies and new developments in the generation of patient-specific pluripotent stem cells. Cell Stem Cell. 2007; 1: 39-49.

【森　崇英】

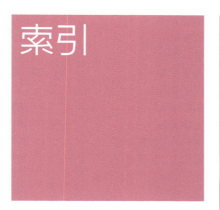

# 索引

## あ行

| | |
|---|---|
| アナフィラキシーショック | 159 |
| アポトーシス | 185 |
| アミノ酸 | 170 |
| イオノマイシン | 245 |
| 1次卵胞 | 7 |
| 一過性卵細胞質隆起 | 49 |
| 遺伝カウンセリング | 326, 350 |
| インキュベーター | 18, 28 |
| インテグリン | 109 |
| ウマ絨毛性性腺刺激ホルモン | 79 |
| 栄養膜細胞層 | 112 |
| エチレンオキサイド滅菌 | 23 |
| エピジェネシス | 371 |
| 円形精子細胞 | 2, 39 |
| エンドトキシン | 16 |
| エンプリン | 111 |
| 黄体化ホルモン | 78 |
| 黄体期管理 | 142 |
| 黄体機能不全 | 114 |
| オートクレーブ | 154 |
| オステオポンチン | 110 |

## か行

| | |
|---|---|
| 核小体前駆体 | 49 |
| 核タンパク | 43 |
| 拡張期胚盤胞 | 55 |
| ガスアナライザー | 19 |
| 活性酸素 | 175 |
| ガラス化法 | 284 |
| カルシウムイオノフォア | 245 |
| カルシウムオシレーション | 245 |
| 緩衝系 | 172 |
| 感染委員会 | 31 |
| 乾熱滅菌 | 22 |
| 緩慢凍結法 | 284 |
| 喫煙 | 74 |
| キャパシテーション | 4 |
| 吸引ポンプ | 149 |
| 局所麻酔 | 151 |
| 虚脱 | 55 |
| 空胞様所見 | 54 |
| グラーフ卵胞 | 9 |
| クリーンベンチ | 20 |
| 経子宮筋層移植 | 277 |
| 形態良好胚 | 50 |
| 経腟超音波下採卵 | 148 |
| 血清 | 173 |
| 血清アルブミン | 174 |
| 減数分裂 | 185 |
| 顕微授精 | 46 |
| 検卵 | 216 |
| 高圧蒸気滅菌 | 22 |
| 合胞体 | 112 |
| 個人情報保護 | 31 |
| ゴナドトロピン | 78 |
| 個別化調節卵巣刺激 | 87 |

## さ行

| | |
|---|---|
| 在宅自己注射 | 98 |
| サイトカイン | 101 |
| 細胞外マトリックス | 101 |
| 細胞外マトリックス分解酵素 | 111 |
| 細胞呼吸 | 58 |
| 採卵 | 148 |
| 採卵針 | 148 |
| さざなみ様現象 | 54 |
| シーケンシャルメディア | 166, 210 |
| 紫外線滅菌 | 23 |
| 子宮内注入法 | 320 |
| 子宮内膜 | 101 |
| 子宮内膜擦過法 | 320 |
| 子宮内膜刺激胚移植法 | 319 |
| 始原生殖細胞 | 373 |
| 雌雄前核 | 49 |
| 重炭酸緩衝系培養液 | 216 |
| 絨毛外トロホブラスト | 103 |
| 受精確認 | 221 |
| 受精障害 | 237 |
| 受精卵診断 | 349 |
| 照合システム | 24 |
| 静脈麻酔 | 151 |
| ショート法 | 93 |
| シングルメディウム | 167, 214 |
| 人工多能性幹細胞 | 378, 380 |
| 精原細胞 | 2 |
| 精子核タンパク | 34 |
| 精子進入部位 | 49 |
| 精子中心体 | 51 |
| 精子調製 | 217 |
| 精子ドナープログラム | 324 |
| 精子バンク | 324 |
| 精子不動化処理 | 240 |
| 成熟率 | 256 |
| 精巣上体 | 3 |
| 成長ホルモン | 317 |
| セレクチン | 107 |
| 前核形成 | 34, 35 |
| 前核形成能 | 35 |
| 染色体異数性 | 323 |
| 先体反応 | 191 |
| 選択的 1 個胚移植 | 307 |
| 選択的 2 個胚移植 | 307 |
| 走査型電気化学顕微鏡 | 58 |
| 桑実胚 | 55 |
| 相同組換え | 2, 7 |

## た行

| | |
|---|---|
| 第 1 極体 | 9, 49 |
| 第 1 減数分裂前期 | 7 |
| 第一精母細胞 | 2, 41 |
| 第 1 卵割 | 49 |
| 第一卵母細胞 | 7 |
| 第 2 極体 | 11, 49 |
| 第二精母細胞 | 40 |
| 第 2 卵割 | 49 |
| 体外受精 | 46, 128 |
| 体外培養環境 | 259 |
| 体細胞核移植 | 390 |
| 体細胞核移植-胚移植法 | 378 |
| 体細胞核移植 ES 細胞 | 390 |
| 代替血清 | 174 |
| 代理出産 | 323 |
| 高純度 highly-purified（HP）-Gn 製剤 | 83 |
| 多精子進入阻止 | 6 |
| 多胎妊娠 | 303 |
| 多胎妊娠発生予防 | 303 |
| 脱凝縮 | 51 |
| 多嚢胞性卵巣症候群 | 252 |
| ダブルチェック | 27 |

| | |
|---|---|
| 単一遺伝子遺伝病 | 323 |
| 単一胚移植率 | 308 |
| 短時間媒精法 | 217 |
| 腟壁出血 | 158 |
| 着床前遺伝子診断 | 323 |
| 着床前診断 | 268, 338 |
| 着床前スクリーニング | 317 |
| 着床前全染色体診断 | 323 |
| 中心小体 | 43 |
| 腸管損傷 | 159 |
| 長時間媒精法 | 217 |
| 調節卵巣刺激 | 78, 313 |
| 超多胎妊娠 | 284 |
| デヒドロエピアンドロステロン | 316 |
| 電気化学的計測 | 58 |
| 凍結乾燥精子 | 38 |
| 凍結胚融解移植法 | 283 |
| 凍結保護剤 | 285 |
| 透明帯 | 48 |
| 　　開孔法 | 263 |
| 　　切開法 | 262 |
| 　　菲薄法 | 263 |
| 　　補助孵化法 | 287 |
| 　　溶解法 | 264 |
| 透明帯反応 | 6 |
| トキシノメーター | 16 |
| ドナー卵子・代理出産 | 323 |
| トレーサビリティー | 24, 27 |

## な行

| | |
|---|---|
| 2次卵胞 | 9 |
| 2段階胚移植法 | 319 |
| 尿管損傷 | 159 |
| 尿由来HCG製剤 | 84 |
| 尿由来HMG/FSH製剤 | 84 |
| 尿由来製剤 | 83 |
| 妊娠率とトラブルシューティング | 30 |

| | |
|---|---|
| 妊馬血清性性腺刺激ホルモン | 79 |
| 膿瘍 | 159 |

## は行

| | |
|---|---|
| 胚移植 | 273 |
| 配偶子・胚の凍結保存法 | 283 |
| 胚受容能 | 102 |
| 媒精 | 217 |
| 胚性幹細胞 | 377 |
| 胚盤胞移植 | 286 |
| 胚盤胞期 | 55 |
| 培養液pHの管理 | 18 |
| 培養液の検証 | 17 |
| 培養液の調製 | 17 |
| 培養液の品質管理 | 16 |
| 培養液のリスクマネジメント | 29 |
| 培養環境 | 13 |
| 培養室の温度 | 16 |
| 培養室の清掃 | 16 |
| 針刺し事故対策 | 31 |
| ヒアルロニダーゼ | 10 |
| 微小管重合 | 51 |
| 微小滴培養法 | 178 |
| ヒト絨毛性ゴナドトロピン | 78 |
| ヒト絨毛性性腺刺激ホルモン | 78 |
| ヒト胚性幹細胞 | 378 |
| ヒト未成熟卵子 | 252 |
| 非配偶者間生殖補助医療プログラム | 323 |
| ヒューマンエラー | 23 |
| 標準体外受精 | 209 |
| 表層反応 | 6 |
| 孵化補助法 | 262 |
| 腹腔内出血 | 158 |
| 浮遊細菌測定 | 15 |
| フレアアップ現象 | 93 |
| プロタミン | 35 |

| | | | |
|---|---|---|---|
| ヘパ（HEPA）フィルター | 15 | リコンビナント製剤（遺伝子組換え製剤） | 86 |
| 膀胱出血 | 159 | レーザーアシストハッチング | 265 |
| 胞状卵胞 | 9 | レーザー孵化補助法 | 265 |
| 胞状卵胞数 | 74 | 連続密度勾配遠心分離法 | 188 |
| 紡錘体置換法 | 383 | 濾過滅菌 | 23 |
| 胞胚腔穿刺収縮法 | 287 | ロング法 | 94 |
| ホスホリパーゼζ | 3 | | |

## ま行

| | |
|---|---|
| 末梢血単核球 | 320 |
| 密度勾配体処理 | 217 |
| ミトコンドリア | 58 |
| ミネラルオイル | 180 |
| 無血清培地 | 257 |
| ムチン | 108 |
| モーションアーチファクト | 149 |

## ら行

| | |
|---|---|
| 螺旋動脈 | 105 |
| 卵核胞 | 9 |
| 卵活性化因子 | 43, 245 |
| 卵活性化処理 | 245 |
| 卵原細胞 | 7 |
| 卵細胞質内精子注入法 | 236 |
| 卵子-卵丘細胞複合体 | 216 |
| 卵子幹細胞 | 386 |
| 卵子提供プログラム | 323 |
| 卵子ドナー | 327 |
| 卵巣過剰刺激症候群 | 85, 125, 260, 360 |
| 卵巣刺激法 | 75 |
| 卵巣容積 | 73 |
| 卵巣予備能 | 68 |
| 　　低下 | 328 |
| 卵胞刺激ホルモン | 78 |
| 卵胞数 | 136 |
| リコンビナント Gn 製剤 | 87 |

## A

| | |
|---|---|
| $\alpha$ サブユニット | 80 |
| A23187 | 245 |
| AHA | 287 |
| AMH | 75 |
| antral follicle count（AFC） | 136 |
| artificial shrinkage（AS） | 287 |
| assisted hatching（AH） | 262, 315 |

## B

| | |
|---|---|
| $\beta$-D-グルカン | 16 |
| $\beta$ サブユニット | 80 |
| B-mode | 149 |
| blastocyst-transfer（BT）法 | 296 |

## C

| | |
|---|---|
| CD44 | 110 |
| CD9 | 5 |
| circumferential zona thinning | 264 |
| $CO_2$ ガスの調整と管理 | 19 |
| collapse | 55 |
| color doppler | 149 |
| compaction | 55 |
| comprehensive chromosome screening（CCS） | 323 |
| controlled ovarian stimulation（COS） | 78, 313 |
| cytoplasmic flare（Flare） | 49 |

## D

| | |
|---|---|
| dehydroepiandrosterone（DHEA） | 316 |
| DNA fragmentation | 238, 241 |
| double lumen | 148 |

## E

| | |
|---|---|
| $E_2$ | 72 |
| EDTA | 171 |
| elective double embryo transfer（eDET） | 307 |
| elective single embryo transfer（eSET） | 307 |
| embryonic stem cells（ES cells） | 377 |
| empty follicle syndrome（EFS） | 155 |
| equine chorionic gonadotropin（eCG） | 79 |

## F

| | |
|---|---|
| fertilization cone（FC） | 49 |
| FNA マッピング | 324 |
| follicle stimulating hormone（FSH） | 69, 78 |
| FSHβ サブユニット | 80 |
| FSH 受容体 | 82 |

## G

| | |
|---|---|
| Gardner 分類 | 228 |
| GIFT | 278 |
| GnRH | 91 |
| GnRH アゴニスト | 92 |
| GnRH アンタゴニスト | 92 |
| Goldenhar 症候群 | 259 |
| gonadotropin | 78 |
| good quality embryo（GQE） | 50 |
| growth hormone（GH） | 317 |

## H

| | |
|---|---|
| hatch | 55 |
| HCG priming | 253 |
| hCGβ サブユニット | 81 |
| HCG 製剤 | 78 |
| HEPES 緩衝系培養液 | 216 |
| human chorionic gonadotropin（hCG） | 78 |
| human embryonic stem cells（hESCs） | 378 |

## I

| | |
|---|---|
| implantation window | 101, 114 |
| IMSI | 241 |
| individualized COS | 87 |
| induced pluripotent stem cells（iPS cells） | 378 |
| intracytoplasmic sperm injection（ICSI） | 46, 128, 236 |
| iPSCs | 380 |
| ISO9001 | 31 |
| IVF | 46 |
| IVM | 252 |
| Izumo 1 | 5 |

## J

| | |
|---|---|
| JISART 実施規定 | 13, 17, 19, 22, 31 |
| Juno | 6 |

## L

| | |
|---|---|
| laser assisted hatching（LAH） | 265 |
| LH/hCG 受容体 | 82 |
| LHβ | 80 |
| LH サージ | 9 |
| luteinizing hormone（LH） | 78 |

## M

| | |
|---|---|
| MaESA | 201 |
| maturation promoting factor（MPF） | 243 |
| MD-TESE | 205 |
| MESA | 199 |
| metaphase III | 243 |
| MMP | 111 |
| M 期促進因子 | 243 |

## N

| | |
|---|---|
| N-結合型グリコシル化 | 80, 81 |
| NSAIDS | 151 |
| nucleolar precursor body（NPB） | 49 |

## O

| | |
|---|---|
| O-結合型グリコシル化 | 81 |
| Oncofertility（がん・生殖医療） | 355 |
| one day old-ICSI | 237 |
| oocyte-cumulus complex（OCC） | 216 |
| oogonial stem cells（OSCs） | 386 |
| ovarian hyperstimulation syndrome（OHSS） | 85, 125, 260, 360 |

## P

| | |
|---|---|
| Percoll 密度勾配遠心分離法 | 187 |
| peripheral blood mononuclear cell（PBMC） | 320 |
| PESA | 201 |
| pinopodes | 111 |
| pregnant mare serum gonadotropin（PMSG） | 79 |
| preimplantation genetic diagnosis（PGD） | 268, 323, 338 |
| preimplantation genetic screening（PGS） | 317, 338 |
| primordial germ cell（PGC） | 373 |

## R

| | |
|---|---|
| rescue ICSI | 237 |
| RIF | 318 |
| Rokitansky 症候群 | 330 |
| Ruffling 現象 | 54 |

## S

| | |
|---|---|
| sequential medium | 166, 210 |
| single lumen | 148 |
| single medium | 167, 214 |
| somatic cell nuclear transfer-embryonic stem（SCNT-ES） | 378, 390 |
| sperm aster | 51 |
| sperm entry point（SEP） | 49 |

## T

| | |
|---|---|
| Tao 分類 | 227 |
| TESA | 207 |
| TESE | 203 |
| TESE-ICSI | 198 |
| time-lapse cinematography（TLC） | 46 |
| translucent zone in peripheral ooplasm（Halo） | 49 |
| two-step embryo transfer | 319 |

## V

| | |
|---|---|
| vacuole-like phenomenon（VLP） | 54 |
| Veeck 分類 | 224 |

## Z

| | |
|---|---|
| zona dissection | 262 |
| zona free | 264 |
| zona opening | 263 |
| zona thinning | 263 |

図説よくわかる臨床不妊症学
生殖補助医療編 ©

| 発　行 | 2007 年 9 月 25 日　1 版 1 刷 |
| --- | --- |
| | 2012 年 9 月 5 日　2 版 1 刷 |
| | 2018 年 1 月 25 日　3 版 1 刷 |

編著者　柴原　浩章
　　　　森本　義晴
　　　　京野　廣一

発行者　株式会社　中外医学社
　　　　代表取締役　青木　滋
　　　　〒162-0805　東京都新宿区矢来町 62
　　　　電　　話　　03-3268-2701（代）
　　　　振替口座　　00190-1-98814 番

印刷・製本/三報社印刷（株）　　　　＜MS・SH＞
ISBN 978-4-498-07688-4　　　　Printed in Japan

JCOPY　＜(社)出版者著作権管理機構 委託出版物＞

本書の無断複写は著作権法上での例外を除き禁じられています．
複写される場合は，そのつど事前に，（社)出版者著作権管理機構
（電話 03-3513-6969，FAX 03-3513-6979，e-mail: info@jcopy.
or.jp）の許諾を得てください．